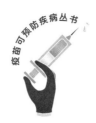

疫苗可预防疾病丛书

总主编　孙晓冬

总主审　刁连东

麻疹免疫预防

主编　姚开虎

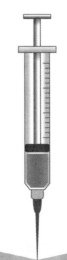

U0220046

上海科学技术出版社

图书在版编目（CIP）数据

麻疹免疫预防 / 孙晓冬总主编；姚开虎主编. --
上海：上海科学技术出版社，2023.6
（疫苗可预防疾病丛书）
ISBN 978-7-5478-6134-9

Ⅰ. ①麻… Ⅱ. ①孙… ②姚… Ⅲ. ①麻疹－疫苗－
预防接种 Ⅳ. ①R511.1

中国国家版本馆CIP数据核字（2023）第055718号

麻疹免疫预防

主编　姚开虎

上海世纪出版（集团）有限公司
上海科学技术出版社　出版、发行
（上海市闵行区号景路 159 弄 A 座 9F - 10F）
邮政编码 201101　　www.sstp.cn
上海新华印刷有限公司印刷
开本 890×1240　1/32　印张 9.75
字数：240 千字
2023 年 6 月第 1 版　2023 年 6 月第 1 次印刷
ISBN 978 - 7 - 5478 - 6134 - 9/R·2740
定价：80.00 元

本书如有缺页、错装或坏损等严重质量问题，请向工厂联系调换

内 容 提 要

　　麻疹是一种传染性强、能通过疫苗接种预防的急性病毒性传染病。20世纪70年代全球开始实施扩大免疫规划（EPI）以来，麻疹疫苗的接种率逐年提高。麻疹疫苗接种改变人群易感性分布，麻疹的发病人群、临床表现等发生了明显变化，卫生和科研人员在麻疹疫苗研发、生产、接种等方面也取得了诸多进展，需要广大卫生工作者学习和了解。

　　本书结合国内外的文献资料，从病原学、流行病学、临床学、麻疹疫苗的研究与生产、麻疹减毒活疫苗的应用、麻疹的监测和麻疹的控制与消除等方面对麻疹进行了全面的论述和知识更新，涵盖了近年来麻疹及麻疹疫苗各方面的知识和研究进展等内容，是一部关于麻疹和麻疹疫苗的研究专著。

　　本书可供从事麻疹临床和防控工作的医护、免疫规划、疫苗研发和生产的工作人员以及医学院校卫生专业师生阅读和参考。

编 委 会

丛书总主编 孙晓冬 上海市疾病预防控制中心
丛书总主审 刁连东 江苏省疾病预防控制中心
本 书 主 编 姚开虎 国家儿童医学中心
 首都医科大学附属北京儿童医院
 北京市儿科研究所
本 书 编 委（按姓氏笔画为序）
 刘　娜 苏州市疾病预防控制中心
 许　晚 上海生物制品研究所有限责任公司
 许乐燕 上海生物制品研究所有限责任公司
 严　睿 浙江省疾病预防控制中心
 杨文震 上海生物制品研究所有限责任公司
 李　智 上海市疾病预防控制中心
 汪　洋 苏州市疾病预防控制中心
 陈冬梅 首都儿科研究所
 季杨琳 上海生物制品研究所有限责任公司
 周　凯 南京医科大学附属儿童医院
 单鸣凤 南京医科大学附属儿童医院
 孟庆红 首都医科大学附属北京儿童医院
 栾　琳 苏州市疾病预防控制中心
 黄瑞欧 南京医科大学附属儿童医院

序

作为从业 40 余年的老一辈免疫预防工作者,麻疹是我再熟悉不过的传染病了。从无特异性预防阶段,到开始应用疫苗预防以及实施儿童计划免疫进行麻疹的控制,在病原学、流行病学、疫苗免疫与效果评价等方面,我一直注意掌握麻疹研究、防控的动向并亲自参与了许多工作。

麻疹是以发热、呼吸道卡他症状和出疹为主要临床表现的一种急性感染性疾病,传染性强。在疫苗广泛接种前,每 2～3 年流行一次,几乎每个儿童都会罹患麻疹,全球每年约 260 万人因麻疹死亡。民间一直也有"孩子出过疹(麻疹)和痘(天花),才算解了阎王扣"的说法。有了麻疹疫苗之后,特别是 20 世纪 70 年代以来,全球实施扩大免疫规划(EPI),疫苗接种率逐年提高,麻疹的发病率、死亡率大幅度下降,在一些国家或地区已经达到世界卫生组织(WHO)的麻疹消除目标。但从全球水平来说,麻疹仍是一种严重威胁儿童健康和生命的传染病,尤其在 2019 年,麻疹在世界范围内激增,多个国家或地区报告病例数达到 23 年来报告的最高值。WHO 和美国疾病预防控制中心指出,2019 年 WHO 所有区域麻疹发病率都有所增加,全世界的麻疹病例达到 869 770 例,是 1996年以来的最高数,估计有 207 500 人因麻疹丧生。

1978 年我国实施儿童计划免疫以后,麻疹发病率一直呈下降趋势,1993 年以后发病率一直维持在 10/10 万人年以下。尽管如此,我国麻疹的发病水平仍不容忽视,每年麻疹发病数占全球总发病数的 10% 以上,占西太平洋地区的 50% 以上,不少地区仍发生局部暴发,离 WHO 的麻疹消除目标还有一定距离。因此,进一步学习和掌握麻疹的流行病学特点及其影响因素的变化,开展麻疹监测、麻疹病毒分子流行病学和麻疹疫苗免疫策略的研究,适时根据工作的发展水平制定分阶段防控措施,才能为今后在全国范围内最终消除(灭)麻疹的目标做好准备。

姚开虎、栾琳、杨文震等同志是长期从事疫苗可预防疾病临床诊治、免疫接种和疫苗研发工作的中青年专家,他们在追踪当今国内外麻疹研究进展的基础上,潜心钻研,勤于笔耕,编写了《麻疹免疫预防》一书。我通读全篇,受益匪浅。该书综合了大量的文献资料,分病原学、流行病学、临床学、麻疹疫苗的研究与生产、麻疹减毒活疫苗的应用、麻疹的监测和麻疹的控制与消除共 7 章,对麻疹进行了全面的论述,涵盖了麻疹各方面的知识和近年来的新进展等内容,是一部难得的麻疹研究专著。

随着现代科学技术的发展,预计未来人类对传染病的病原学、流行病学、临床诊断和预防治疗等方面的认识,将会有更新的突破,我们的认识也必须与时俱进! 我相信《麻疹免疫预防》一书必将对众多免疫规划、临床医护等医学工作者知识的积累与更新有所裨益!

江苏省疾病预防控制中心主任医师
原卫生部免疫规划专家咨询委员会专家

刁连东

2023 年 4 月

前　言

　　随着疫苗的广泛接种，疫苗预防所针对的疾病大幅度减少，久而久之，疾病的危害被人忽视，甚至被人遗忘，以至于连疫苗接种的必要性也受到了质疑。实际上，疫苗广泛接种后，人群易感性和疾病临床表现形式等都逐渐出现了新的变化。只要病原没有达到消灭目标，疾病威胁就永远存在。关于这一点，麻疹就是一个典型案例，2019年麻疹发病率增加，不仅涉及仍存在麻疹流行的地方，还包括麻疹已经消除的国家和地区。

　　我国是一个人口众多、地域辽阔的发展中国家，地理环境复杂，各地的自然条件、社会经济条件、卫生状况等存在一定差别，临床诊治和免疫规划工作发展水平不平衡，麻疹流行病学特点也不尽一致。通过免疫接种，全国的麻疹发病率得以明显下降。很多年轻医生在实际工作中没有诊断过麻疹，对麻疹临床学的变化缺乏认识。同时，现阶段麻疹病例主要以被动监测上报为主，要准确了解麻疹的流行病学特点及其影响因素，需要提高临床认识，部署相关实验室检测。另一方面，在被动监测基础上，疾病预防控制部门也需要因地制宜地开展主动监测，才能充分认识麻疹的现实状况。只有充分了解疾病流行特点，才能制定分阶段的针对性防控措施，在扎实的免疫规划工作基础上，达到全国范围内最终消除麻疹的目的。

　　2000年，刁连东教授等专家撰写了《麻疹》一书，对提高卫生工作者对麻疹的认识，促进麻疹疫苗接种和麻疹防控发挥了积极作用。20 多年来,麻疹病原学、流行病学、临床学、疫苗研制和使用,以及麻疹防控等方面都取得了一些新的进展。本书是在《麻疹》基础上,组织国内儿科、疾病预防控制和疫苗生产研制等领域中青年专家共同编写,是一次多领域专业人员间的合作。希望通过这种合作,能够让更多领域的专业人员通过阅读本书能够有所收获。

感谢丛书主审刁连东教授、总主编孙晓冬所长对麻疹分册编写组的信任,以及编写过程中给予的帮助和指导。感谢各位编委的辛勤劳动,特别是参与具体章节编写的年轻人,包括首都医科大学附属北京儿童医院孟庆红,南京医科大学附属儿童医院单鸣凤和黄瑞欧,上海生物制品研究所有限责任公司许乐燕、季杨琳和许晚,苏州市疾病预防控制中心刘娜和汪洋,如果没有他们的帮助,本书不能及时完稿。感谢上海市疾病预防控制中心郭翔,通过他的联系和协调,编写组得以很快组建和投入工作。感谢所有为本书付出过努力的人!

由于编者水平有限,编写时间紧张,不足之处在所难免,恳请各位同道和读者批评指正,以便于再版时提高。

姚开虎

2023 年 4 月

目　　录

麻疹及其疫苗防控简史

　　毫无疑问,麻疹是早已存在的人类疾病。最近,分子生物科学家采用选择感知分子钟模型(selection-aware molecular clock modeling)分析了 1912 株麻疹病毒序列,将麻疹病毒与牛瘟病毒的分化时间从先前认为的 9 世纪[最大后验密度区间(highest posterior density interval)为公元 597—1144 年],向前推至公元前 6 世纪,与人类城市建设日益增多的时间一致。这个时间比现在能追溯到的有文字记录的麻疹历史要早约千年。

　　要回溯人类认识麻疹的历史,取决于如何界定"麻疹",以及那些需要与麻疹相鉴别的疾病。如果单以"麻疹"或"measles"等相关名词的使用来阐述麻疹的历史,可以回溯上千年。如果以具有特异性诊断意义的临床表现(如科氏斑,又称麻疹黏膜斑)的记录来追溯历史,可以上溯至 19 世纪中后期。如果以明确的麻疹病毒感染来定义麻疹,能够回顾的历史更短。20 世纪初,已经证明麻疹具有传染性,可能是由可过滤的病原所致;直到 1954 年,人类才第一次分离到麻疹病毒。

　　有文字记载的麻疹历史,可以追溯到 10 世纪波斯医生 Rhazes 的相关描述。据说在此之前,公元 7 世纪,希伯来医生 Al Yehudi 就对麻疹的临床症状有所了解。实际上,Rhazes 将麻疹命名为"hasbah",在阿拉伯语中意思为"出疹"。到中世纪最早应用的描述性拉丁词是"Rubeola"和"morbilli",后者意思为"一种轻微的疾病"。"measles"可能来源于"mesels",其意为"令人痛苦的",用来指各种出疹或疡。Rhazes 最早将麻疹和天花分开,他认识到麻疹是一种比天花更令人畏惧的重病,但他同时认为两者紧密相关,他已认识到麻疹的发病具有季节性,但并不知道有传染性。但很显然,这些认识并没有得到推广和承认。到了 17 世纪初,人们对区别麻疹和天花的认识才日益明显。1629 年,伦敦将两种疾病的死亡率分开报告。在此期间,Thomas Sydenham 清楚地描述了麻疹的临床特征,并且认识到其传染性。但是直到 18 世纪中期,爱丁堡的苏格兰医生 Francis Home 才在致力于预防这种疾病的过程中真正认识到该病的传染性。1846 年,丹麦一位年轻医生 Peter Panum 对法罗群岛的一起麻疹的流行病学进行了更深入的分析。他不仅证实了麻疹是一种传染病,还确定了从暴露至出疹有 14 d 的间隔期,并且发现在老年人和儿童中麻疹的病死率较高,病后可获得终身免疫。1896—1899 年期间,Koplik 详细描述了麻疹皮疹和科氏斑。虽然后来回顾发现在此之前的一个世纪内,有几位研究者已经清楚地描述过科氏斑,但直到 Koplik 报道后,才得以推广和形成共识。1911 年,Goldberger 和 Anderson 用急性期麻疹病例的传染性标本使猴子患上了人类麻疹,在麻疹病毒分离培养技术出现前就有力地证明了麻疹是由一种传染性病原体引起的。1954 年,Enders 和 Peebles 成功地在人和猴子的肾组织培养物中分离到麻疹病毒,将病毒接种到鸡胚,并在鸡胚组织中培养,这为 1963 年疫苗的研发和上市铺平了道路。

历史上除了天花长期没有与麻疹区分开以外,很多出疹性疾病也与麻疹长期混为一谈,典型的如风疹。有很长一段时间,人们认为风疹就是麻疹(或猩红热)的一种变种,故常又称为德国麻疹或 3 日麻疹。尽管临床上,早至 1752 年就有德国医生认为风疹具有其独特表现,有别于其他出疹性疾病;美国和英国等也随后报道了风疹;1866 年,Henry Veale 开始使用风疹(rubella)一词描述该病;1881 年,一次在英国伦敦的医学会议上,参会人员一致认为风疹是一种新型疾病。尽管如此,也许是认为风疹是一种良性疾病等原因,随后风疹被忽视,直到 1941 年因为先天性风疹三联征(congenital rubella triad)才再次被引起重视,而分离出风疹病毒还要等到 1962 年,从病原学上得以准确区分麻疹和风疹。

在汉字记载中,宋代以前关于"痱""瘾""瘾疹""阳毒"等都是对出疹性疾病的描述,缺少麻疹特异性的描述,只能确定其为包含麻疹在内的诸多疾病的统称,没有将麻疹与天花等其他出疹性疾病进行区分。我国最早的儿科专著——北宋宣和年间(约 1119 年)成书的钱乙《小儿药证直诀》在"疮疹候"中记载:"面腮赤,目胞亦赤,呵欠顿闷,乍凉乍热,咳嗽喷嚏,手足梢冷,夜卧惊悸,多睡,并疮疹证,此天行之病也……小儿在胎十月,食五脏血秽,生下则其毒当出。故疮疹之状,皆五脏之液……肝为水疱,以泪出如水,其色青小。肺为脓疱,如涕稠浊,色白而大。心为斑,主心血,色赤而小,次于水疱。脾为疹,小次斑疮,其主裹血,故赤色黄浅也。"从上述论述看,钱乙时代仍将各种皮肤疮疹的病因都归于"胎毒",因为出毒之脏不同,疮疹表现为水疱、脓疱、斑、疹等不同形式,并且注意到了疮疹有季节性或流行性,他对其临床表现也进行了描述,但其描述显然不具有麻疹特异性。由钱乙作序,董及之(董汲)编著的《小儿斑疹备急方论》(1093 年)中,也有"小儿斑疹,本以胎中积热,及将养温厚,偶胃中热,故乘时而作……其腑热即为疹,盖热浅也。脏热即为疱,盖热深也……当壬申岁,冬无大雪,天气盛温,逮春初,见小儿多病斑疹"的叙述。

中医关于麻疹记述的历史回顾中,经常引用元代滑寿(1206—1368)所著的《麻疹全书》,但此书系伪作的证据充分,实际成书可能在清代光绪九年至三十一年之间(1883—1905)。另一常引的朱丹溪著《幼科全书》也系明朝傅绍章的伪作。熊秉真回顾了中医对"痘"与"疹""麻疹"等的认识过程,认为麻疹显然是从痘症衍生出的一种疾病,当文献中出现麻疹的讨论时,并不像斑疹似的是一个模糊的疹病总称,而是已有相当狭义具象的描述,目标是指向某种特定症状。通过分析医籍,她认为至少直到明代,重要的中医医家对"疹"与"麻疹"的谈论始终是以痘症为相对坐标;痘与疹,或麻与痘,至少在十二至十八世纪间显然并流行于中国境内各地;宋代以前,医籍中并无麻疹之名;从十二、十三世纪疮疹混用,疹痘不分,到十四、十五世纪麻疹之名渐渐确立,再到十六、十七世纪以后,麻另成专科、专书。王大淳回顾中医文献后指出,直到明代中后叶,麻疹才逐渐从笼统的痘疹中分离出来,到龚信《古今医鉴》(1624年)和吕坤《麻疹拾遗》(1629年)"首次肯定和统一了"麻疹病名。此结论仍有商榷之处。一方面,笔者注意到原著成书于约1519年翁忠仁《痘疹金镜录》的增补本(成书年份不明)中已经有"痳疹""痳症",但因其并非原著,不能确定是否为后人所补。此外,对单独以"麻"或"痳"来描述某种皮疹性疾病的时间,尚未查及系统性研究文献。另一方面,麻疹病名虽已开始使用,但是否为国内医者肯定和统一采用则是另外一种情形。从中医传承方式来看,各个流派统一病名较为困难。实际上,王大淳随后写道:"此后,相继出现了大量专门论述麻疹的专著,如张景岳《麻疹诠》、殷仲春《疹子心法》、谢玉琼《麻科活人全书》(1748年)、张廉《麻疹阐注》等,不下十余种。"前述的《麻疹全书》封面题作"麻证全书",内封为"麻证新书",而卷首及书页中缝作"麻疹全书"。显然病名在随后并没有得到统一,"麻疹"是否是单一病名,还是"麻"与"疹"两种名称的并称,在不同著作中,也还要视具体的上下文叙述去揣摩。医书中同时使用"麻"和"痳"的情况则更为长久,直至现代医学教育兴起之时(见下述麻热证的译名)仍然存在。

即便确定麻疹疾病名称之后,从相关论述仍然可以发现,麻疹包含的疾病与现在所说的麻疹有相当大的出入。如《麻科活人全书》中:"麻者于耳后顶上腰腿上先现,然后遍及手足底为齐,总以头面更多者为佳。"但在关于皮疹"一起涌出"的论述中又说:"麻贵一起涌出,谓之出尽……(麻)出形细密,与痘相似。但麻则随出随收,非若痘之渐长,而渐大。也出形鲜红,与伤寒之发斑相似。但麻则粒粒成疮,非若斑之皮红成片,如蚊咬之迹也。故凡麻以一齐涌出为最美候,不须用药。"虽然对麻疹特有的出疹顺序已有描述,但也有其他出疹性疾病,如风疹特点的描述。同时,传统医学中没有经得起论证的关于科氏斑的描述。另外,受发病机制理论的局限,以及各种感染途径都很常见、治疗手段有限的现实,传统医学难以准确界定不同疾病。《麻科活人全书》论述了正麻、奶麻和风瘾之间的差异,认为"正麻之处,由于胎毒,其出也,必在出痘之后。或隔两三月,或隔半年一年之久,甚至八九年之远""奶麻者,小儿出生未满月时,遍身红点,斑驳如珠,皆由儿在母胎中受有热毒所致……不可认作时行麻疹""若风瘾者,亦有似于麻子……时值天气炎热,感风热而作,此不由于胎毒。乃皮肤小疾"。显然,上述三种情况皆包括部分麻疹病人,但同时又包括了其他出疹性疾病病人。

约成书于1890年叶霖著的《痧疹辑要》仍引用前人"麻疹,浙之呼为瘖子,又曰痧子;吴地呼为疹子;新安呼为麻"的说法。由此可见,使用不同病名称呼麻疹的情况到19世纪末仍然很普遍。实际上,在现代医学教育之前,这个状况都没有改变。《痧疹辑要》中还有"麻疹发热,不拘三四日,以火照之,遍身如涂朱之状,此将出之兆也。出则细碎,皮红成片,如蚊蚤螫啮之迹,抚之涩指,按之起晕,是其证也。亦须从面至胸背手足出透,以红润为佳。重者身膨胀,眼亦封闭。麻色有赤白微黄不同,只要红活,最嫌黑陷。麻出面目胸腹稠密,缠锁咽喉者逆,发不出而喘闷者凶……麻疹与痧疹异处,初见遍身发麻,退后脱皮,而治法亦略同……痧疹人人不免,或有未痘之先出者,痘后仍必复出;麻疹则毕世不出者十之八九,患此者不过十之一二。一为伏藏之毒,一为疫疠之气。以此证之,夫复何疑"等论述。从上述文字,可见部分典型麻疹已然明确,但表现不典型的麻疹与其他出疹性疾病依然不能区别或认识不清,否则不会出现"麻疹则毕世不出者十之八九,患此者不过十之一二"的论断。

解读现代医学以前的疾病史记录，不论国外还是国内文献，除了要注意各个历史阶段，对不同病原感染的特征性临床表现认识上存在差别以外（当然受制于尚无病原的概念），还必须意识到那时混合感染应当是非常常见的一种情形。更为重要的是，对疾病及其分类的认识本身就建立在完全不同的理论基础之上。因此，我国传统医学书籍中关于痘、麻、疹等的论述，如果以现代医学对疾病的认识去读，常可以看到不同的疾病表现，以及特征性和非特征性表现的描述相互交织、前后不一致的现象。从中很难解读和定论现代概念下某个具体疾病的历史，不应盲目地将文字记录的历史视为准确的特定疾病史。国外医史亦然。

作为现代医学语境下与英文 measles 已成对译确定关系的"麻疹"，其形成过程也不是简单的英语汉化过程，即不是直接使用中国传统医学中的"麻疹"对译了英文的 measles。中国最早的现代医学院，如 1906 年北京的协和医学堂（北京协和医学院）、1908 年广州的光华医学堂（中山大学医学院）、1907 年上海的德文医学堂（华中科技大学同济医学院）、1914 年四川的协和医学院（四川大学华西医学院）其实实行的外语教育，不是汉语、汉字教育。虽然早期在中国南方，就有学者将英文医学专著直接翻译为中文，但那些文本没有成为中文现代医学教育的推广范本。笔者检索到译自英文的《儿科撮要》（1893 年出版）在论传染病新症一章中有"麻热证"，并没有使用"麻疹"一名，这也说明前述 17 世纪传统医学"肯定和统一了麻疹病名"一说尚待商榷。

牛亚华的研究指出中国的西医学教育早期是以日本作为模板。1912 年，当时的教育部参照日本学制颁布了《医学专门学校规程令》，并设立国内第一所国立高等医学教育机构——北京医学专门学校（如今的北京大学医学部前身），其第一任校长汤尔和于 1910 年毕业于日本金泽医学专门学校。其后一些地方政府设立的公立医学教育机构也均由留日归国医学生创办，他们照搬日本的课程表，翻译日本教材，移植日本的医学教育模式。因此，

measles 等疾病名称很可能是首先在日本完成了日语汉字化，然后，再通过中日两国共同使用的汉字之间的形译，实现了汉语汉字化，才正式确定了 measles 与汉语词"麻疹"的对应关系。丁福保译自日文的《新纂儿科学》（1910 年出版）第三十八章为"麻疹"。商务印书馆 1937 年出版的《简明儿科学》也译自日文，传染病第一节即为"麻疹"。在我国影响最大的由诸福棠主编的《实用儿科学》（1943 年第一版）第 35 章为"麻疹"。1918 年，日本放弃德国医学教育体制，转向美国体制，1923 年中国颁布新学制，也向美国教育体制靠拢。此后，中日医学教育都融入世界现代教育之中。其后，中国的麻疹记录基本同步于世界。

新中国成立前我们缺少全国水平的麻疹流行病学统计数据，新中国成立之初，麻疹的统计数值相当惊人。大流行年发病率为 1 000～4 000/10 万人年，小流行年也达到 400/10 万人年以上，1959 年是麻疹发病率最高的一年，全国报告近 1 000 万病例，死亡近 30 万人，发病率为 1 432/10 万人年，病死率为 3%。因此，预防麻疹，减少疾病，势在必行！

类似于人痘接种，中医学早期也尝试过引种疹毒之法。叶霖《痧疹辑要》中记录了不同的引种方法。其中，"种疹法：先于病人发疹最多处，以铍针微刺之，急将绵一片，浸取其血。尔后就种者上徐徐刺之，令血流滴，凡一刻顷，乃取彼浸血绵贴其疵上，直紧绑之，放置三日许，而后撤去。但要其针疵不深不浅，一适其宜；贴绵间不长不短，惟中其时。"认为"此即泰西牛痘法也，由清冷渊、消泺等穴引出命门伏毒。痧疹与痘证，虽有气血之殊，然其理则一。"还介绍了"取浸血绵一片，插入鼻中""取病人眼泪，若鼻涕，蘸绵以插入种者鼻内，或贴之皮肤""将病人之亲近衣，遍摩种者之身体"等引种方法。且非常全面地总结了种疹者所获八益："不至陷不治，一也；无其毒侵肺以发咳嗽，二也；虽有余毒，无侵入眼耳及他要具，三也；比较于天行，则质善而证顺，四也；纵发肿、大热、烦闷等，其证大率轻易，五也；天行之疹者，间易至劳状，全于种者，则决无有其患，六也；病中或发嚏，或多泪，然至疹痂干燥乃即止，七也；于种痘法则疵疮脓溃动经久，于此法则其疵速愈，八也。"此八益的总结，对现代认识疫苗免疫的价值也颇有借鉴意义。

1957年，北京生物制品研究所汤飞凡与北京儿童医院诸福棠等合作，分离出中国第一株麻疹病毒，命名为"麻9（M9）"。比1954年美国的Enders和Peebles第一次分离到麻疹病毒晚3年。在研制灭活疫苗还是活疫苗的问题上，汤飞凡主张研制活疫苗，但为了更早有疫苗使用，诸福棠主张先研制灭活疫苗。因此，北京生物制品研究所试制了一批死疫苗应急，挽救了许多孩子的生命。试制的麻疹死疫苗只供北京儿童医院应急，使用范围非常有限。

1963年，经过甲醛灭活并以铝为佐剂的灭活疫苗在美国通过审批，并一直使用至1967年，因为免疫效果持续时间短，且接种者再感染野病毒后易发生异型麻疹，最终不再推荐使用。1965年，美国审批通过了进一步减毒的麻疹活疫苗。汤飞凡等在分离到M9病毒毒株后，不知是因为何种原因，没有培育成减毒株用于活疫苗生产。长春生物制品研究所朱既明等通过反复传代等繁琐过程，将当时苏联的列宁格勒4号（L4）毒株减毒，获得"长47"减毒株。1965年试制活疫苗取得成功，仅比国外第一支麻疹活疫苗晚了两年多。同时期，北京所的章以浩、吴绍沅等在朱既明的指导下，用不同的细胞传代L4，培育出减毒株"京55"。上海生物制品研究所张箐等则以1960年从上海儿科医院临床标本分离出的毒株为起点，通过细胞传代培养，获得减毒株"沪191"，是地地道道的国产疫苗毒株，于1965年经国家检定批准使用。因此，我国有3个可用于生产麻疹活疫苗的毒株。在克服疫苗保存等技术难题之后，1966年，麻疹活疫苗开始在全国大批量生产。

推广疫苗接种的过程中，国内卫生工作者克服了重重困难，使得全国麻疹发病率得以持续下降。相关研究也得以开展，其中在浙江省诸暨市开展免疫持久性研究长达15年，不仅明确了麻疹疫苗免疫后预防效果的持久性,也证实了国产"沪 191"和"长 47"减毒株疫苗在免疫持久性上与美国 Schwarz 减毒株可以相媲美,优于苏联的 L16 株。为了达到消除麻疹的目标,2010 年 9 月 11~20 日,我国在全国范围内统一开展了一次全国 8 月龄至 14 周岁儿童为主要接种对象的强化免疫活动。中国生物技术股份有限公司为此次行动提供了 1.301 亿人份的疫苗,10 d 内累计接种人数 9 708.996 8 万人,占目标儿童摸底人数的 96.0%。在此次行动中,还特别对不良反应进行了观察,异常反应发生率只有 0.8/10 万。正如赵铠院士所说,国产疫苗经受了近 1 亿人次同时接种的考验,向人民交出了一份合格答卷。正是因为有了疫苗免疫接种,麻疹才得到了有效控制。

但是,直到今天,各国麻疹的实际发病率依然没有达到世界卫生组织消除目标的要求。不论从全球水平,还是全国水平,要达到消除麻疹的目标依然任重道远,还有很多细致繁琐的工作需要去做。针对工作中的难点,需要广大卫生工作者团结协作,勤于思考,敢于创新,坚持推进并完善麻疹防控工作,以期早日实现消除麻疹的目标。

(姚开虎)

◆ **参考文献** ◆

［1］A Düx, Lequime S, Patrono LV, et al. Measles virus and rinderpest virus divergence dated to the sixth century BCE [J]. Science, 2020,368 (6497):1367 - 1370.

［2］Plotkin SA, Orenstein WA, Offit PA. 疫苗[M]. 2 版. 罗凤基,杨晓明,王军志,等译. 北京:人民卫生出版社,2016:527 - 587.

［3］Panum PL. Observation made during the epidemic of measles on the Faroe Islands in the year 1846［J］. Journal of the American Medical Association, 1940,115(20):1747.

［4］Richman DD, Whitley RJ, Hayden FG. 临床病毒学[M]. 3 版. 陈敬贤,周荣,彭涛,等译. 北京:科学出版社,2012:1285 - 1298.

［5］宋·钱乙.小儿药证直诀［M］.北京:人民卫生出版社,2006:11-13,94-96.

［6］王大淳.滑寿《麻疹全书》系伪书考［J］.成都中医药大学学报,1997,20(1):5-7.

［7］安邦煜,张牧寒.明代万密斋儿科全书［M］.北京:中医古籍出版社,2007:52,160-166.

［8］熊秉真.安恙:近世中国儿童的疾病与健康［M］.台北:联经出版事业公司,1999:286-295.

［9］程绍典.对"祖国医学对于麻症的贡献"一文的商榷［J］.中华儿科杂志,1957,8(1):74-75.

［10］牛亚华.民国初期中国的医学教育与日本［J］.中华医史杂志,2018,48(6):346-354.

［11］刘香延.现代汉语对日源外来词的吸收——以日源外来词的译借方式为中心(学位论文)［D］.对外经济贸易大学,2016:19-26.

［12］［日］讲医会编辑部.简明儿科学［M］.谢寿明,译.上海:商务印书馆,1937:126-127.

［13］江永红.中国疫苗百年纪实［M］.北京:人民卫生出版社,2020:190-210.

第一章
病 原 学

　　20 世纪初期,随着对麻疹临床和流行病学的认识,人们开始意识到麻疹的病原体是一种病毒,并试图分离培养病毒。1905年,Hektoen 对易感志愿者接种急性期麻疹病人的无菌血液后,接种者出现麻疹症状。1911 年,Anderson 和 Goldberger 用麻疹病人的血液或咽洗液接种猕猴,约有半数猕猴出现麻疹的临床症状。1921 年,Blake 和 Trask 成功地用滤过的鼻咽洗液将麻疹病毒从一个猴子感染至另一个猴子。与此同时,许多学者曾用家兔、豚鼠、小白鼠、大白鼠、蠓鼠、狗、猫、田鼠、沙鼠等作为实验动物,制造麻疹动物模型和尝试分离病毒,均未获成功。

　　1930 年初,Woodruff 和 Godpasture 发明鸡胚培养技术,为麻疹病原学的研究提供了条件。1938 年,Plotz 成功在鸡胚中培养出麻疹病原体,但未能得到其他人的证实。1939 年,Rake、Shaffer 和 Stokes 等用不同代次的鸡胚组织及组织培养材料接种猴子能诱发麻疹;将鸡胚繁殖的病毒接种幼儿,在某些试验者中发生轻型麻疹。此后发现,这些试验者在接触自然麻疹后仍然缺乏保护力,因此未再作进一步的研究。

　　1954 年,Enders 和 Peebles 在前人研究的基础上,用人胚肾细胞旋转培养技术,接种麻疹早期病人的血液或咽洗液,结果在单层细胞上出现了"多核巨细胞"病变,经苏木素—伊红染色,可见核内和胞浆内出现嗜酸性包涵体。病毒在人胚肾细胞上连续传若干代后，又进一步适应到人羊膜细胞，从而成功分离出麻疹病毒，并可在实验室获得稳定的传代。以后各国都陆续分离到本地的麻疹毒株，如苏联于 1957 年分离的列宁格勒 4（Leningrad‐4，L4）株、1960 年分离的 L16 株；芬兰于 1962 年分离的 HAL 株，日本于 1968 年分离的 Tanabe 株等。1957 年，我国汤飞凡、吴绍源等亦用同样方法分离到麻疹病毒"麻 9"株；1960 年，张箐从上海典型麻疹病儿的血标本中分离出"沪 191"株；1962 年，浙江医科大学传染病研究所从患儿咽拭子标本中分离到"杭 M13"株。技术的重大突破，为研究麻疹病毒和疫苗提供了基础。

1964 年，Norrby 等首先报告麻疹病毒（measles virus，MV）是一种单股螺旋 RNA 病毒，在病毒学上属单分子负链 RNA 病毒目（mononegavirales）、副黏病毒科（paramyxoviridae）、麻疹病毒属（morbillivirus）。该属还包括犬瘟热病毒（canine distemper virus，CDV）、牛瘟热病毒（rinderpest virus，RPV）、小型反刍动物瘟疫病毒（peste-des-petits-ruminants virus，PPRV）和近年新分离的海豹瘟热病毒（phocine distemper virus，PDV）、海豚麻疹病毒（dolphin morbillivirus，DMV）和鼠海豚麻疹病毒（porpoise morbillivirus，PMV）等。

第一节　麻疹病毒的形态与结构

麻疹病毒常呈现为不规则的接近圆形或卵圆形的颗粒。病毒颗粒呈粗糙球状，形态多样，中等大小，直径为 100～300 nm，其飘浮密度为 1.23～1.25 g/cm^3。包膜是直径 10～20 nm 的疏松脂蛋白，颗粒表面有许多短杆状突起物（short projections）。包膜成分是由其内层的基质蛋白（matrix protein，M 蛋白）和外层的跨膜血凝素蛋白（hemagglutinin protein，H 蛋白）和融合糖蛋白（fusion glycoprotein，F 蛋白）组成。包膜很脆，易遭破坏。因此，在电镜下观察到的颗粒常不完整,暴露内部的核衣壳(ribonucleocapid)。核衣壳是一种呈螺旋对称分布的管状结构,是由全长约 16 kb 的麻疹病毒基因组 RNA 和大约 2 550 个拷贝的核蛋白(nucleocapid protein,N 蛋白)组成,上面附着着磷蛋白(phosphoprotein,P 蛋白)和大聚合酶蛋白(large polymerase protein,L 蛋白)。核衣壳经酶处理后,由于蛋白质改变,可以从柔软变得僵硬,也易受损害。其蔗糖梯度密度沉淀系数为 200S 及 300S,与已知的其他副黏病毒的核衣壳无区别。

麻疹病毒基因是不分节段的负链 RNA,其分子量约为 6.2×10^6,沉淀系数为 52S。由于麻疹病毒在基因结构上尿嘧啶含量较多,所以其沉淀系数比其他副黏液病毒的 RNA(50S)稍大。通过基因编码序列分析,麻疹病毒有 6 个主要结构蛋白,从 3′端到 5′端依次为:核衣壳蛋白(N)(60 kD)、磷蛋白(P)(72 kD)、基质蛋白(M)(37 kD)、融合糖蛋白(F)(60 kD)、血凝素蛋白(H)(78~80 kD)和大多聚酶蛋白(L)(210 kD)。编码这些蛋白的 mRNA 从 N 蛋白到 L 蛋白存在转录梯度,并决定了他们的丰度。

N 蛋白的 mRNA 最先从基因组转录,其丰度最高。N 蛋白含 525 个氨基酸,与病毒 RNA 结合形成螺旋对称的核衣壳。

P 蛋白有 507 个氨基酸,是一种多聚酶协同因子,通过磷酸化激活,以四聚体形式连接 L 蛋白与 N 蛋白,组成复制酶复合体。与很多副黏病毒科的成员一样,麻疹病毒的 P 基因也编码两个非结构蛋白——C 蛋白和 V 蛋白。C 蛋白有 186 个氨基酸,是一种基础蛋白,与 P 蛋白读码框重叠,由位于 P 蛋白下游 19 个核苷酸的甲硫氨基酸密码子起始翻译。V 蛋白与 P 蛋白起始甲硫氨酸和氨基端 231 个氨基酸相同,但是 RNA 编辑的时候,在第 751 位插入一个额外的非模板的鸟氨酸残基,导致读码框移位,产生了一个有 68 个氨基酸的具有锌离子结合特性的富含半胱氨酸的 C 末端。麻疹病毒在 Vero 细胞中复制时,C 蛋白和 V 蛋白都不是必需的,但是 C 蛋白和 V 蛋白都能与细胞的蛋白质相互作用,调节感染的细胞反应。

M 蛋白有 335 个氨基酸,和两个跨膜蛋白 F 蛋白和 H 蛋白一起构成病毒的包膜。M 蛋白有一些保守的疏水区。麻疹病毒的 mRNA 在 3′端有差不多 400 个非编码序列的核苷酸,可以增加 M 蛋白的产量,使 M 蛋白成为第二高丰度的病毒蛋白。

F 蛋白是一种高度保守的 Ⅰ 型跨膜糖蛋白,其前体 F_0 蛋白的分子量大约 60 kD,没有活性。麻疹病毒 F_0 蛋白的 mRNA 通常包含长度为 460~585 核苷酸的富含 G - C 的 5′非翻译区 (nontranslated regions,NTR),含有 3~4 个 AUG 簇,预测其具有广泛的二级结构。5′NTR 影响 AUG 的选择,减少 F 蛋白的翻译、病毒体的生产和致细胞病变效应。F 蛋白有一个含 28 个残基的信号序列,翻译后 F 蛋白在内质网中被糖基化形成三聚体。F_0 在一个多碱基位点(108 - 112:Arg - Arg - His - Lys - Arg)处被蛋白酶水解,产生两个具有活性的蛋白亚基 F_1(41 kD)和 F_2 (18 kD)。

H 蛋白有 617 个氨基酸,是与受体结合的凝血蛋白,能够使红细胞发生凝集。H 蛋白是 Ⅱ 型跨膜糖蛋白,位于感染细胞的表面,以二硫键同源二聚体的形式存在,并可以形成四聚体。成熟的 H 蛋白有一个由 34 个氨基酸组成的细胞质尾部,位于单个疏水跨膜区之前,还有一个含有 13 个高度保守的半胱氨酸大的 C 端外结构域。细胞质尾部是细胞表面有效转运的关键,包括基底外侧分选和内吞的信号。然而,H 蛋白可以重新定向到顶端表面,以形成有效的颗粒和释放病毒。H 蛋白与 F 蛋白共同作用于出芽、细胞间融合和进入。

L 蛋白有 2183 个氨基酸,有几个高度保守区域的多结构域蛋白。L 蛋白为 RNA 聚合酶,在感染细胞中含量较低,与 P 蛋白相互作用发挥功能,P 蛋白和 L 蛋白与核衣壳共同形成核蛋白体复合物(RNP)。

第二节　麻疹病毒的血凝特性和增殖特点

一、血凝特性

麻疹病毒能吸附在恒河猴、赤猴、非洲绿猴和狒狒等的红细胞表面并使之直接凝集。不同猴的红细胞凝集能力不完全一样，即敏感性不同。对于其他动物如鸡、鸭、豚鼠、大白鼠、小白鼠、家兔、猫、牛、马等，以及人的红细胞不发生凝集。H 蛋白介导对易感细胞的吸附，因此，不支持病毒复制的红细胞交叉连接的能力代表了病毒增殖的一个非自然过程。由于这些细胞上缺乏麻疹病毒的主要受体成分 CD46，所以无法凝集原宿主来源的红细胞。麻疹病毒没有神经氨酸酶活性，不附着于含有唾液酸的受体上。

麻疹病毒凝集红细胞的能力很强，已经发生凝集的红细胞用机械振荡摇匀后仍然发生凝集。由于猴的红细胞表面有麻疹病毒受体，吸附在猴的红细胞表面的麻疹病毒不能自然洗脱下来，但能用 1M 浓度的 L-精氨酸使病毒从已经吸附的红细胞表面洗脱下来。这个方法可以用来提纯麻疹病毒抗原。

插入膜结构的 H 蛋白在血凝试验中都是有活性的。通过等密度离心分离得到的病毒颗粒浮力密度为 $1.23\,g/cm^3$，在此梯度区域可以检测到血凝活性。在梯度的上部区域也可发现大量的血凝物质（称为轻血凝素），可能是 H 蛋白插入感染细胞的空膜碎片或缺陷病毒颗粒。这个部分的血凝活性可以超过完整颗粒的血凝活性。值得注意的是，在 B 细胞上分离的麻疹病毒野生型毒株不适合在 Vero 细胞上生长，其血凝活性非常低。这可能是由于它们的 H 蛋白中存在一个额外的 N-连接糖基化位点，这也很好地解释了为什么它们不能与猴红细胞上的 CD46 相互作用。H 蛋白是该病毒的主要免疫原，针对该蛋白的抗体具有血凝抑制（HAI）和病毒中和活性(中和试验,NT)。然而,这些抗体并不能阻止由 F 蛋白介导的病毒进行性地细胞间传播。H 蛋白是病毒主要吸附蛋白,下调宿主细胞受体。此外,H 蛋白的受体连接可以触发宿主细胞的信号通路,这可能与麻疹病毒诱导免疫抑制的某些环节有关。

之前就发现麻疹病毒的表面抗原有溶血素,系糖蛋白成分,具有溶解红细胞的能力。病毒促使 1‰ 红细胞溶血(haemolysis,HL)的最适条件是 pH 7.4、37 ℃、4 h。溶血素在 50 ℃ 的条件下 30 min 失去活力,对乙醚、福尔马林、紫外线均很敏感。

一旦病毒与红血球结合,F 蛋白就会介导溶解红血球。这种能力是在人为条件下观察到的,因为在感染性生产完成之前,F 蛋白通常不需要裂解靶细胞。然而,溶血提供了一种方便的 F 蛋白活性测定方法,它对 pH 和温度比血凝更敏感。副黏病毒在中性 pH 条件下的融合能力是其特征性的致细胞病变效应(CPE)形成巨细胞的原因。F 蛋白的蛋白水解激活对其活性至关重要;尽管未分离的分子可以插入成熟的病毒颗粒中,但这些颗粒不会与靶细胞融合,因此不具有传染性。插入 F1 亚单位的 N-末端疏水融合域对靶细胞的局部结构和合成肽具有不稳定作用,与该区域相似,七肽重复区(与麻疹病毒受体相互作用后,其抑制 F1 亚单位向后折叠进入其融合活性构象)也有效地损害细胞融合。针对 F 蛋白的抗体是有效控制病毒感染所必需的,而病毒感染可以通过细胞间融合在局部维持。考虑到这种蛋白对病毒进入细胞的重要性,因此,F 蛋白中结构保守的微区常被用于设计抗病毒化合物的潜在靶点。

二、增殖特点

麻疹病毒不具有独立进行代谢的酶系统,只有进入活的易感宿主细胞,由宿主细胞提供合成病毒核酸和蛋白质的原料能源等,才能增殖。病毒增殖的方式是自我复制,即以病毒核酸为模板,在 RNA 多聚酶及其他必要因素作用下,合成子代病毒的核酸和蛋白质,装配成完整的病毒颗粒,并释放到细胞外。

麻疹病毒可在人体内呼吸道上皮细胞、单核淋巴细胞、内皮细胞和各种组织器官细胞中增殖;麻疹病毒也可在多种原代细胞(如人胚肾、狗肾、人羊膜等细胞)和传代细胞(如 Vero、Vero/SLAM、Hela、Hep‐2 等细胞)中增殖。由于融合蛋白的作用可引起细胞融合形成多核巨细胞,细胞核内、浆内可见嗜酸性包涵体。

三、持续感染和隐性感染

(一)麻疹病毒持续感染

病毒要长期在自然界生存就必须连续不断地感染敏感的宿主。此外,病毒在被感染宿主体内除了可以引起急性感染,也可建立长期的持续性感染(潜伏性感染或者慢性感染)。

现已在体内和体外都建立了持续性麻疹病毒感染模型,并已建立一些麻疹病毒持续性感染的细胞系。麻疹病毒持续性感染神经核细胞和神经胶质细胞,可以引起神经系统疾病。偶尔会有一些病人的中枢神经系统被麻疹病毒感染,导致急性感染后的脑炎,或者极少见的亚急性硬化性全脑炎(subacute sclerosing panencephalitis,SSPE)。SSPE 是一种渐进的神经错乱疾病,在急性麻疹病毒感染恢复后数年内逐渐形成,是由于麻疹病毒持续性感染中枢神经系统的结果。

通常麻疹病毒复制会导致感染细胞的死亡,但是体内有时并不如此。麻疹病毒感染后,感染细胞的特征和感染病毒的分布都已阐明,但是,病毒感染结局是引起持续性非细胞致病性的变化还是裂解性感染,以及由哪些因素决定结果,还没有完全认识清楚。

在感染细胞中,M 蛋白与核衣壳和质膜内层的脂筏相关,可以调节麻疹病毒 RNA 的合成和组装。M 蛋白还与一个或两个跨膜糖蛋白的胞浆内区域发生相互作用,调节包膜糖蛋白的靶向性和融合能力,并引导病毒从极化上皮细胞的顶端表面释放。M 基因缺失将加强细胞间融合,减少传染性病毒的产生。因此,可引起持续感染的病毒往往具有突变的 M 蛋白,上述特性通常发生缺陷。

建立持续性感染细胞系的策略主要有:产生缺陷性干扰颗粒(defective interfering particle)的高多样性病毒传代;感染细胞在抗体存在的条件下传代;裂解感染中幸存的细胞传代;将细胞与SSPE 病人或持续性感染动物的被麻疹病毒感染脑细胞一起培养。

(二)麻疹病毒隐性感染

麻疹病毒隐性感染,指受感染者无任何麻疹的临床症状出现,而实验室检测证明机体确实已被麻疹病毒感染:麻疹的特异血清抗体从阴性转变为阳性,或抗体滴度比感染前 4 倍或 4 倍以上升高。1964 年徐特璋等提出并证明麻疹病毒隐性感染的存在,经过几十年的研究,建立了麻疹病毒感染与免疫的新理论。隐性感染已成为当前麻疹的主要感染类型,它客观上在巩固和提高麻疹疫苗免疫人群的麻疹免疫水平方面发挥着积极作用。

疫苗时代儿童体内残存的母体抗体或者通过疫苗接种获得的抗体降至一定程度,如再次暴露于麻疹野病毒,部分儿童会出现隐性感染。有研究表明,麻疹患儿出疹前后,取其鼻咽分泌物,处理后滴入 3 月龄内婴儿的鼻腔,有 78% 的婴儿会获得隐性感染。隐性感染的比例取决于暴露人群的免疫状况。当暴露人群麻疹抗体在 1∶2～1∶4 时,几乎都会表现为隐性感染;当暴露人群麻疹抗体在 1∶32 以上时,即使与麻疹病人密切接触,也几乎不会被感染。

由于麻疹疫苗的广泛应用,麻疹的发病率显著降低,多数地区下降幅度达到 90% 以上,显性感染已很少见。但目前多数地区仍存在麻疹散发病例,甚至点状暴发。因此,多数麻疹疫苗免疫成功者,在其免疫力完全消失前,总有机会获得隐性感染,而不出现显性感染。隐性感染已成为疫苗时代麻疹最常见的感染类型。事实上,疫苗前时代麻疹病毒隐性感染也普遍存在。

四、生长特点

麻疹病毒的宿主范围有限,包括人和某些灵长类动物。病毒经适应后可在雪鼠、小鼠等脑内繁殖。

麻疹病毒主要存在于感染者的眼结膜、鼻、咽、气管、支气管黏膜的上皮细胞内,以及病人的血液、尿液和粪便中。尸检发现心、肺、肾、胃、肠等许多脏器中也存在病毒,因此,麻疹病毒在体内分布很广泛。疾病初期病人鼻咽分泌物中有大量病毒,通过咳嗽、喷嚏时的飞沫喷射而传播。病毒入血形成第一次病毒血症,病人出现发热、咳嗽、眼结膜充血、口腔黏膜斑等前期症状,病毒随血流到达单核-巨噬细胞系统并增殖,3~5 d后再次释放入血形成第二次病毒血症,病毒进一步扩散至全身皮肤黏膜的毛细血管周围增殖(有时可达中枢神经系统),损伤血管内皮,致全身相继出现红疹。其损伤血管的机制一般认为与Ⅲ、Ⅳ型变态反应有关。若无并发症,数天后红疹消褪,麻疹自然痊愈。年幼体弱的患儿易发细菌感染,引起支气管炎、肺炎和中耳炎等。一般认为麻疹病人的传染期自潜伏末期开始,经前驱期至发疹后3~5 d,共11 d左右(即潜伏期末1 d加出疹前后各5 d),口腔黏膜斑出现时传染性最强。

虽然麻疹传染期只有出疹前后几天,但是,麻疹病毒RNA在出疹后至少3个月仍可以在临床样本中检测到。实验猕猴模型外周血单核细胞中可以检测到麻疹病毒核蛋白RNA的时间可长达67 d;在血中检测不到麻疹病毒RNA后,还可以在淋巴结组织中检测到。

麻疹病毒是一种生长缓慢的病毒,在状态良好的传代细胞中需培养2~4 d,原代细胞培养需要6~10 d才能达到较高滴度,可维持2~3周,直至细胞破坏。不论何种培养,细胞内的病毒均超过细胞外溶液的浓度,这是由于培养温度对细胞外病毒有灭活作用,以及病毒繁殖时所产生的干扰作用影响到细胞外病毒所致。麻疹病毒不稳定,即使在最适宜的培养基中,活病毒数量在37 ℃

环境中每2h就会下降一半。

第三节　麻疹病毒抗原特性

一、麻疹病毒抗原成分

H、F、N蛋白是麻疹病毒的主要抗原,可刺激宿主产生血凝抑制(HI)抗体、血溶抑制(HL)抗体和中和(NT)抗体。H、F蛋白在病毒感染细胞的动力学上发挥协同作用。近年来还发现H、F蛋白含有细胞毒性T细胞(CTL)识别表位。以重组痘苗(rVV)表达的rVV-MV-F、rVV-MV-H重组病毒免疫小鼠,可诱导针对相应蛋白的特异性淋巴细胞增殖反应。因此,研制基因工程麻疹疫苗首选H、F蛋白基因。

H蛋白是一种糖基化蛋白,位于麻疹病毒表面,可诱导机体产生中和抗体,在抗麻疹病毒感染中起着非常重要的作用。H蛋白的主要功能为:①构成病毒粒子表面的纤突,有神经氨酸酶和血凝素功能;②介导病毒颗粒吸附于靶细胞表面受体,启动感染过程;③促进F蛋白的细胞融合作用;④刺激机体产生中和抗体,参与体液保护性免疫。H蛋白的C端头部负责受体识别活性,膜穿入部分和躯干的大部分具有特异地促进细胞融合的作用。目前,麻疹病毒的主要受体有膜辅蛋白CD46、信号转导淋巴细胞激活因子(signaling lymphocyte activation molecule,SLAM)和黏附分子Nectin-4等。H蛋白与受体结合后将诱导疏水表面附近的氨基酸发生构象改变,进而F和H蛋白的富含Cys区域相结合,导致相连的F蛋白发生构象改变,促使螺旋束结构的形成,释放疏水性融合肽,启动病毒与细胞膜融合过程。

F蛋白是一种具有膜融合特性的Ⅰ型糖蛋白,核苷酸序列保守,是副黏病毒科成员共有的特征性蛋白。F蛋白具有两个重要功能:一是刺激机体产生中和抗体,对机体抵抗病毒感染具有重要作用;二是具有融合功能,与 H 蛋白共同控制病毒与细胞膜融合、侵染细胞的过程。此外,F 蛋白还控制着病毒复制以及细胞病变效应(cytopathic effect,CPE)的产生、细胞趋向性等生物学功能,是病毒毒力的主要决定因素。

N 蛋白是麻疹病毒的主要蛋白,它与病毒的基因组 RNA 结合,以磷酸化形式存在。N 蛋白与病毒基因组 RNA 3′端起始序列结合,形成核蛋白多聚体,与 L 蛋白和 P 蛋白特定区域结合,并在基因组 3′端起始序列形成以 P 蛋白为中介的 N-P-L 结构,起始复制和转录。N 基因 C 末端 450 个核苷酸是 MV 基因变异最大的区域,不同麻疹野病毒之间变异程度可达 12%,而且这一段序列在体外培养中相对比较稳定,在不同猴细胞系(Vero 或 B95a)或人类细胞系(BJAB)上适应生长未发生改变。因此,N 基因是国际上公认的麻疹病毒基因型鉴定的重要指标。

二、与麻疹病毒有近缘关系的病毒

与麻疹病毒同属于副黏液病毒属的还有犬瘟热病毒、牛瘟热病毒、小型反刍动物瘟疫病毒,以及近些年发现的感染水生动物的麻疹病毒。这些病毒在大小和形态上相似,病毒直径为 120～300 nm,系胞浆内繁殖,核衣壳和血凝素均在胞浆内合成,血凝素移向细胞浆膜形成病毒膜上的突起;核衣壳移动到浆膜下,形成病毒包膜。组织培养细胞里上述病毒均有丝状体,对乙醚敏感,H-E 染色有嗜酸性包涵体,核衣壳约含 5% RNA,血清学也很相似。病毒对它们的自然宿主有高度感染性,可产生相似的临床特征。同属病毒抗原之间有交叉反应,从病毒抗体识别同属抗原的广泛程度推断,牛瘟热病毒最为原始,犬瘟热病毒次之,麻疹病毒最晚出现。早期除研究它们的关系外,曾试图用犬瘟病毒制备的疫苗来预防麻疹,以代替当时临床反应较强的麻疹活疫苗,但结果不理想。

（一）犬瘟热病毒（canine distemper virus, CDV）

1905年，Carre首先发现犬瘟热是一种感染性疾病，引起幼犬胃肠炎、肺炎、结膜炎和脑膜炎。这一疾病最早在17世纪就有记载。1926年，发现犬瘟热由一种病毒引起，1959年，犬瘟热病毒在原代狗肾细胞中被分离出来。CDV可以导致家养的狗和野外的犬科动物发病。通过H基因的适应性突变，CDV宿主范围比其他麻疹病毒更大，可以引起猴子和陆生食肉动物发病。犬瘟热和人类麻疹有很多相似之处，但是感染神经系统和中枢神经系统时通常把神经胶质细胞作为靶点。CDV通过气溶胶传播，引起发热、咳嗽、结膜炎、胃肠炎和肺炎。用雪貂作为模型动物，研究人员发现CDV首先出现在支气管淋巴结，然后发生细胞相关的病毒血症，并扩散到多个淋巴器官。随后，感染扩散到上皮组织，通过感染内皮细胞或者被感染的单核细胞浸润大脑。像麻疹一样，犬瘟热存在严重的短期或者长期的免疫抑制，大部分死亡是由于继发感染所致。

狗、雪貂和狮子等可能会出现以步态异常和癫痫为特征的神经系统并发症。神经系统疾病常见于幼龄动物，可以在感染早期发生，也可以在感染3～4周后出现，并伴有脱髓鞘。病毒在神经细胞和足的上皮细胞持续感染，引起老年犬的脑炎和硬垫病。部分老年犬脑炎病例可发现缺陷病毒，中枢神经系统核内包涵体里有高水平的抗病毒抗体，这是SSPE也具有的特征。

（二）牛瘟热病毒（rinderpest virus, RPV）

牛瘟热早在4世纪欧洲就有记载，是一种引起牛严重胃肠炎的独特疾病。1902年报道其病原是可以过滤的，1957年用牛胚胎肾细胞成功分离。RPV可以导致反刍动物和猪等患上高度传染性的，以炎症、出血、坏死和胃肠道侵蚀等为主要特征的疾病。RPV在淋巴细胞和巨噬细胞中复制，导致淋巴细胞坏死，在胃肠道、呼吸道、尿道、内分泌腺和外分泌腺的上皮细胞中复制，但不会在大脑和脊髓中复制。最近，应用疫苗使这一疾病在非洲消除。

(三) 小型反刍动物瘟疫病毒 (peste-des-petits-ruminants virus, PPRV)

在非洲、中东、亚洲等地,PPRV 会感染绵羊、山羊、水牛和骆驼等动物,造成经济损失。1942 年,这种疾病首先在西非发现,以发热、糜烂性口炎、肺炎、腹泻和淋巴细胞衰竭等为特征。PPRV 感染上皮细胞、肺细胞、巨噬细胞和淋巴细胞。PPRV 与 RPV 相关,已发现四个谱系。

(四) 感染水生动物的麻疹病毒

1987 年,波罗的海和北海的海豹中发生了因继发感染导致高致死性的呼吸道感染。血清学研究显示,是一种与 CDV 相关的麻疹病毒感染。1988 年分离出致病原,鉴定为海豹瘟热病毒 (phocine distemper virus, PDV)。感染蔓延到太平洋的水獭和美国东海岸的海豹。疾病以发热、鼻眼分泌物、严重的呼吸道感染、胃肠炎和中枢神经系统症状为特征。中枢神经系统存在神经元的炎性感染。后续可能继发不同的病毒、细菌和寄生虫感染,提示与麻疹和牛瘟热病毒等一样,也有免疫抑制发生。

后来从海豚、鼠海豚等动物身上发现了类似的严重的呼吸道疾病,病原相继被分离出来,有别于麻疹病毒,分别称之为海豚麻疹病毒 (dolphin morbillivirus, DMV) 和鼠海豚麻疹病毒 (porpoise morbillivirus, PMV),现在这两种病毒合并为鲸类麻疹病毒 (cetacean morbillivirus, CeMV)。鲸类麻疹病毒存在于肺、脑、脾和膀胱,引起巨细胞肺炎、脑炎、淋巴细胞衰竭。

第四节　麻疹病毒的理化抵抗力

麻疹病毒在 20～37℃ 的条件下仅可存活 2 h,在 56℃ 的条件下 15～30 min 即可灭活,但病毒抗原性无显著变化。4℃ 时可保持数周,是短期保存病毒的常用温度。麻疹病毒对寒冷和干燥有较强的耐受性,0℃时可生存数天;－15℃可存活5年,－70℃低温可保存数年,并可复活,超低温冰冻干燥可保存20年以上。新鲜的病毒培养液里加入兔血清、牛血清或者人白蛋白等,经冷冻干燥后保存在5℃时,其滴度可维持2年左右不下降。

麻疹病毒存活对湿度的要求很严格,不能在干燥的物品表面上存活。利用气溶胶设备研究Edmonston(Ed)株病毒,置于20～21℃、不同湿度的空气中的存活情况,当相对湿度为12%～15%时,即使经过2h,空气中的麻疹病毒也不灭活;但当相对湿度增加到68%～70%时,仅30 min就可使病毒迅速灭活。麻疹病毒在人体外和空气飞沫中存活时间不长,在室内空气中其传染性可保持约2h。

光线对麻疹病毒影响很大,病毒悬液经可见光照射则迅速灭活。灭活速率与照射强度、光波长之间有密切关系。短光波破坏病毒的速度更快。β和γ线可灭活病毒,病毒对紫外线也较敏感。病毒悬液中加入微量染料介质,能增加病毒对光的敏感性,即使病毒悬于蒸馏水也要比染料介质的溶液更容易保存。可能的原因是染料介质与病毒外膜在光的作用下能迅速结合之故。利用这一特性,为全程监测疫苗质量,并控制酸碱度,麻疹活疫苗中加入了酚红指示剂,因此需要避光保存。

麻疹病毒对酸较为敏感,不能经胃或下消化道传染。保存麻疹病毒的适宜pH范围是5～9,其中以7～8最合适,当pH<4.5或>10.5时,病毒即失去活性。

麻疹病毒对一般消毒剂均很敏感,脂溶剂、去污剂等都可使麻疹病毒灭活。50%浓度的丙酮(acetone)可使麻疹病毒的感染力和抗原效力迅速灭活,0.01%浓度的β-丙内酯(β-propiolactone)在37℃条件下,可灭活病毒但不改变其抗原性;1:4 000～1:8 000的福尔马林(formalin)在37℃下作用5 d,可全部灭活病毒,但并不失掉其补体结合抗原的活性。Tween-80和乙醚可以用来处理麻疹病毒,使其外壳破坏达到均质化,成为麻疹病毒T-E抗原,或称麻疹血凝素。

第五节　麻疹病毒的变异

　　长期以来,麻疹病毒被认为是遗传稳定、血清型单一的病毒。但近年来,国内外研究证实,自然界存在多个基因型的麻疹病毒流行。不同基因型的病毒之间已经发现了一些抗原差异,特定基因型与某些暴发或地方性传播有因果关系。许文波等通过麻疹病毒H蛋白单克隆抗体实验研究表明,现有疫苗株对所有基因型的麻疹病毒仍然具有保护作用,但也发现MMR疫苗免疫血清中和中国麻疹流行株的滴度要低于中和Edmonston株(A基因型)和Chi-1株(D3基因型)的滴度。

一、野毒株的变异

　　H基因与N基因是麻疹病毒结构基因中变异最大的,含有多达7%的核苷酸变异。

　　H基因的变异主要影响有3个方面:某些抗原表位的改变会影响中和效价;引起糖基化位点改变;导致H蛋白分子量的改变。近年来大量研究表明,血凝素蛋白的变异率大,且变异的位点多为糖基化位点,呈现突变速率加快的态势。

　　Shi等证明,人类疫苗接种者血清样品对某些野生型病毒的中和滴度低于对疫苗毒株的中和滴度,并且已通过针对H蛋白的单克隆抗体检测到抗原差异。既往认为,线性血凝素套索表位(HNE;氨基酸379-410)在疫苗株和野毒株中高度稳定。Xu等通过对1993—2009年的中国大陆流行株的研究发现,近一半的基因型H1病毒毒株有Pro397Leu的交换,这种突变导致两种针对HNE的单克隆抗体失去识别能力。

　　Masahiro等对2006—2015年日本北海道地区流行的麻疹病

毒毒株研究显示,这期间主要流行株为 D5、H1、D4、D8 和 B3 基因型的麻疹病毒毒株,它们的血凝素蛋白在某些功能区有一些新的氨基酸变化。H 基因的氨基酸序列中,有 13 个位置的半胱氨酸残基:aa139、154、188、287、300、381、386、394、494、570、579、583 和 606,除了 2014 年和 2015 年检测到的基因型 D8 毒株的 C570Y 突变外,这些位置严格保守。2011 年,北海道两株 D8 毒株的 HNE 中发现 K387R 突变;2010 年,所有 B3 毒株中发现 N396D 和 A400V 突变;2015 年,D8 毒株中发现 N396K,H1 毒株中发现 P397L。H1 毒株在糖屏蔽表位中还有 F476L 突变,也有一个 D574A 突变。此外,2008 年在北海道的 5 个 D5 毒株中发现了 Q575K 突变。

Silvia 等研究了 2015—2019 年在欧洲、亚洲、非洲和美洲流行的麻疹病毒毒株的特征,结果显示,92 株麻疹病毒中,53 株(57.6%)是 B3 基因型,分离于 2015—2018 年,它们之间的同源性为 98.4%～100%;其余 39 株(42.4%)为 D8 基因型,分离于 2017 年至 2019 年间,同源性 98.1%～100%;其中,29 个有疫苗接种史病人中有 11 个(37.9%)分离毒株属于 B3 基因型,其余 18 个(62.1%)属于 D8 基因型。对 H 基因分析结果显示,B3 基因型主要有 400V、178T 和 307I 三种替换,几乎存在于所有 B3 基因型 H 蛋白序列。与 B3 基因型不同,D8 基因型主要有 400T、416D 和 560R 三种替换。该研究还发现,这些替换有一定的区域性。例如,7 株 222 I 型毒株中有 6 株分离自非洲中西部的尼日尔。

这些数据证明了麻疹病毒 H 基因测序的有效性。事实上,随着各国进入麻疹消灭阶段,监测流行株 H 蛋白表位可纳入麻疹实验室监测活动,以改进和优化麻疹控制战略。

N 基因 C 末端 450 个核苷酸是麻疹病毒基因变异最大的区域,在不同的麻疹野病毒之间变异程度可达 12%,而且这一段序列在体外培养中相对比较稳定,在不同猴细胞系(Vero 或 B95a)或人类细胞系(BJAB)上适应生长未发生改变。因此，N 基因是国际上公认的麻疹病毒基因型鉴定的重要指标。

二、疫苗株与流行株的基因差异

从 1954 年第一株麻疹病毒流行株 Edmonston 分离以来，已有 24 个基因型麻疹病毒在自然界中流行，其中 H1 为我国主要流行的基因型，而 B3、D4 和 D8 为目前全球其他地区流行较多的基因型。麻疹疫苗株，包括中国的沪 191 株、俄罗斯的 Leningrad - 4 株以及欧美和日本等的 Schwarz、AIK - C、Rubeovax 和 Morten 株，均属于 A 基因型。

（一）世界流行株与疫苗株序列比较

为了分析疫苗株与流行株在全基因组序列上的差异，顾文珍等对 2 株疫苗株(沪 191 和 Schwarz 株)与 1954—2013 年全球分离的 32 株流行株进行全基因组序列比较，发现 Edmonston 株与中国疫苗株沪 191 间存在 23 个氨基酸差异(变异率 0.48%)，而与疫苗株 Schwarz 间存在 21 个氨基酸差异(变异率 0.45%)。与疫苗株 Schwarz 比较，B3、D4 和 D8 基因型流行株的氨基酸平均变异数(变异率)分别为 94(2.00%)、100(2.11%)和 92(1.95%)。H1 基因型流行株与中国疫苗株沪 191 间的平均差异为 153 个氨基酸(变异率 3.24%)，该差异远高于 Schwarz 同 B3、D4 和 D8 间的差异。

将 B3、D4 和 D8 基因型流行株与疫苗株 Schwarz，H1 基因型流行株与疫苗株沪 191 各基因氨基酸序列进行比较，B3 基因型流行株与 Schwarz 株在 P 基因上的差异最大(4.07%)，M 基因差异最小(1.58%)；H1 基因型流行株与沪 191 疫苗株比较，最大和最小差异分别存在于 P、M 基因，分别为 8.10% 和 1.69%。而 D4 和 D8 基因型流行株与 Schwarz 株比较，差异最大的为 N 基因(分别为 4.02% 和 3.49%)，最小为 F 基因(0.79% 和 0.99%)。值得注意的是，H1 基因型与沪 191 之间 H 和 F 基因差异，分别是 B3、

D4 和 D8 与 Schwarz 株之间氨基酸差异的 1.51~1.83 和 1.85~
3.86 倍。B3 基因型流行株的型特异性位点包括第 17(Tyr)位、第
346 位(Val)和第 460 位(Arg)氨基酸;D4 和 D8 基因型特异性位
点为第 176(Ala)位、第 252(His)位和第 284(Phe)位氨基酸;而
H1 基因型特异性位点 5 个,分别为第 420(Ala)位、第 476(Leu)
位、第 562(Thr)位、第 609(Asn)位和第 614(Ala)位氨基酸。调查
清楚这些特异位点对麻疹消除阶段的麻疹病例感染来源的判断非
常重要,快速确认输入基因型有利于追踪病毒来源和及时阻断病
毒传播。以各基因型特异性位点为基础,可建立多重荧光定量
RT-PCR 检测方法可用于快速鉴别输入基因型病毒,为病例的调
查提供实验室依据。

(二) H1 基因型流行株与疫苗株沪 191 的基因差异

浙江省 1999—2011 年麻疹流行株与疫苗株沪 191 比较,P、
H 和 N 蛋白差异较大,同源性分别为 91.7%~92.9%、97.1%~
97.7% 和 95.7%~96.5%;M 和 L 蛋白相对保守,同源性分别为
99.3%~99.7% 和 97.9%~98.0%;F 蛋白同源性为 96.5%~
97.0%。Rota 等 2001 年对麻疹病毒的 N、H 基因进行分析,发现
疫苗前时代的流行株,其 N 和 H 基因与现行的疫苗株几乎是一致
的,疫苗后时代的流行株的 N 和 H 基因均出现了抗原漂移。

(三) H1 基因型流行株与疫苗株沪 191 糖基化位点比较

疫苗株沪 191 共存在 29 个糖基化位点(N-X-T/S),除 N 蛋白
外,其余各蛋白上均存在不同数量的糖基化位点。H1 基因型流行
株存在 28~30 个糖基化位点,其中 25 个为流行株和疫苗株共有
的糖基化位点,流行株与疫苗株不同的糖基化位点主要位于 H、
F、P、L 蛋白上。

疫苗株沪 191 的 H 蛋白上共存在 5 个糖基化位点,而 H1 基
因型流行株由于第 240 位氨基酸的改变(S→N),造成了第 238~
240 位(NLS)N 型糖基化位点缺失。240 位氨基酸是构成 B 细胞
抗原决定簇(236~250 位)的重要部分,该位置糖基化位点丢失可

能引发 H 蛋白抗原性和免疫原性改变,是否影响麻疹疫苗免疫效果,有待进一步研究。疫苗株沪 191 的 F 蛋白有 4 个糖基化位点,流行株 F 蛋白第 9 位氨基酸发生 N→S 的改变,造成位于第 9~11 位(NVS)的糖基化位点缺失。疫苗株 P 蛋白有 2 个糖基化位点,分别位于 146~148 位(NES)和 357~359 位(NIS)。与疫苗株相比,流行株的第 203 位和 204 位氨基酸发生变异(203 位:F→L,204 位:P→S),使其在 202 位增加了一个糖基化位点(NLS)。疫苗株 L 蛋白有 17 个糖基化位点,流行株在 1 710 位氨基酸的改变(I→S),导致 1 709~1 711 位(NIS)糖基化位点的改变,并增加了第 1 708~1 710 位糖基化位点。

麻疹疫苗株沪 191 株仅在中国使用,而来源于 Edmonston 株的 Schwarz 疫苗广泛应用于欧美国家。近十年来,中国的麻疹病毒优势流行株均为 H1 基因型,B3 基因型和 D 基因组(主要是 D4、D8)为欧美国家的主要流行株。从基因水平上看,H1 基因型与 B3、D4、D8 基因型流行株存在显著差异,且沪 191 疫苗株与 H1 基因型流行株间的差异,无论在全基因组还是在各基因上,均高于 Schwarz 疫苗株与 B3、D4、D8 基因型流行株间的差异。这种基因上的差异也提示,疫苗抗体中和 H1 型流行株的能力要低于中和 B3、D4 和 D8 型流行株。虽然,中国东部地区经济发达,近年来麻疹疫苗覆盖率也不断增加,但仍常常出现麻疹局部暴发和散发。除人口密度、流动人口和基础免疫不足外,H1 基因型流行株与疫苗株间的基因差异可能与麻疹的反复流行存在一定联系。

三、谱系分析

根据 H 和/或 N 蛋白的基因序列同源性的差异,美国 CDC 等科研机构将发现的麻疹病毒基因型分为 8 个基因谱系(genetic lineages)或进化枝(genetic clade)。

A 进化枝:疫苗前时代分布较为广泛,以最早发现的 Edmonston

株为代表,包括各种已知的疫苗株。这一进化枝还包括 20 世纪 50、60 年代在美国和欧洲分离到的一些野毒株。此外,20 世纪 70 年代在巴西死于巨细胞肺炎(giant cell pneumonia)的儿童的福尔马林固定的肺组织提取的 RNA,以及 1991—1993 年陆续在阿根廷、俄罗斯和我国分离到的一些野毒株也可归于这一谱系,只是它们的 H、N 或 F 蛋白上有独特的核苷酸替代,使其明显区别于疫苗株或 Edmonston 株。有报道此基因型仍然在一些国家流行。随着麻疹疫苗的应用,监测到的 A 基因型逐渐减少。

B 进化枝:包括 B1～B3 三个基因型,主要流行于非洲地区。中非 B1 基因型最初于 1983 年在喀麦隆地区监测到,现在仍然认为其不活跃。B2 基因型最初在 1984 年监测到,此前也被列为不活跃基因型。但 2002—2010 年在中非共和国、安哥拉、刚果民主共和国和卢旺达等国家和地区的麻疹病人,以及南非和德国的输入病例中分离出 B2 基因型。在此之前,最后一次发现 B2 基因型是在 20 世纪 80 年代早期的加蓬。因此,B2 基因型又重新被认定为活跃基因型。据推测,B2 基因型可能一直在中非地区流行,只是病毒学监测不足,没有被监测到。B3 基因型在冈比亚首次发现,之后在非洲的喀麦隆、肯尼亚等,欧洲的挪威、西班牙等,中东的伊朗等国被监测到。2013 年以来,在基本达到本土麻疹消除的国家中,B3 基因型引起的流行较为常见,是目前国际范围内流行和传播较为活跃的基因型。

C 进化枝:包括 C1 和 C2 两个基因型,主要在日本、欧洲和美洲地区流行。其中,C1 基因型曾在阿根廷、德国等地引起暴发,1994 年以后未监测到,似乎已经消失。而 C2 基因型曾在整个欧美大陆流行。

D 进化枝:包括 11 个基因型。D1 基因型从北爱尔兰和英国的 SSPE 病例中监测得到,曾经是澳大利亚、北爱尔兰和英国疫苗前时代的本土基因型,1986 年以后,没有监测到,认为是不活跃基因型。D2 基因型为南非本土基因型,但 2005 年后就没有再监测到。D3 基因型为巴布亚新几内亚和菲律宾本土基因型，但 2004 年以后没有监测到。D4 基因型是一个分布广泛的基因型，曾在印度、东非和南非引起多次麻疹大暴发。D5 基因型在 WHO 划定的 6 个区都曾监测到，和 D3 基因型一样，曾经都是日本本土流行的基因型。D6 基因型曾经是欧洲大陆的本土基因型，也在美洲地区流行过。D7 基因型在 20 世纪 80 年代广泛流行于英国和澳大利亚，2002 年还取代 C2 和 D6 基因型成为德国的优势基因型。D8 基因型最早发现于英国，和 D4 基因型一起在印度和埃塞俄比亚引起广泛流行。D9 基因型 1999 年首先从印尼输入到澳大利亚的巴厘岛，引起麻疹大暴发，然后于 2004 年引起日本的麻疹大流行。D10 基因型是 2000—2002 年在乌干达分离的一种新的基因型，2005 年以后没有监测到。D11 基因型于 2009 年在中国首次发现，分子流行病学研究表明，该基因型病毒由缅甸输入，并推测该基因型在 2001 年就曾在缅甸流行。

E 进化枝：1971 年在德国病例中发现，1977—1979 年和 1988 年在美国也有发现，之后没再见到流行。

F 进化枝：1979 年和 1994 在西班牙的 SSPE 病例中发现，后被证实是由 A 进化枝演变而来。

G 进化枝：包括 G1～G3 三个基因型。G1 基因型 1983 年曾在美国流行，以后就没有再监测到。G2 基因型 1997 年分离于一名印度尼西亚儿童咽拭子标本，2000 年确定为 G2 基因型。G2 基因型 2004 年之后，没有再监测到。G2 和 G3 基因型都是马来西亚和印尼的本土基因型。2014 年还发现过 G3 基因型，2015 年以后没有再监测到 G3 基因型。

H 进化枝：包括 H1 和 H2 两个基因型，主要流行于亚洲和东南亚地区。H1 基因型在西太平洋地区很多国家都有发现，主要在中国大陆流行，并输出到周边国家。H1 基因型被划分为 H1a、H1b、H1c 三个亚型，H1a 亚型为中国大陆的优势基因型，而 H1c 亚型的流行自 1995 年已消失，H1b 亚型自 2005 年以后就没有发现。H2 基因型 2001 年在中国大陆最先发现,在西太平洋地区、澳大利亚和美国也曾监测到,它也是越南的本土基因型,但 2002 年后 H2 基因型就没有再监测到。

不同进化枝的麻疹病毒在全球地理分布上有一定的区别。部分基因型仅在一些特定区域流行,如 H1 基因型主要在中国大陆流行;而部分基因型却在全球范围内广泛流行,如 B3、D4 和 D8 基因型。从流行空间来看,在尚未消除麻疹的国家,存在一种或几种本土流行的基因型;而在一些已经消除麻疹的国家,存在由不同基因型病毒引起的散发和暴发病例,主要由输入性的麻疹病毒引起。

四、流行株的遗传稳定性

麻疹病毒的遗传稳定性非常高。有报道显示,无论是在实验室还是在野外,在很长一段时间内,麻疹病毒很少发生序列变异。几项有关麻疹病毒遗传稳定性的研究发现,对体外传代后获得的病毒基因组序列进行比较,发现或者与种子库完全相同,或者两个传代历史迥异的工作库之间仅发生单核苷酸变化。即使是麻疹病毒基因组中最可变的序列 N-450,在体外传代过程中似乎也非常稳定,而与用于培养的细胞类型无关。Aktories 等提出,麻疹病毒野毒株也具有高水平的遗传稳定性,从同一传播链分离的病毒的 N 和 H 基因序列几乎没有变化。此外,对相隔几年收集的同一基因型的病毒分离物进行测序,结果显示基因变化很小。Rima 等估计麻疹病毒在该区域的突变率为每年每碱基 $5×10^{-4}$ 次,Jenkins 等也作出了类似的估计,即 $4×10^{-4}$ 次。麻疹病毒的替代率明显低于许多其他 RNA 病毒的估计值,如人类免疫缺陷病毒 1 型(HIV-1)、流感病毒 A、口蹄疫、人类肠道病毒 71 型,这些病毒的替代率每年超过 $1.6×10^{-3}$ 个碱基。

第六节　麻疹病毒分类及命名

一、命名标准

1998 年 5 月 26~27 日在日内瓦的 WHO 总部讨论并制定了依据麻疹野病毒基因特征进行的病毒分类及命名,即通过测定 N 基因羧基末端 450 个核苷酸序列,并构建系统进化树来确定麻疹病毒的亲缘关系与基因型别。

1. 分类及命名标准如下:

毒株的命名要反映其分子生物学的基本特征。基因序列可能分别来源于细胞培养或直接从临床标本中抽提到的 RNA、毒株或序列,可以采用以下两种标记方法之一。

(1) MVi:从细胞培养得到的麻疹病毒毒株;

(2) MVs:从临床标本抽提 RNA 得到的病毒基因序列。

MV 为麻疹病毒的英文缩写;i 表示从细胞培养分离到的毒株,s 表示从 RNA 抽提等得到的病毒基因序列。

2. 在病毒毒株或序列命名中需要的其他重要信息包括:

(1) 毒株分离所在的城市名,全名或简写(要求);

(2) 国家名,WHO 要求的 3 个字母的缩写(要求);

(3) 样本收集日期,周(1~52)和年份(要求);

(4) 如果 1 周超过 1 株,须标明毒株号(可选);

(5) 基因型别(至少做了 N 基因 COOH -末端 450 个核苷酸的序列分析);

(6) 标明是来源于麻疹包涵体脑炎(MIBE)还是亚急性硬化性全脑炎(SSPE)病例(可选)。

以下是 2 例标准命名范例:

(1) MVi/New York.USA/03.98/2[D2];

（2）MVs/London. UNK/17. 97［G3］SSPE。

二、新基因型确定标准

随着全球 MV 监测范围的进一步扩大，WHO 多次补充和更新了麻疹病毒基因型划分标准，并指出新基因型病毒的确定必须符合以下标准：

（1）获得 N 基因羧基末端 450 个核苷酸和 H 基因编码区全长核苷酸序列；

（2）至少与最近亲缘关系的参考株 N 基因羧基末端 450 个核苷酸序列有 2.5％以上的差异，H 基因有 2.0％以上的差异；

（3）用至少两种不同的软件分析 N 和 H 基因，N 和 H 基因树状图相似，基因型位置的可信性达到 96％以上；

（4）新基因型的确定应以一系列的病毒分离或大量的样品为基础，而不是单份标本，新基因型的确定至少需要 1 株病毒分离株的序列；

（5）从流行病学观点来看，新基因型应对鉴别传染源的来源或描述传播途径提供帮助。

三、基因型和序列分析

截至 2018 年，WHO 将麻疹病毒共划分为 8 个进化枝，24 个基因型，各基因型参考株信息见下页表 1-6-1。其中，A、E、F 进化枝仅有一个基因型，基因型和进化枝名字相同；B、C、D、G、H 进化枝含多个基因型，命名则利用进化枝的大写字母和数字进行组合，包括 B1～3、C1～2、D1～11、G1～3、H1～2。近年，B1、C1、E、F、G1、D1 等 6 个基因型在全球范围内都没有监测到，认为上述基因型已消失；D2、D3、D10、G2、H2 等 5 个基因型自 2007 年以来也没有监测到，可认为处于不活跃状态；其他基因型在不同区域仍引起不同程度的流行。2018 年，全球监测到的流行基因型主要是 B3、D4、D8、H1。有数据显示，2019 年中国大陆监测到的流行基因型主要是境外输入基因型 B3、D8 基因型和大陆本土流行 H1 基因型；2019 年 1 月到 10 月，美国流行基因型主要是 B3 和 D8。2020 年 1～5 月，西太平洋地区监测到的流行基因型主要是 D8、B3 和 H1。

表 1-6-1 麻疹病毒基因型和参考株

基因型	最近检出年份*	参考毒株	基因库序列号 H	基因库序列号 N
A	2008	MVi/Maryland. USA/0. 54	JX436452	EU139076
		Vaccine (Edmonston Zagreb)	U03669	U01987
B1[a]	1983	MVi/Yaounde. CMR. /12. 83	AF079552	U01998
B2	2011	MVi/Libreville. GAB/0. 84	L46753	U01994
B3	持续存在	MVi/New York. USA/0. 94	L46752	L46753
C1[a]	1992	MVi/Tokyo. JPN/0. 84	AY047365	AY043459
C2	2007	MVi/Maryland. USA/0. 77	M81898	M89921
		MVi/Erlangen. DEU/0. 90	Z80808	X84872
D1[a]	1986	MVi/Bristol. GBR/0. 74	Z80805	D01005
D2[a]	2005	MVi/Johannesburg. ZAF/0. 88/1	AF085498	U64582
D3[a]	2004	MVi/Illinois. USA/0. 89/1	M81895	U01977
D4	持续存在	MVi/Montreal. CAN/0. 89	AF079554	U01976
D5	2009	MVi/Palau. PLW/0. 93	L46757	L46758
		MVi/Bangkok. THA/12. 93/1	AF009575	AF079555
D6	2007	MVi/New Jersey. USA/0. 94/1	L46749	L46750
D7	2007	MVi/Victoria. AUS/16. 85	AF247202	AF243450
		MVi/Illinois. USA/50. 99	AY043461	AY037020

（续表）

基因型	最近检出年份	参考毒株	基因库序列号 H	基因库序列号 N
D8	持续存在	MVi/Manchester. GBR/30. 94	U29285	AF280803
D9	持续存在	MVi/Victoria. AUS/12. 99	AY127853	AF481485
D10	2005	MVi/Kampala. UGA/51. 00/1	AY923213	AY923185
Dl	2010	MVi/Menglian. Yunnan. CHN/47. 09	GU440576	GU440571
E[a]	1987	MVi/Goettingen. DEU/0. 71	Z80797	X84879
F[a]	1994	MVs/Madrid. ESP/0. 94 ［SSPE］	Z80830	X84865
G1[a]	1983	MVi/Berkeley. USA/0. 83	AF079553	U01974
G2[a]	2004	MVi/Amsterdam. NLD/49. 97	AF171231	AF171232
G3	2014	MVi/Gresik. IDN/18. 02	AY184218	AY184217
H1	持续存在	MVi/Hunan. CHN/0. 93/7	AF045201	AF045212
H2[a]	2003	MVi/Beijing. CHN/0. 94/1	AF045203	AF045217

注：a. 表示在过去 10 年里，没有该基因型报告，考虑可能已经消失。＊ 持续存在表示在过去 12 个月内仍监测到。

第七节　麻疹病毒的分离和鉴定

继 1954 年 Enders 和 Peebles 用人肾细胞成功分离出麻疹病毒之后，麻疹病毒相继用原代猴肾细胞和传代猴肾细胞系（如 Vero 和 CV‐1）等分离出来。但是，分离野生型麻疹病毒，用 EB 病毒转化的绒猴 B 淋巴细胞系 B95a，或者人脐带血来源的 T 细胞 COBL‐a，或者能表达麻疹病毒受体信号淋巴细胞激活因子

(signaling lymphocyte activation molecule，SLAM）的 Vero 细胞——Vero/SLAM 细胞更容易获得成功。

一、分离、培养方法

（一）临床标本的采集和运送

用于麻疹病毒分离的标本类型，取决于客观条件。通常，最方便采集的标本是口咽拭子、鼻咽拭子和尿液标本。鼻咽吸出物或者肝素抗凝血标本也是有效的病毒来源，但是这些标本的采集需要更多专业的仪器和实验室支持。另外，采集病毒分离的标本的同时，最好也采集一份血清标本，但是不能用血清标本来进行病毒分离。

一般不用口腔液来分离麻疹病毒。一方面，口腔液相对于口咽拭子或者鼻咽拭子，需要特定的采样管，采样也有一定困难，另一方面，麻疹病毒也很难从口腔液中分离出来。

用于病毒分离的呼吸道标本（口咽拭子、鼻咽拭子或者鼻咽吸出物）和尿液标本的采集，要在出疹后尽快采集，出疹后 5 d 内，尤其 1～3 d 采集的标本，阳性率更高。

尿液标本最好能及时离心，弃上清，将沉淀重悬于 1～2 ml 的病毒运送液里。如果不能及时离心，要注意离心之前，尿液标本不能冷冻。

麻疹病毒也可以从淋巴细胞中分离出来。这一技术没有被广泛应用，因为需要用抗凝剂的血液标本来提取淋巴细胞。如果能够收集到几毫升肝素抗凝血，淋巴细胞也是很好的病毒来源。

采集的标本，置于干冰上或者 4℃，最好于 24～48 h 尽快运送到相应实验室。

（二）标本处理

呼吸道标本（口咽拭子、鼻咽拭子或者鼻咽吸出物）：送到实验室的标本如果是保存在 2～3 ml 细胞保存液或者 PBS 中冷冻的，可以于零下 70℃或者以下保存。如果是原始拭子标本，加入 2 ml

标本保存液,涡旋,放置 1 h,让病毒充分释放,尽可能将拭子在管壁上挤干,于零下 70 ℃或以下保存。

尿液标本:如果收到大容器尿液标本,需转移到适宜的试管里离心(500 g,约 1 500 rpm,5 min,4 ℃),将沉淀重悬于 1~2 ml 标本保存液中,于零下 70 ℃或以下保存。

肝素抗凝血:用合适的淋巴细胞分离液从外周血中提取淋巴细胞,将淋巴细胞重悬于 1~2 ml 标本保存液中,于零下 70 ℃或以下保存。

以上标本,建议分成至少两份保存,尽量避免反复冻融。

标本在接种细胞之前,不建议过滤。但是,如果第一次接种之后,发现标本有污染,可将剩下的标本过滤,再接种。过滤标本时,取 1~2 ml 标本用标本保存液稀释后,用 0.45 μm 的硝化纤维素滤器过滤到 5 ml 的管里,去除细菌。

(三) 细胞培养

WHO 麻疹风疹网络实验室推荐用 Vero/SLAM 细胞系进行常规麻疹病毒分离。这一细胞系是在 Vero 细胞里转染了一个编码人 SLAM(信号淋巴细胞激活分子)蛋白的质粒。SLAM 是麻疹野生毒株和实验室适应毒株的受体。SLAM 转染进 Vero 细胞的时候,有一个遗传霉素(Geneticin)抗性基因链接在上面。遗传霉素对所有没有抗性基因存在的细胞都有毒。因此,没有 SLAM 转入的细胞,会被遗传霉素杀死。但是,转染的 SLAM 基因很稳定。有研究显示,即使没有遗传霉素存在的情况下,SLAM 也可以稳定表达至少 50 代。由于遗传霉素价格昂贵,麻疹风疹网络实验室建议在准备将 Vero/SLAM 细胞系冻存到液氮里保存的时候,加入遗传霉素传代。从液氮里复苏后,Vero/SLAM 细胞系传代时,遗传霉素不是必须的。为了保证 Vero/SLAM 细胞系对麻疹病毒的最大敏感性,从液氮里复苏的细胞只能传 15 代。

Vero/SLAM 细胞系是由日本九州大学 Yusuke Yanagi 博士等开发,他们很友好地允许 WHO 麻疹风疹网络实验室在下列情况下使用这一细胞系：

（1）Vero/SLAM 细胞系只能用于采用病毒分离方法进行麻疹风疹病毒感染的实验室诊断，和/或麻疹或者风疹毒株的分子流行病学调查；

（2）不能用于商业目的；

（3）没有 Yanagi 博士和 WHO 的允许，不能将细胞系扩散到 WHO 网络实验室以外的实验室；

（4）任何使用 Vero/SLAM 细胞系完成的工作，发表的出版物，都要感谢原始出版物［Ono N，et al. J Virol，2001，75（9）：4399‑4401］。

Vero/SLAM 细胞系分离麻疹病毒的敏感性与过去推荐的 B95a 细胞系相当，Vero/SLAM 细胞系分离的麻疹病毒可以形成特征性的空斑和融合细胞。Vero/SLAM 细胞系与 B95a 细胞系相比，优势在于不存在 EB 病毒持续感染，可认为是无害的材料，对实验室工作人员来说很安全，也方便运输。Vero/SLAM 细胞系的缺点是为了维持 SLAM 的稳定表达，培养液中要有一定浓度的遗传霉素存在，增加了细胞培养的成本。Vero/SLAM 细胞系冻存的时候也必须有遗传霉素。但是，有研究显示，在没有遗传霉素的情况下，Vero/SLAM 细胞系 SLAM 也可以稳定表达，至少 15 代以内可以保证对麻疹病毒的最大敏感性，这给麻疹病毒分离带来了很大便利。

任何贴壁培养细胞系的方法，都能成功培养 Vero/SLAM 细胞系。

（四）麻疹病毒分离

用 0.1～0.2 ml 标本悬液（呼吸道标本或者尿液标本）接种单层 Vero/SLAM 细胞，在 37℃ 的条件下吸附 1.5 h。为防止标本对细胞产生毒性反应，倒掉标本液，加入维持液，在 37℃ 孵箱中静置培养。

每大在显微镜下观察细胞形态，看是否有融合细胞，一般 7 d

左右出现融合巨细胞病变。逐日观察,记录融合细胞数量和大小,观察至有 75％以上的细胞发生细胞病变效应(cytopathic effect, CPE),即 CPE(＋＋＋),收获病毒,于零下 70 ℃冻存,以备第二次传代。

如果 7 d 后,没有 CPE 出现,盲传一代,再继续观察 7 d。连续传代 3 次后,仍没有 CPE 出现,则判定该标本病毒分离结果阴性。

每种细胞要有一份阴性对照,阴性对照丢弃之前至少要观察 14 d。

二、鉴定方法

临床标本接种到 Vero/SLAM 细胞系分离麻疹病毒,很容易就能观察到麻疹病毒在细胞内复制导致的细胞形态变化,进而出现 CPE。典型的 CPE 就是形成融合细胞,是由感染病毒的细胞融合形成的巨大的多核细胞,这一变化在单层培养的平板上甚至肉眼可见。

显微镜下单个融合细胞可能会有 50 个或者更多个细胞核包裹在一个细胞膜内。分离出来的麻疹病毒也可以用免疫荧光、免疫组化、RT‑PCR、定量 PCR 等方法鉴定。由于细胞培养中,感染了麻疹病毒的细胞,经过多次传代,病毒滴度都很高,因此用于鉴定麻疹病毒的细胞裂解液的操作要避免污染其他临床标本或者培养的细胞。

三、生物安全

按照卫生部《人间传染的病原微生物名录》,麻疹病毒的危害程度分类为第三类,病毒培养和未经培养的感染性材料的操作应在 BSL‑2 级实验室进行。灭活材料和无感染性材料的操作可在 BSL‑1 级实验室进行。麻疹病毒相关标本的运输属于 B 类包装,航空运输 UN 编号为 UN3373。相关要求可查询《中华人民共和国生物安全法》和《全国麻疹监测方案》(http://www.chinacdc.

cn/ztxm/ggwsjc/jcfa/200902/t20090203_41384. html)。

如果用 B95a 细胞系分离麻疹病毒,细胞培养和病毒分离都要在 BSL－2 级实验室进行,培养的细胞也要按照感染性材料对待。

(陈冬梅)

◆ 参考文献 ◆

［1］刁连东. 麻疹［M］. 上海:上海科学技术文献出版社,2001.

［2］卢亦愚,董红军. 麻疹［M］. 北京:人民卫生出版社,2016.

［3］胡凤玉,译. 高文娟,蔡华,校. 第 37 章　麻疹病毒［M］//Richman DD, Whitley RJ, Hayden FG. Clinical Virology. 3rd ed. 陈敬贤,周荣,彭涛等主译. 临床病毒学(第三版). 北京:科学出版社,2012.

［4］World Health Organization. Manual for the laboratory-based surveillance of measles, rubella, and congenital rubella syndrome ［M］. 3rd ed. Geneva:WHO,2018.

［5］Moss W. Measles ［J］. Lancet, 2017,390(10111):2490 - 2502.

［6］Plemper RK, Erlandson KJ, Lakdawala AS, et al. A target site for template-based design of measles virus entry inhibitors ［J］. Proc Natl Acad Sci USA, 2004,101(15):5628 - 5633.

［7］Plemper RK, Doyle J, Sun A, et al. Design of a small-molecule entry inhibitor with activity against primary measles virus strains ［J］. Antimicrob Agents Chemother, 2005,49(9):3755 - 3761.

［8］Sun A, Prussia A, Zhan W, et al. Nonpeptide inhibitors of measles virus entry ［J］. J Med Chem, 2006,49(17):5080 - 5092.

［9］Modis Y, Ogata S, Clements D, et al. Structure of the dengue virus envelope protein after membrane fusion ［J］. Nature,2004,427(6972): 313 - 319.

［10］Vogt VM. Proteolytic processing and particle maturation ［J］. Curr Top Microbiol Immunol, 1996,214:95 - 131.

［11］Rima BK, Duprex WP. Molecular mechanisms of measles virus persistence ［J］. Virus Research, 2005,111(2):132 - 147.

［12］Selinka HC, Zibert A, Wimmer E. Poliovirus can enter and infect mammalian cells by way of an intercellular adhesion molecule 1 pathway ［J］. Proc Natl Acad Sci U S A, 1991,88(9):3598 - 3602.

[13] Diamond MS，Shrestha B，Marri A，et al. B cells and antibody play critical roles in the immediate defense of disseminated infection by west nile encephalitis virus [J]. J Virol，2003，77(4):2578 - 2586.

[14] Rodriguez-Madoz，Juan R，Bernal-Rubio，et al. Dengue virus inhibits the production of type I interferon in primary human dendritic cells [J]. J Virol，2010，84(9):4845 - 4850.

[15] 谢天恩，胡志红. 普通病毒学[M]. 北京:科学出版社，2002.

[16] Deem SL，Spelman LH，Yates RA，et al. Canine distemper in terrestrial carnivores:a review [J]. J Zoo Wildl Med，2000，31(4):441 - 451.

[17] Lackner T，Müller A，König M，et al. Persistence of bovine viral diarrhea virus is determined by a cellular cofactor of a viral autoprotease [J]. J Virol，2005，79(15):9746 - 9755.

[18] McFadden G. Poxvirus tropism [J]. Nat Rev Microbiol，2005，3(3): 201 - 213.

[19] von Messling V，Milosevic D，Cattaneo R. Tropism illuminated: lymphocyte-based pathways blazed by lethal morbillivirus through the host immune system [J]. Proc Natl Acad Sci U S A，2004，101(39): 14216 - 14221.

[20] Vandevelde M，Zurbriggen A. Demyelination in canine distemper virus infection:a review [J]. Acta Neuropathologica，2005，109(1):56 - 68.

[21] Kwiatek O，Ali YH，Saeed IK，et al. Asian lineage of peste des petits ruminants virus，Africa [J]. Emerging Infectious Diseases，2011，17 (7):1223 - 1231.

[22] Manuse MJ，Parks GD. Role for the paramyxovirus genomic promoter in limiting host cell antiviral responses and cell killing [J]. J Virol，2009，83(18):9057 - 9067.

[23] Meyer KF，Haring CM，Howitt B. The etiology of epizootic encephalomyelitis of horses in the San Joaquin Valley [J]. Science，1931，74(1913):227 - 228.

[24] Barrett T. Morbillivirus infections，with special emphasis on morbilliviruses of carnivores [J]. Vet Microbiol，1999，69(1 - 2):3 - 13.

[25] 许文波. 麻疹病毒的分子流行病学[J]. 中国疫苗和免疫，2001，7(1): 54 - 59.

[26] Shi J，Zheng J，Huang H，et al. Measles incidence rate and a phylogenetic study of contemporary genotype H1 measles strains in

China: is an improved measles vaccine needed? [J] Virus Genes, 2011, 43(3):319 - 326.

[27] Xu S, Zhang Y, Zhu Z, et al. Genetic characterization of the hemagglutinin genes of wild-type measles virus circulating in China, 1993 - 2009 [J]. PLos One, 2013,8(9):e73374.

[28] Miyoshi M, Komagome R, Yamaguchi H, et al. Genetic characterization of hemagglutinin protein of measles viruses in Hokkaido district, Japan, 2006 - 2015 [J]. Microbiol Immunol, 2018,62(6):411 - 417.

[29] Bianchi S, Canuti M, Ciceri G, et al. Molecular Epidemiology of B3 and D8 Measles Viruses through Hemagglutinin Phylogenetic History [J]. Int J Mol Sci, 2020,21(12):4435.

[30] 严有望,李少安. 麻疹野病毒新基因型和参考株命名的最新进展[J]. 国外医学:流行病学. 传染病学分册,2003,30(5):309 - 311.

[31] World Health Organization. Expanded Programme on Immunization (EPI). Standardization of the nomenclature for describing the genetic characteristics of wild-type measles viruses [J]. Wkly Rep, 1998,73 (35):265 - 269.

[32] World Health Organization. Nomenclature for describing the genetic characteristics of wild-type measles viruses(update). Part I [J]. Wkly Rep, 2001,76(32):242 - 247.

[33] World Health Organization. Update of the nomenclature for describing the genetic characteristics of wild-type measles viruses: new genotypes and reference strains [J]. Wkly Rep, 2003,78(27):229 - 232.

[34] World Health Organization. Standardization of the nomenclature for genetic characteristics of wild-type rubella viruses [J]. Wkly Rep, 2005, 80(14):126 - 132.

[35] World Health Organization. Global measles and rubella laboratory network — update [J]. Wkly Rep, 2005,80(44):384 - 388.

[36] World Health Organization. New genotype of measles virus and update on global distribution of measles genotypes [J]. Wkly Rep, 2005,80 (40):347 - 351.

[37] World Health Organization. Global distribution of measles and rubella genotypes — update [J]. Wkly Rep, 2006,81(51/52):474 - 479.

[38] Rota P, Featherstone D, Bellini W. Molecular epidemiology of measles virus [J]. Curr Top Microbiol Immunol, 2009,330(6):129 - 150.

[39] Rima BK，Mcferran NV. Dinucleotide and stop codon frequencies in single-stranded RNA viruses [J]. J Gen Virol，1997,78(11):2859 - 2870.

[40] Jenkins GM，Rambaut A，Pybus OG，et al. Rates of molecular evolution in RNA viruses: a quantitative phylogenetic analysis [J]. J Mol Evol，2002,54(2):156 - 165.

[41] Gojobori T，Moriyama EN，Kimura M. Molecular clock of viral evolution，and the neutral theory [J]. Proc Nat Acad Sci USA，1990,87 (24):10015 - 10018.

[42] World Health Organization. Manual of the laboratory diagnosis of measles and rubella virus infection [M]. 2nd ed. Geneva: WHO，2007.

第二章
流 行 病 学

　　麻疹是传染性较强的急性病毒性传染病之一。在 1963 年全球麻疹疫苗广泛接种前,每 2～3 年发生一次流行,全球每年约 260 万人因麻疹死亡。在过去的 150 年中,麻疹造成的死亡人数在 2 亿左右,在所有疫苗可预防疾病中,其死亡率位居前列。自 20 世纪 70 年代以来,全球开始实施扩大免疫规划(Expanded Program of Immunization, EPI),麻疹疫苗接种率逐年提高,麻疹发病率、死亡率大幅度下降。尽管接种疫苗已大大减少了全球麻疹死亡人数,2000—2019 年全球麻疹死亡人数减少了 63%,但麻疹在许多发展中国家仍然很普遍,尤其是非洲和亚洲部分地区。世界卫生组织和美国疾病预防控制中心指出,2019 年全世界麻疹病例是 1996 年以来报告的最高值,且在 WHO 所有区域都有增加。自 2016 年以来,全球麻疹死亡人数增加了近 50%,绝大多数(超过 95%)的麻疹死亡发生在人均收入低且医疗基础设施薄弱的国家。

　　麻疹疫苗应用以前,中国麻疹呈自然流行状态,发病高峰周期性出现,1959 年报告发病率达 1432.4/10 万人年。1965 年后开始使用麻疹疫苗,1978 年实施儿童计划免疫,并制定了全国统一的免疫程序。随着疫苗质量和接种率的逐步提高,麻疹发病率一直呈下降趋势。1998 年中国提出加速控制麻疹规划,2006 年开始实施消除麻疹行动计划。2006 年有 4 个省、2007 年有 2 个省、2008

年有 6 个省开展初始补充免疫活动。2010 年全国开展麻疹疫苗补充免疫活动,此后报告发病率持续、大幅下降。2012 年,全国报告麻疹 6 183 例,报告发病率为 0.46/10 万,死亡 8 人。2013—2015 年略有回升,但基本保持在 5/10 万人年以下。2019 年全国报告麻疹 2 974 例,报告发病率为 0.21/10 万人年,无死亡病例报告,报告发病率连续 5 年下降,为历史新低。

我国的免疫规划工作进展不平衡,麻疹的流行病学特点也不尽一致。因此,需要了解麻疹的流行病学特点及其影响因素,制定分阶段防控措施,以达到在全国范围内最终消除(灭)麻疹的目的。

第一节 传染源、传播途径和人群易感性

早在公元 10 世纪,波斯医生 Rhazes 即认识到麻疹流行的季节性,认为麻疹发病的季节性是流行发展的必然部分,但当时尚未认识到麻疹的传染性。直到 18 世纪中期,苏格兰医生 Francis Home 才真正认识到该病的传染性。1846 年,丹麦的医生 Peter Panum 对法罗群岛的一起麻疹流行进行了一次经典的调查,不仅证实了麻疹是一种传染病,还确定了从暴露至出疹有 14 d 的间隔期,并且发现在老年人和儿童中麻疹的病死率较高,病后可获得终身免疫。

一、传染源

麻疹致病原为麻疹病毒。人对麻疹病毒十分易感,且初次感染很少有隐性感染发生,病后可获得持久的免疫力。因此,麻疹病人是本病的主要传染源。病人在感染早期,首先出现鼻咽部呼吸道上皮细胞感染,随后散布到局部淋巴组织,发生原发性病毒血症,继之引起继发性病毒血症,麻疹病毒可在皮肤、结膜、呼吸道和其他器官进一步复制。由于麻疹病毒的增殖,可引起各器官淋巴

结如扁桃腺、集合淋巴结、阑尾、脾和胸腺等普遍增生和肿大,其分泌物包括含有感染病毒的脱落细胞,借助于病人呼吸、咳嗽和喷嚏的方式排出体外,悬浮于空气中,形成麻疹病毒气溶胶,这是麻疹病毒的主要传播媒介。

除人之外,猴对麻疹病毒最为易感。由于人工诱导变异,已经产生小鼠、地鼠和雪貂等动物易感的不同性状的麻疹病毒变异株。实验室研究中,已经应用组织培养细胞培养出许多细胞适应株、减毒株,以及疫苗株。此外,与麻疹病毒有近缘关系的病毒还有犬瘟病毒和牛瘟病毒,这两种病毒与麻疹病毒均属于副黏病毒,在形态学上与麻疹病毒很类似,大小相近,病毒直径为 $120 \sim 300$ nm,血清学上也相似。但麻疹、犬瘟与牛瘟病毒的主要区别在于它们的自然宿主不同。麻疹感染人和猴,犬瘟病毒感染狗和狼等,牛瘟病毒感染偶蹄类动物。从进化论观点来看,麻疹病毒比犬瘟病毒更高级。猴和其他动物以及麻疹病毒变异株、近缘株作为人间麻疹的传染源无实质性的意义。麻疹从暴露到出现临床症状约间隔 10 d($7 \sim 21$ d)。麻疹病人在潜伏期末至出疹后 4 d 期间有传染性(免疫缺陷病人或有并发症者传染期会延长),在此期间可从病人眼结膜、鼻、咽、气管分泌物,尿及血液中(特别是白细胞内)分离到病毒。

目前已证实,麻疹病毒无其他动物储存宿主。尽管某些动物可以自然感染或实验感染麻疹病毒,但并不能维持麻疹病毒的传播。研究还表明,疫苗时代麻疹隐性感染者作为传染源在麻疹传播中的作用依然有限。

二、传播途径

呼吸道是麻疹的主要传播途径,呼吸道黏膜细胞是病毒传播的主要来源。受感染的细胞并不会很快死亡,可继续释放病毒若干天。相邻细胞常融合成融合细胞,并可以脱落。但不论在脱落细胞内,还是在游离细胞内,麻疹病毒都是以一种容易变成气溶胶的形式直接由呼吸道或泌尿道排出。

咳嗽、喷嚏是产生麻疹病毒气溶胶的良好动力。一般说来,咳嗽,尤其是喷嚏排出的气溶胶其射程可至 2 m 以上,形成一种呈喇叭筒状气溶胶柱,柱中段的直径为 50～80 cm。每个喷嚏产生的气溶胶有 5 亿～10 亿粒子,70％～80％的粒子直径在 5 μm 以下。但气溶胶粒子的病毒含量多少,取决于呼吸道分泌物中的病毒含量。这样有规律地产生的病毒气溶胶,使易感者引起感染。但是,易感者必须有足够的时间暴露于含一定浓度的麻疹病毒气溶胶的空间内,才能发生感染。感染一旦发生,麻疹病毒便开始新的循环。

外环境的相对湿度对麻疹病毒的传播有重要影响。Dejong 和 Winkler 发现,麻疹病毒在相对湿度 40％～80％时比较稳定;在室温 20～21 ℃、相对湿度 12％～15％条件下,麻疹病毒能够维持 2 h 不灭活。气溶胶粒子沉降速度和传播范围与空间通风程度有直接关系,干燥环境中可增强病毒的传播。一般在室内的情况下,5 μm 直径的粒子每秒沉降约 0.2 mm。随着门窗的开启通风,气溶胶病毒粒子浓度迅速被稀释,气溶胶播散范围虽随之扩大,但浓度迅速下降,传染能力越来越低。

病人周围被病毒气溶胶粒子污染的衣物,作为机械携带工具,在短时间、短距离内可能起到传播作用。已经证明麻疹病人在出疹后几天有经尿传染的可能性,但是尿是传染源的频度有多大尚不清楚。现有资料证实,尿只有在出疹后数天内才有传染的可能性。

易感者暴露在麻疹病毒气溶胶飘浮的空间,经呼吸道而感染,也可伴随眼结膜感染。Papp 曾证明结膜也是麻疹病毒的侵入门户。她发现将麻疹病人的分泌物滴入易感儿童的眼睛时,受试者被感染的比例增高。当把易感儿童同急性患病儿童放在同一房间内,如果用护目镜保护易感受试者,可降低感染儿童的比例。

病人曾经较长时间逗留而又已经离去的地方,如果通风不良,麻疹病毒气溶胶可以存留一定时间,易感者进入后可被感染。传染源、寒冷干燥的空气条件等均有利于麻疹病毒气溶胶持续存在,当节假日或人群临时集中,易造成感染,发病人数随之增加。对麻疹病人隔离治疗,可大大地减少传播机会。

三、人群易感性

人类对麻疹普遍易感。麻疹减毒活疫苗推广接种之前,几乎所有的人在一生中都患过麻疹。美国早期的血清学研究证实,截止至 18 岁,至少有 98% 的人已感染过麻疹病毒。丹麦 Peter Panum 在法罗群岛(Faros Islands)调查,该岛从 1781 年以来已 65 年未发生过麻疹。1846 年麻疹病毒从欧洲大陆传入该岛引起流行。全岛 8 000 居民中,有 6 000 人感染发病,连许多老年人也难以幸免。1950 年从未发生过麻疹的丹麦格陵兰岛麻疹大流行,岛上 4 300 名居民中,除 5 人外全部患病。Nicole 指出,7 岁以下儿童麻疹易感率达到 40% 时,麻疹就可能流行。

麻疹减毒活疫苗被广泛使用后,使易感者发生一次与自然麻疹相似的感染过程而获得免疫。但无免疫史者对麻疹病毒仍然普遍易感。

2000—2005 年北京市大兴区报告的 6 起麻疹暴发疫情,发病 31 例,其中,全程接种麻疹疫苗者为零,未全程接种 4 例(12.90%),未接种 13 例(41.94%),免疫史不详 14 例(45.16%)。2017 年浙江平湖 D8 基因型麻疹暴发疫情中,5 月龄婴儿发病 2 d 后,其 20 岁的生母随后发病,均无免疫史。陈君等报道了 1996 年 3～4 月份在内蒙古乌海市乌达区发生的 1 起累及 3 个家庭的麻疹暴发。3 个家庭分住在 3 条街上。第 1 个家庭 25 岁的母亲发病 15 d 后 7 月龄的女婴发病,女婴因合并肺炎、心力衰竭死亡;第 2 个家庭 23 岁的母亲和 9 月龄女婴同时发病;第 3 个家庭 27 岁的长兄发病 10 d 后其弟(19 岁)发病,又过 29 d 后其母亲(58 岁)发病。通过个案调查显示,上述 7 例病人均有典型的麻疹临床经过,症状轻重不一。采集住院期间的病人血清 4 份,IgM 抗体均为阳性。7 例病人中 2 例女婴未接种过麻疹疫苗,其余不详(估计未接种)。因此,这种罕见发生在同一家庭且先后出现 2 代和 3 代病例的现象,提示我们应在疫苗时代注意未到免疫起始月龄婴儿和成人的发病问题。

此外,由于麻疹疫苗接种为人工免疫,其免疫力不如自然麻疹病后获得的免疫力持久,容易下降,甚至消失。但一旦再感染野病毒株,不论什么类型的感染,免疫力又可恢复而持久,从而再次提高人群免疫力。

通过对不同时代麻疹易感者进行分析证实(表 2-1-1),疫苗前时代,由于经常有麻疹暴发和流行,经过反复多次的隐性感染,使麻疹病人病后始终维持较高的免疫水平,因而很少有人第 2 次患麻疹,给人以终身免疫的印象。进入疫苗时代,这种情况有所改变,特别是由于原发性免疫失败,如由于疫苗免疫原性的原因,其免疫成功率达不到 100%;或由于冷链条件差,疫苗使用前已失效;或因接种技术不规范,导致无效接种;或因母传抗体或其他病毒感染的干扰而导致免疫失败,使已接种者仍然是易感者。但诸如此类的情况和其他问题,在区别是否为易感者时很难判断,常需要借助血清学检测才能做出正确判断。

表 2-1-1　不同时代麻疹易感者的判断

时代	非易感者	易感者
疫苗前时代	(1) 8 月龄以下婴儿 (2) 8 月龄以上已患麻疹者※	8 月龄以上未患麻疹者
疫苗时代	(1) 8 月龄以下婴儿 (2) 8 月龄以上免疫成功者*	(1) 8 月龄以上未患麻疹,又未接种麻疹疫苗者 (2) 8 月龄以上已接种疫苗,但免疫未成功(原发性免疫失败)*,主要原因有:

时代	非易感者	易感者
	（3）8月龄以上已患麻疹者	1) 疫苗免疫原性的原因（达不到100％免疫成功） 2) 冷链条件差,导致疫苗在使用时已失效 3) 接种技术不规范,导致无效接种 4) 母传抗体干扰,导致免疫失败 5) 其他病毒干扰,导致免疫失败 （3）由于母亲未患麻疹,8月龄以下婴幼儿母传抗体提前消失* （4）由于缺乏隐性感染机会,接种疫苗免疫成功者达不到终身免疫（继发性免疫失败）* （5）由于缺乏隐性感染机会,病后免疫不能维持终身*

注:※疫苗前时代,由于经常有麻疹暴发或流行,反复多次的隐性感染,使病人病后始终维持着较高免疫水平,因此,很少有人患第二次麻疹,给人以终身免疫的印象。＊需经血清学检测才能做出判断。

麻疹病毒在自然界的存在依赖于传染源和易感者,以及二者的密切接触作为基本条件。麻疹病毒在自然界生存下去的机制如图2-1-1。

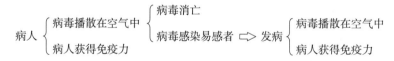

图2-1-1 麻疹病毒生存机制示意图

麻疹病毒传染给易感者亦要有一定的条件。病人前驱期和发热期通过咳嗽、喷嚏排出大量病毒,短时间内病毒接触到易感者造成感染。感染的结局可能是病人产生了免疫力恢复健康,也可能发病或死亡。此时一部分病毒随之消亡,另一部分则传染给另一易感者。在有足够数量人口的地区,因传染源进入,经过一次流行,提高了人群免疫力,降低了人群易感性,流行逐渐停止。以后伴随着易感人群的积累,又为下一次流行准备了条件。就这样周而复始地使麻疹病毒得以在自然界生存下去。

第二节　流行病学特征

一、疫苗使用前的主要流行病学特征

(一) 发病强度大

疫苗使用前,由于缺乏有效的预防措施,麻疹自然流行非常严重。流行年发病率可高达 5 000/10 万人年以上,非流行年150/10 万人年左右,流行年与非流行年的发病率差异悬殊。美国在疫苗前时代每年大约报告 50 万例麻疹病例,但实际上,每年 400 万人群的出生队列均会被感染。这些病例中预计有 500例死亡,15 万例发生呼吸系统并发症,10 万例发生中耳炎,4.8万例住院,7 000 例突然发病,4 000 例发生脑炎(1/4 病人会出现永久性脑损伤或耳聋)。我国在麻疹自然感染阶段,1950—1965年平均年发病率为 590.6/10 万人年,其中 1959 年发生全国范围内的麻疹大流行,发病率高达 1 432.4/10 万人年,病例数占当年全国报告传染病总数的 47.96%;因患麻疹而死亡的人数占全国报告传染病死亡总数的 71.07%,每 100 例麻疹病人中就有 3人死亡。

(二) 流行类型

在自然感染阶段,麻疹的暴发和流行主要取决于易感儿童的积累和适宜的传播机会。麻疹一年四季都有发生,其流行特征在不同的地区、人群中呈现不同的表现类型。

大城市由于人口密度大,人际交往频繁,生产和社会呈密集型,每隔 1～2 年周期性地出现大范围的冬春季流行,每次流行持续 3～4 个月,经过一次流行约有 50% 的易感人群发病,麻疹

发病率远远高于其他地区。如上海、北京、天津市 1950—1965 年的年平均发病率分别为 1 786.07/10 万人年、1 517.36/10 万人年和 1 326.41/10 万人年，位居全国各地区年平均发病率的前3 位。

农村地区麻疹流行周期不明显，可以几年不发生 1 例，一旦易感率为 60%～80%时，即可造成流行。一个自然村或行政村的易感儿可能全部患病，发病年龄集中于 3 岁以上儿童，流行季节通常为春季。在偏僻的乡村，流行的间隔比较长，短则几年或十几年，长者可达几十年都不发生麻疹。但一旦有传染源传入，麻疹流行就比较严重，不但小年龄组发病，没有得过麻疹的任何年龄的人往往都不能幸免，病死率比较高。

二、疫苗时代的流行病学特征

(一) 发病率和死亡率大幅度下降之后又全面回升

随着疫苗的广泛使用，麻疹发病得到有效控制并呈持续下降趋势，WHO 因而提出了消除麻疹的目标，并认为通过努力可以实现该目标。麻疹报告病例数从 2000 年的 853 479 例下降到 2016 年的 132 490 例，下降了 84%。麻疹发病率从 2000 年的 145/100 万人年降至 2016 年的 18/100 万人年，下降了 88%，是近 20 来麻疹发病的最低值。

然而 2019 年全球麻疹疫情全面复苏，麻疹发病 869 770 例，发病率 46/100 万人年，报告病例数超过 2000 年发病人数。2016—2019 年麻疹死亡人数飙升了近 50%，2019 年每天有近 570 人死于麻疹，其中大多数是儿童。每年麻疹发病率低于 5/100 万人年的报告国的比例从 2000 年的 38%(64/169)增加到 2016 年的70%(125/179)，但 2019 年降至 46%(85/184)。

2016—2019 年，非洲地区麻疹病例增加了 1 606%，美洲地区增加了 19 739%，东地中海地区增加了 194%，欧洲地区增加了2 282%，东南亚地区增加了 6%和西太平洋地区增加了 36%。2019

年在全球 184 个报告国家中,中非共和国、刚果民主共和国、格鲁吉亚、哈萨克斯坦、马达加斯加、北马其顿、萨摩亚、汤加和乌克兰的麻疹报告发病率超过 500/100 万人年,报告发病数占全球总病例数的 73%(631 847 例)。

尽管 2000—2016 年全球麻疹发病率和与麻疹相关的死亡率大幅度下降,但 2017—2018 年开始的全球麻疹回潮,在 2019 年全面复苏,WHO 所有区域的报告病例数和发病率均有所增加。麻疹复苏的根本原因是近年来疫苗接种率下降和疫苗犹豫导致的接种延迟,从而儿童和某些大年龄组人群的免疫屏障缺失。美国 CDC 鼓励麻疹疫情复苏的地区向中国、哥伦比亚和印度等在消除麻疹工作取得显著成功的国家汲取经验。

我国于 1965 年开始广泛使用麻疹减毒活疫苗,1966—1977 年的疫苗推广使用阶段,全国平均年发病率为 403.9/10 万人年,比 1950—1965 年的自然感染阶段下降了 31.6%,尤其大城市因为经济、文化、卫生条件较好,推广使用疫苗进度快,发病率下降更为明显。麻疹疫苗使用后,流行强度大为减弱,发病率和死亡率均大幅度下降。20 世纪 60~90 年代我国报告麻疹平均发病率分别为 572.0/10 万人年、355.3/10 万人年、52.9/10 万人年、7.6/10 万人年。1998—2004 年,全国麻疹发病率在 5/10 万人年左右波动,较使用麻疹疫苗前降幅超过 99.5%。2010 年之后报告发病率持续大幅下降,2012 年全国报告麻疹 6 183 例,报告发病率为 0.46/10 万人年,死亡 8 人。2013—2015 年略有回升,但基本保持在 5/10 万人年以下,2019 年全国报告麻疹 2 974 例,报告发病率 0.21/10 万人年,无死亡病例报告,自 2014 年以来,中国麻疹发病率连续 5 年下降。

发病率下降的同时,麻疹引起的并发症及死亡人数也明显下降。在使用麻疹疫苗前,中国的麻疹死亡率平均约在 10/10 万人年,其中 1959 年大流行中麻疹死亡率达 39.7/10 万人年。近年来,因麻疹死亡的病例鲜见报告,一些省份已多年没有麻疹死亡病例报告。2017 年中国报告麻疹死亡病例 5 例,死亡率仅为 0.002/10 万人年;2018 年报告死亡病例 1 例,2019 年 0 例,麻疹死亡率的明显下降与发病人数降低和医疗水平提高密切相关。

(二)流行周期和流行季节

麻疹疫苗使用前,麻疹呈典型的周期性流行,国内外均无例外。广泛使用麻疹疫苗后,流行周期已不如以往明显。有些地区虽然还能观察到流行的周期性,但已不再和使用疫苗前城市每隔 1~2 年、农村每隔 1 至数年流行 1 次那样规律、典型、明显。美国也已不再呈单年低、双年高的模式。我国自 1977 年以来麻疹发病一直呈递减趋势,但在局部地区仍存在典型的流行周期。麻疹流行的前提仍然是易感人群的积累和传播途径的实现。

麻疹流行季节一般以 10 月至次年的 9 月作为一个麻疹流行年度,随着近几年麻疹发病数的下降,季节性流行高峰不再明显。使用疫苗前,多于 12 月份发病人数开始上升,2~3 月份达高峰,4 月份开始下降。流行年发病率、死亡率的上升和下降均明显且迅速。使用疫苗后,麻疹的流行高峰期有所推迟,季节高峰更趋规律,流行时间有所缩短。张荣珍等统计分析,在自然感染阶段,我国麻疹发病高峰期(月病例构成≥10%)的时间范围从 11 月份至次年的 6 月份;而计划免疫阶段则为 1~5 月。高峰期推迟了 2 个月,整个高峰期的时间则缩短了 3 个月,季节性高峰更趋规律。在自然感染阶段,月病例构成≥20% 的有 9 个月,占 1950—1965 年间总计 192 个月的 4.69%,最高月病例构成为 40.9%;月病例构成≤1% 的有 4 个月,占总月数的 2.08%,最低月病例构成为 0.58%。计划免疫阶段总计的 120 个月中,月病例构成≥20% 的只有 1 个月,占总月数的 0.83%,最高月病例构成为 20.24%,最低月病例构成为 1.29%。结果显示实施计划免疫后,发病高峰普遍下降,病例的时间分布差异有所缩小。但由于受暴发疫情的影响,发病高峰可发生在任何月份。一些地区季节高峰推迟的原因,可能是广大人群接种麻疹疫苗后形成牢固的免疫屏障,使麻疹病毒的传播受到限制。现代中等城市条件下,当麻疹传入后,一般要待到第 6、7 代才形成高峰。这要比以往至第 3、4 代即形成高峰约迟 1 个月。由于高峰时间推迟,气候转暖,对护理病人、减少合并症,以及降低病死率有一定意义。

(三) 发病年龄构成变化

麻疹病毒对人有高度侵袭力,人对麻疹有高度易感性,疫苗前时代大多数人在幼儿时期已患麻疹。由于麻疹疫苗的广泛应用,麻疹的发病年龄也有很大变化。美国麻疹病人在 1960—1969 年间以 0～9 岁组病例最多,占 90%;1989 年其占比下降至 46.3%,≥10 岁者从 10% 上升至 53.6%。在浙江诸暨麻疹联防区的研究中发现,1954—1967 年麻疹疫苗使用前,麻疹病例以学龄前儿童为主,<7 岁者占 82.67%,而≥15 岁者仅占 0.66%。1973—1981年计划免疫时期,发病年龄显著向大年龄组推移,<7 岁组占51.19%,≥15 岁组已上升至 4.84%。推广使用疫苗后,麻疹病人年龄构成后移是一个普遍现象,这是值得注意的流行病学特征。麻疹发病年龄后移的原因,一是由于流行强度明显减弱,少数易感者接触麻疹病毒的机会大为减少;另一个原因是经疫苗免疫成功若干年后,机体免疫力下降,偶然感染后而发病。

我国 1993—1995 年麻疹病例主要集中在学龄前儿童和中小学生。不同省份间麻疹发病年龄构成不同:①大年龄组模式表现为 80% 左右病例年龄≥15 岁,尤其在免疫规划工作开展较好的地区,如北京、上海等这种情况更为明显;②小年龄组模式表现为 80% 病例的年龄<15 岁,其中 50% 以上<7 岁,我国大部分地区属这种模式;③混合模式:<6 岁、7～14 岁和≥15 岁的病例均占有一定的比例,其中≥15 岁者占 20%～30%,如江苏、山东等省。2000 年之前,2～14 岁病例占全国麻疹病例的 70%以上,2013 年降为 13.7%;≤1 岁组从 12.3% 上升至 59.4%,≥15 岁组从 16.5% 上升至 26.9%。2013 年全国大多数地区麻

疹发病以≤1岁儿童和≥20岁成人发病为主。我国2017—2018年麻疹病例中，<8月龄、8月龄～4岁、5～14岁、15～24岁、≥25岁分别占15.10%、40.44%、11.73%、5.65%、27.08%；广西、内蒙古、重庆等省份以<5岁儿童病例为多，占比>90%，上海、浙江、北京、天津、江苏等地则以≥25岁成人病例为主，占比>60%。

（四）流行类型对流行面貌的影响

1. 散发与暴发共存，局部暴发或流行往往影响整个地区的麻疹发病水平

随着麻疹疫苗的推广使用，我国无麻疹病例报告的地区逐步扩大，流行范围不断缩小，零病例报告的县由1993年的585个（20%）增加到1995年的846个（30%），但局部仍有暴发或流行，即使在发病水平较低的1995年，大于100例病例的县仍有136个，占全国总县数的5%，发病数占全国病例数的50%。2017年全国零病例报告的县所占比例为57.62%，2018年为60.26%，其中病例数>100例的县仅有2017年的西藏自治区拉孜县和四川省红原县。在一些发病出现回升的省份，病例也集中在少数有暴发的县。

散发是目前我国城乡比较多见的麻疹流行类型。常表现为发病少而零星分散，终年不断，无明显高峰，亦可间断出现少数病例。其原因如果单从易感率高低来判断似有一定的片面性，应从几个方面进行综合分析。如易感者与传染源的接触频率和密切程度、易感率的高低、易感人群的居住情况、地理条件等，均可使病例零星散在发生。

麻疹也可能在某些地区出现暴发。暴发常发生在大城市内的局部地区，如托幼机构、学校或易感者集中的人群。暴发有以下几个特点：①与前次流行间隔时间已很长，由于一些儿童未接受免疫、或免疫未成功，未患过麻疹又未接受免疫（或免疫失败）的人逐渐积累，高度集中，人群易感性很高；②传染源从外地侵入；③一旦

发生 2 代病例,传染源迅速扩散,流行高峰突出;④高峰后发病骤降,易感人群急剧减少;⑤发病年龄几乎集中在与 2 次流行间隔相当的年龄组;⑥暴发持续时间短,麻疹病毒从该人群中消失;⑦这些地区常是交通不便的山区或乡村;⑧由于接种率或接种质量不高,人群易感性普遍增高;⑨流行范围局限。目前发生麻疹暴发的往往是一些免疫规划工作薄弱,存在免疫空白的地区。免疫空白可以是 1 个村、1 个乡或更大范围。

2. 暴发点疫情对流行面貌的影响

麻疹疫苗广泛应用后,麻疹发病率普遍大幅度下降,少数暴发点(村或乡或县)的疫情往往左右着整个地区(县或市或省)麻疹的流行面貌。

(1) 1 个村或 1 个乡的疫情对全县的影响:1987 年浙江省永康县发生麻疹共 32 例,其中芝英镇暴发点 25 例,占全县的 78.13%。同年义乌市发生麻疹共 32 例,其中甘纤乡 24 例,占全市的 66.67%;该乡冷湾村仅 21 户 85 人,4 月发生麻疹流行,1/5 以上的人口(19 例)罹患,占全乡病例数的 79.17%,占全市的 52.78%。

(2) 1 个县的疫情对全市(地区)的影响:按 1987 年浙江省 11 个市(地)的统计,各市范围内发病最多的 1 个县病例数占所在市病例总数的 48.56%,最高的竟达 75.12%。

(3) 少数县(市、地区)的疫情对全省的影响:浙江省 60 年代麻疹发病率在 1 200/10 万人年左右。每年不少县有较大流行,但发病最多的 3 个县合计也仅占 15%左右。到 80 年代,发病率降至 40/10 万人年左右时,发病最多 1 个县的病例占全省总病例数的比例明显上升,平均达 22.62%,个别年份达 30%以上;发病最多的 3 个县合计所占比例在 40%以上,个别年份竟达 50%以上(下页表 2-2-1)。1987 年浙江省有 6 个县发病率超过 100/10 万人年,病例占全省的 57.47%,而其人口仅占全省的 5%。

表 2-2-1　浙江省不同时期麻疹多发县病例占全省总病例数的比例

疫苗使用前（年份）	发病率（/10 万人年）	占全省总数百分比（%）		疫苗使用后（年份）	发病率（/10 万人年）	占全省总数百分比（%）	
		最多1 个县	最多3 个县			最多1 个县	最多3 个县
1962	1 618.92	6.07	14.64	1982	76.08	30.18	54.30
1963	1 320.16	4.35	12.71	1983	44.78	24.71	40.72
1964	917.13	4.70	13.60	1984	42.27	12.77	32.08
1965	2 000.01	4.14	11.26	1985	28.27	26.57	36.64
1966	1 211.28	6.11	15.35	1986	20.22	20.22	38.93
1967	378.91	7.34	20.81	1987	23.04	21.28	48.23
平均	1 241.07	5.45	14.73	平均	39.11	22.62	41.82

注：浙江省自 1966 年开始使用麻疹疫苗。

　　进入 20 世纪 90 年代，山东省麻疹发病一直处于较低的水平，年发病率波动在 1/10 万人年左右，多数地区已基本控制了麻疹的暴发和大范围的流行，但个别免疫规划工作基础较薄弱的地区仍存在麻疹暴发，其发病例数左右了全省整个发病水平。如在 1999 年山东省 17 个市的 105 个县（占 75.54%）有麻疹疑似病例报告，主要集中在鲁南和鲁西地区，报告最多的为临沂市，其次为枣庄、菏泽、济宁、泰安，上述 5 个市共报告 1 324 例，占报告总数（1 776 例）的 74.55%。发病在 100 例以上的县（市区）有枣庄市的市中区，临沂市的兰山区、郯城县和苍山县（现为兰陵县），占报告总数的 27.24%。全省共有不同程度麻疹疑似病例暴发点 42 个，暴发病例占总病例的 75.28%。

　　不同年份麻疹暴发疫情的定义随着麻疹监测方案的修订有所不同。1998 年及以前，麻疹暴发疫情是指一定地区一定人群中，短时间内（一般指麻疹的最长潜伏期）突然出现较多的麻疹病例，其强度超过一般流行年的平均发病水平。《2006—2012 年全国麻疹行动计划》中细化了麻疹暴发疫情的定义,以村、居委会、学校或其他集体机构为单位,在 10 d 内发生 2 例及以上麻疹病例;或以乡、镇、社区、街道为单位 10 d 内发生 5 例及以上麻疹病例。随着麻疹暴发疫情定义的细化,监测敏感性提高,在麻疹疫情早期及时开展防控措施,及时有效遏制疫情扩散,麻疹暴发疫情的规模变小,2013—2014 年浙江省报告的麻疹暴发疫情 37 起,平均每起发病 3～4 人。

（五）局部地区无麻疹病例系一种不稳定状态

当前国内大多数地区人群的麻疹免疫水平较高,许多地区多年来一直无麻疹病例报告。但是无麻疹发生的年数越多,发生麻疹暴发流行的风险也在增大。由于毗邻地区仍有自然麻疹,带入麻疹的危险性依然存在。目前,短期内在局部地区可以消灭麻疹,但从流行病学角度来看,局部地区无麻疹病例系一种不稳定状态。

第三节　血清流行病学

借血清学技术测定血清抗体水平来研究麻疹的流行病学,既可追溯过去的麻疹流行动态和特点,也可以观察当前人群对麻疹的免疫力,并可预测该人群的麻疹流行趋势。

一、不同年龄、不同地区人群免疫状况

（一）婴幼儿的麻疹非易感率

从来无麻疹流行的隔离地区,麻疹抗体几乎不能在当地人群中检测到。曾经流行过麻疹,相隔很久未再发生流行的地区,人群麻疹抗体水平的特点是最后 1 次麻疹流行年以前出生的感染过麻疹的人群几乎都有抗体,但水平已经较低;在最后 1 次麻疹流行年以后出生的人群,几乎都测不到抗体。

农村是另一种情况。1973 年春天,浙江省诸暨县从 1 790 名

8～27 个月的初免儿童中发现有非易感者 191 名,占 10.7%;按其不同月龄的非易感率分析,8～10 月龄儿童的非易感率逐渐下降,至 10 月龄时则下降至零;到 11～22 月龄时又有所上升,基本平稳在 5% 左右。非易感率的下降表明从母体获得的被动抗体随着年龄的增长而消退;11～22 月龄又有所上升,可能主要是因显性感染而获得的自动免疫,同时也表明其中还有一部分人来自隐性感染。

(二) 人群麻疹免疫水平调查

河北省于 1969 年开始对 1、5 和 9 岁儿童实行麻疹减毒活疫苗免疫接种。1979 年 4 月,选择麻疹发病率 10/10 万人年以下的城市和农村,并检测年龄相当的人群的 HI 抗体水平,结果如表 2-3-1。14 岁以下为计划免疫人群,阳性率为 85.6%;15 岁以上自然感染人群,阳性率为 92.5%,二者的差异具有显著性意义($t=3.84$,$P<0.01$)。14 岁以下和 15 岁以上抗体 GMT 分别为 1:7 和 1:10,二者也有非常显著差异($t=5.02$,$P<0.01$)。14 岁以下和 15 岁以上 1:2～1:8 水平者各占 57.4% 和 51.2%,二者差异显著($t=1.97$,$P<0.05$)。可见在计划免疫人群和自然麻疹感染人群的麻疹免疫水平有显著性差异。前者低于后者,这是当前人群中麻疹血清流行病学的特点之一。

表 2-3-1 河北省城乡不同年龄组人群麻疹抗体监测

年龄组	监测人数	阳性人数	阳性率(%)	GMT
0～	78	61	78	5
5～	207	180	87	7
10～	365	315	86	7
15～	192	176	92	10
20～	246	225	92	9
40～	79	77	98	12
合计	1167	1034	89	8

在 15 年无麻疹的山村,检测患麻疹后 20 年以上的 55 例成人的 HI 抗体,结果如表 2-3-2。病后 20 年和 30 年的 GMT 分别为 1：19 和 1：11；30 年和 40 年的 GMT 分别为 1：11 和 1：8,均无显著差异($P>0.05$)。但 20 年和 40 年、50 年之间(1：19 和 1：8,1：8)却有显著性差异($t=2.07$,$P<0.05$；$t=2.40$,$P<0.05$),说明患麻疹后 40 年以及以上者麻疹 HI 抗体已明显下降。

表 2-3-2　山东省泰安地区 20 年前患过麻疹成人的血清抗体

有麻疹史的年龄组	检测人数	HI 抗体滴度百分比			GMT
		<2	2~8	>16	
20	22	0	22.7	77.3	19
30	12	0	50.0	50.0	11
40	11	18.2	36.4	45.4	8
50	10	0	60.0	40.0	8
合计	55	3.6	38.2	58.2	11

1998—1999 年华东地区山东、上海、江苏、安徽、浙江、江西、福建 7 个省、市联合开展了人群麻疹免疫状况调查,结果人群麻疹 HI 抗体总阳性率为 92.1%,GMT 为 1：12.24。不同省、市人群麻疹 HI 抗体总阳性率为 87.95%～98.92%,GMT 为 1：7.67～1：28.05。城市、农村各年龄组人群麻疹抗体阳性率均在 90%以上,但各省之间存在较大差异。调查结果认为华东地区麻疹免疫预防工作较为扎实,7 个省市城乡均较平衡,近年不可能出现较大的流行,但存在局部暴发隐患。不同地区、不同年龄组人群麻疹 HI 抗体阳性率及 GMT 见下页表 2-3-3。

2009 年北京市对 15～60 岁在本地居住 6 个月及以上的常住人群进行麻疹抗体监测,选用方法和判定标准同浙江省金华市。结果见下页表 2-3-4。北京市≥15 岁常住人口麻疹 IgG 水平较高,各年龄组抗体阳性率均保持在 90%以上,GMC 在 1 300 mU/ml

表 2-3-3　华东地区 7 个省、市人群麻疹免疫状况

省、市	检测人数	抗体阳性		阳性抗体 GMT(1:)
		人数	阳性率（及 95% 可信区间，%）	
A	711	652	91.70(90.71③～94.49④)	8.85(8.05④～11.71①)
B	449	412	91.76(85.86②～96.59④)	9.69(7.73④～11.50⑤)
C	332	292	87.95(74.51③～93.55⑤)	7.67(6.00②～8.83④)
D	512	455	88.87(79.72①～93.57④)	9.99(8.40①～12.02②)
E	483	444	91.93(83.50⑤～96.51③)	8.97(6.23③～12.92①)
F	624	585	93.75(84.03③～98.26⑤)	23.59(15.63③～28.95①)
G	372	368	98.92(97.54③～100.00①③④)	28.05(19.12⑤～43.71①)
合计	3 483	3 280	92.10(89.11①～94.90④)	12.24(10.78③～14.31①)

注：1. 括弧内为不同年龄组最低和最高阳性率或 GMT。2. ○内出现该阳性率或 GMT 所在的年龄组：①2～4 岁；②5～8 岁；③9～12 岁；④13～18 岁；⑤19～29 岁。

表 2-3-4　北京市≥15 岁常住人口麻疹 IgG 水平

年龄组	检测人群	阳性人数	阳性率(%)	GMC(mIU/ml)
15～	481	446	92.72	1 460.49
20～	490	453	92.45	1 369.54
25～	482	448	92.95	1 615.25
30～	479	436	91.02	1 705.35
35～60	579	548	94.65	1 639.98
合计	2 551	2 331	92.83	1 560.64

以上,提示成人对麻疹病毒感染具有较好的群体免疫力。同时相关分析显示,年龄越大者抗体水平越高,可能与暴露于野病毒的机会较多有关,符合麻疹高发地区特征。

表 2-3-5 中,2017 年云南省健康人群麻疹抗体检测结果显示,采用酶联免疫吸附试验(enzyme-linked immunosorbent assay, ELISA)检测麻疹 IgG 抗体,不同年龄组阳性率从高到低分别为:39 岁及以上、18 月龄~6 岁、7~14 岁、15~22 岁、8~17 月龄、31~38 岁、23~30 岁,不同年龄组几何平均浓度从高到低分别为:18 月龄~6 岁、≥39 岁、8~17 月龄、7~14 岁、31~38 岁、15~22 岁、23~30 岁。人群总体抗体阳性率超过 90%,但仍有部分年龄组存在易受麻疹病毒感染的高危人群。通过人群免疫水平监测,可以发现麻疹防控的薄弱环节,开展相应的补充免疫措施。

表 2-3-5　2017 年云南省健康人群麻疹抗体检测结果

年龄组	检测人群	阳性人数	阳性率 (及 95%可信区间,%)	GMC (mIU/ml)
8~17 月龄	756	673	89.02(86.79~91.25)	1 017.53
18 月龄~6 岁	756	707	93.52(91.77~95.27)	1 185.80
7~14 岁	756	703	92.99(91.77~94.84)	931.10
15~22 岁	756	695	91.93(89.99~93.87)	854.67
23~30 岁	756	654	86.51(84.07~88.95)	794.35
31~38 岁	756	667	88.23(85.93~90.53)	897.16
39 岁及以上	756	712	94.18(92.51~95.85)	1 159.63
合计	5 292	4 811	90.91(90.14~91.68)	967.28

二、人群免疫状况与感染类型

经过 20 多年来临床、流行病学和实验室的研究,根据机体免疫力逐渐消退的不同程度,人们首次感染麻疹病毒或接种麻疹疫苗后，随着时间的推移，免疫力下降，再遇麻疹病毒侵犯时，则有可能表现为典型麻疹感染、轻型麻疹感染或隐性麻疹感染等三种类型。显性麻疹多系首次感染，症状典型，血清学呈原发性免疫反应。若接种疫苗后的原发性免疫失败，遇麻疹野病毒后也会产生典型的临床症状和原发性免疫反应。有些人由于原发性免疫已消失，遇到野病毒亦能产生典型的临床症状，但其免疫学反应可以证明为原发性免疫力降低后获得的再感染。

以前，轻型麻疹少见，只有在潜伏期注射了丙种球蛋白的人中见到。当前轻型麻疹常见于麻疹疫苗接种后免疫力不完全消失而再遇野病毒感染时。隐性感染完全依据实验室诊断，而无任何可识别的临床症状。在当今麻疹疫苗普种但麻疹尚未根除的情况下，存在着不同形式的感染。

(一) 麻疹显性和隐性感染的抗体临界水平

自 1972 年徐特璋等报告了辽宁省长海县 F 岛发生麻疹暴发获得麻疹显性和隐性感染的抗体临界水平以来，经多年观察研究，特别是经过 1985 年春，诸暨县麻疹疫苗免疫持久性研究基地麻疹流行的观察，进一步证明麻疹显性感染的 HI 抗体临界水平，不论其免疫史如何，或免疫是否成功，均为<1∶2。而隐性感染抗体水平为 1∶2～1∶16，尤以 1∶2～1∶4 隐性感染率最高。

(二) 人群免疫状况与感染类型的关系

自 1964 年发现麻疹存在隐性感染以来，对麻疹的感染类型已有较多研究，一般认为 1 名显性感染者可伴随 2 名轻型麻疹和 3 名隐性感染者，即显性感染、轻型和隐性感染之比为 1∶2∶3。进一步的研究表明，这种比例取决于暴露人群的免疫状况。诸暨市方口村幼儿园，抗体<1∶2 者占 47.06%，而抗体 1∶2～1∶4 者仅占 11.76%，暴露于自然麻疹后，其显性感染和隐性感染之比为 4∶1；而琅山村幼儿园，抗体<1∶2 者仅占 3.85%，抗体 1∶2～1∶4 者占 53.85%，暴露于自然麻疹后，其显性感染与隐性感染之比为 1∶6。当暴露人群麻疹 HI 抗体均在 1∶2～1∶4 时，几乎都

表现为隐性感染,如果暴露人群抗体均≥1∶32,虽密切接触仍大多表现为不感染,既无隐性感染,更无显性感染;但暴露人群抗体为<1∶2时,则可因其造成抗体<1∶2的原因不同而有所区别。

(三)麻疹 HI 抗体<1∶2 者感染麻疹情况

人们出现麻疹抗体水平较低的原因各不相同,接触麻疹病毒后的结局也有所不同。继发性免疫失败所致抗体<1∶2 者,暴露后可出现显性感染(包括轻型病人)、隐性感染和不感染 3 种结果。而原发性免疫失败所致者,多数表现为显性感染。方捍华等曾对麻疹 HI 抗体<1∶2 的 55 人作 Nt 抗体测定,结果发现 HI 抗体阴转 1~5 年的 33 人中有 27 人(82%)Nt 抗体仍阳性;阴转 6~10 年的 12 人中有 5 人(42%)Nt 抗体阳性;而阴转 11 年的 10 人中,无 1 例 Nt 抗体阳性。因此可以认为,HI 抗体转阴(<1∶2)不一定都是易感者。

(四)不同免疫(感染)类型的个体免疫(感染)后抗体比较

分别统计 3 年的 HI 抗体消长情况(表 2-3-6)可见,以野病毒感染(包括显性感染和病后再隐性感染)抗体水平最高,人工免

表 2-3-6　不同免疫(感染)类型个体免疫(感染)后抗体水平比较

免疫(感染)类型	观察人数	GMT 阴转百分比				
		S_1	S_2	1 年后	2 年后	3 年后
自然感染						
麻疹病人	27	—	—	53.5	37.3	31.6
隐性感染①	1	4	—	32	32	32
人工感染						
显性感染②	4	<2	128.0	38.1	26.9	22.6
隐性感染②	49	2.7(24.5)	51.0	25.5	18.4	16.2
人工免疫③	109	<2	139.8	38.0	16.1(0.9)	12.2(1.8)
再人工免疫④	608	5.7(0.82)	20.7	7.7(0.16)	7.6(1.2)	7.7(1.2)

注:①发病 12 年以后;②初免 11 年以后;③初免成功后;④初免成功 10~11 年后。

疫后再显性感染或隐性感染居其次,这些均未见 3 年抗体有阴转者。而以人工免疫(初免或再免)后抗体水平最低,且在 1 年或 2 年后就出现抗体转阴。

当前麻疹的隐性感染普遍存在。前述辽宁省长海县 F 岛、诸暨和广西的资料都阐述了显性和隐性感染对维持人群麻疹免疫力的重要性。总之,在当前若没有野病毒的(再)感染(显性或隐性),欲以疫苗接种来产生持久而巩固的免疫力,是十分困难甚至不可能的,除非有相当于野病毒感染作用的免疫制品接种或反复进行疫苗的强化免疫。

三、麻疹血清流行病学研究的意义

对麻疹流行病学的研究仅仅局限在发病率、周期性和季节性还远远不够。通过麻疹血清流行病学研究,能比从发病率角度去研究麻疹流行病学变化,具有较大的优越性和精确性。一方面可以回顾人群在麻疹流行前后的血清抗体动态;另一方面可以根据人群抗体动态来预测麻疹是否能流行和麻疹流行病学规律;当然还可以利用血清学手段来研究麻疹的感染与免疫的机制等。

第四节　麻疹病毒隐性感染

1964 年,徐特璋等提出并证明了麻疹病毒隐性感染,接着于 1971 年发现了自然麻疹病毒感染、再感染与麻疹减毒活疫苗免疫、再免疫的机制不完全相同。经过几十年的研究,建立了麻疹感染与免疫的新理论。反复感染特别是隐性感染是获得终身免疫的重要条件,亦即欲获得足够而持久的免疫力,野病毒的再感染不可或缺,或者采用有相当于野病毒感染作用的疫苗接种。

一、隐性感染的存在

早年认为麻疹病人均有发热、卡他、科氏斑和皮疹等典型的临床表现,不存在隐性感染。所谓隐性感染是指自然麻疹感染不表现临床症状,而实验室证明已经感染。

在广泛使用疫苗的时代,儿童机体内残存的母体抗体或通过疫苗接种获得的抗体降至一定程度,如再遇麻疹野病毒,即能使部分儿童获得隐性感染。有人观察单纯麻疹患儿在发疹前后,取其鼻咽分泌物经处理后滴入 3 月龄内婴儿的鼻腔,可使 78% 的儿童发生隐性感染。

麻疹活疫苗广泛接种后,在自然界仍有麻疹传播的情况下,给隐性感染研究提供了良好机会。在 1 个麻疹年发病率低于 100/10 万人年的地区,一组免疫儿童反复接触麻疹,另一组免疫儿童不接触麻疹感染,这两组儿童均观察 14 年,结果是前者抗体水平历年处于平稳状态,后者逐步下降。说明反复感染对麻疹抗体维持在一个稳定的水平起到重要作用。感染前抗体水平<1:2 者的显性感染率占 66.7%,随着抗体水平的增高,显性感染率急剧降低,呈指数曲线关系,$Lg(Y-2.5)=1.902-0.094X$(Y 为纵坐标数值,表示感染率;X 为横坐标数值,表示机体抗体水平)。

隐性感染的比例取决于暴露人群的免疫状况。当暴露人群麻疹 HI 抗体在 1:2~1:4 范围时,几乎都表现为隐性感染;暴露人群麻疹 HI 抗体≥1:32 时,即使与麻疹病人密切接触也表现为不感染。一般情况下,麻疹隐性感染率高峰是抗体滴度 1:2~1:8 的人群。

二、隐性感染时抗体变化

麻疹野病毒再感染和疫苗再接种后抗体动态有很大的区别。

重要问题是野病毒再感染和疫苗再接种所获得的免疫力升高是否有什么值得注意的区别点。从辽宁省长海县 F 岛免疫后野病毒再感染的结果看,再感染 1 年前抗体 GMT 为 1∶1.8 者表现为显性感染;感染后抗体 GMT 为 1∶200,再感染 1 年前抗体 GMT 为 1∶8,表现为隐性感染,感染后抗体 GMT 为 1∶180。同样是接种疫苗的人群,再感染前抗体水平的起点虽然不同,但再感染后无论是显性还是隐性,到达最高点几乎一样。再感染后数年抗体动态变化亦几乎一致地维持在 1∶6~1∶32,这些资料又一次证明自然麻疹的感染,不论是显性感染,还是隐性感染,维持麻疹免疫持久性方面具有同等重要的意义。

章以浩提供资料表明,两组均有疫苗接种史的人群,感染或免疫前抗体水平不同,其中一组经野病毒再感染,另一组给予疫苗再接种。两者 1 个月后抗体水平都有 4 倍以上的增长,但最终滴度差别很大,以后的动态变化也相距甚远,两者总趋势呈一致地下降,但经疫苗再免疫后数年抗体水平远远低于野病毒再感染的水平。

上述资料清楚地表明,野病毒再感染和疫苗再接种在抗体的消长动态上有很大的区别。从两者起因分析,一个是麻疹野病毒感染,一个是疫苗接种。它们各自对淋巴细胞系统的作用有数量和质量上的差别。这就解释了为什么麻疹病后免疫力持久,高度减毒活疫苗接种后免疫力就不如前者。要想获得足够持久的免疫力,野病毒的感染是不可缺少的,不管作用在第 1 次感染或作用在第 2 次感染。目前,还没有具有野病毒免疫性状的减毒活疫苗。

三、隐性流行概念的提出

这里所提的隐性流行指的是高度免疫人群里的免疫水平低的人群中,存在的麻疹病毒传播和流行。许多年来,一直在讨论免疫水平低的人群中的麻疹流行问题。

辽宁省长海县 F 岛的麻疹暴发距 1965 年建立免疫持久性研究基地有 6 年时间,该小岛面积为 1 km^2 左右,系露出海面的一个小山头,居民大体住在 1 个村庄,100 户人家共约 600 人口。当时人群的免疫水平 GMT 为 1∶8.5,滴度<1∶8 者占 55.4%,其中 1∶2 者占 18.5%,免疫力偏低。因为一直没有再免疫,也没有麻疹传播,易感人群逐年增高。传染源进入后麻疹顿时暴发,从中找出显性感染∶隐性感染=1∶3 的关系,以及隐性感染在流行病学中的主要意义和预测麻疹流行的可能因素等。

1985 年诸暨城南的部分研究对象广泛接触了自然麻疹,显性感染者全发生在抗体<1∶2 的人群里,而 HI 抗体>1∶2 者暴露后并不都发生显性感染。Krugman 报告疫苗接种后 12 年,观察到低滴度的儿童中亚临床再感染很多。麻疹疫苗接种后,因继发性免疫失败而患临床麻疹者颇多。美国疾病预防控制中心报告 90%以上免疫人群的学校仍然有麻疹流行。我国亦有类似报告。

在不同抗体水平的人群中发生自然麻疹后,相继发生后续病例,传播麻疹病毒的人是存在的。或许在这种曾经高度免疫而后免疫力降低、或接近丧失的人群里发生麻疹流行。这种麻疹流行环境为研究隐性流行提供了良好机会。

隐性流行的形成,首先要有隐性传染源,即临床上不易鉴别的轻型麻疹,因为他们有发热,可能表明有轻度的病毒血症,或者至少麻疹病毒在上呼吸道存在低程度增殖。Enders 在早期研究麻疹病毒减毒过程中发现疫苗免疫的易感猴,再用强毒株攻击时,能从其上呼吸道分离到病毒,这就是排毒的证明。在免疫接种儿童中,能从其鼻咽腔里用荧光法找到麻疹抗原,无疑也是病毒能在呼吸道增殖的另一证据。分离不到病毒,不能证明没有增殖能力。

麻疹能在低水平免疫人群中间传播,但传播是有限的。实际上,麻疹可以在低水平免疫人群中间进行潜在隐性流行。一个麻疹发病率为 100/10 万人年的地区,从隐性流行角度推算感染者可达 600/10 万人年。隐性流行的研究刚开始,新问题还会不断出现。

第五节　分子流行病学

一、分子流行病学的概述

　　流行病学在本质上来说是一种方法学，它由描述流行病学和分析流行病学构成，并进一步发展产生了实验流行病学和理论流行病学。现代流行病学在向宏观发展的同时，随着分析化学、生物化学和生物物理学技术的发展，特别是分子生物学技术的建立，使人们对疾病过程有了更加深入的认识。人们通过这些技术了解到，疾病过程是由一系列分子和分子之间、分子结构与分子结构之间相互作用的过程形成的。一种复杂的生物或非生物的致病因子，在导致疾病的能力上并不是等效的，它们可以分解成一系列的致病决定因子。某一种致病决定因子的丧失，可以使其失去致病能力，也存在着各式各样的疾病决定因子，它们决定了机体是否易于对致病决定因子产生反应或产生何种反应，并以这种方式决定了疾病是否将会产生。这些分子或分子结构可以被称为"疾病相关分子"。因而，研究疾病相关分子的分布和变迁，可以在疾病尚未发生时就确定疾病将要发生的可能性和频度。至此，流行病学进入到它的分子时代。

（一）分子流行病学的定义和特征

　　从当前的发展趋势来看，分子流行病学可以有广义和狭义的两种定义。其广义的定义是分子流行病学研究疾病相关分子的分布和变迁与疾病现象的发生与发展趋势之间的关系。也就是说，它从分子水平或亚分子水平上研究病因以及环境和宿主诸因素在疾病发生、发展、减少和预防控制过程中的规律。它的研究对象包括传染病和非传染病，实际上包括所有疾病。而分子流行病学狭义的定义是分子流行病学研究疾病相关基因的分布和变迁与疾病现象的发生和发展趋势之间的关系。在这个定义之下,分子流行病学只研究疾病现象的生物学方面,而且只是研究作为生物体的稳定的遗传特征的方面。在这个狭义定义下的研究,才最集中地体现了分子流行病学有别于过去时代的流行病学的基本特征。

分子流行病学具有以下几个显著的特征:①所谓的分子流行病学就是流行病学本身。它继承了流行病学的一切传统,接受了流行病学发展的全部成果,使用流行病学的所有研究方法。只是由于它由其他学科引入了新的观察方法,才使它的面貌和内容全面改观;②分子流行病学使流行病学对疾病现象的认识在微观方面进入了一个更加深入的层次。它通过分子结构,以及分子结构间的相互作用,来阐明疾病过程中的流行病学问题;③分子流行病学是流行病学发展的一个必然阶段。这当然并非说今天的流行病学研究必须进入分子水平,但当人们对疾病现象的认识已经达到一定水平之后,对于阐明尚未明了的问题,不可避免地会采用分子生物学方法;④分子流行病学工作的重点,是在疾病现象尚未发生的时候,探讨疾病现象产生的可能性和频度。

(二)分子流行病学广泛应用的分子生物学方法

1. 生物高分子类型分析

在环境和生物细胞中检出某种无机化合物或比较简单的小分子有机物质,并确定它们与疾病现象之间的联系,这相对容易一些,而对生物的高分子有机化合物,如糖、类脂、蛋白质以及核酸检测并进行流行病学分析,则是近些年随着分子生物学技术的发展而建立的方法。目前,最常用的电泳分析的介质有两种,即聚丙烯胺凝胶和琼脂糖凝胶。前者较为致密,适用于分子量较小的蛋白质和 RNA 以及小的 DNA 片段的电泳分析,而分子量较大的DNA 则使用后者。各种酶化学的或免疫学的方法,如多位点酶电泳(MEE)技术、免疫印迹试验(Western Blotting),可以和电泳分析结合起来,以获取更为丰富的信息。

2. 核酸酶切图谱分析

上述的电泳分析对于分子量较小的蛋白质、RNA 或细菌质粒是有效的,但对于染色体 DNA,由于其分子量过于庞大,只有将其切割成许多片段之后,才有可能加以分析。Ⅱ型限制性核内切酶的发现,使这种分析成为可能。

3. 核酸同源性分析

仅利用电泳分析的方法,可以确定两个核酸片段是否具有同等的分子量,却不能判断它们是否为同样的核酸片段。这个目标可以通过同源性分析来达到,以反映生物的种之间或基因型之间的亲缘程度。

4. 核酸探针技术

在同一个生物种内,核酸同源性总是很高的,但个别基因之间的差异,就可能导致疾病现象的根本不同。如果我们能够掌握代表某一个基因的 DNA 片段,并使它带上标记,就可以通过分子杂交的方法来了解某一种生物的 DNA 或 RNA 中是否带有这一基因。这种带有标记的已知核酸片段叫探针。而用探针来检出其同源序列的技术目前通常称为探针技术。

5. 核酸序列分析

前面提到的分析方法,最多只能提供某一基因是否存在,分布在什么地方,有多少拷贝,以及两段核酸序列是否相似等信息,只有通过核酸的序列分析,彻底地了解了基因结构,才能最终回答这些基因究竟是怎样组成的,又是怎样变化的,以及它们与疾病现象究竟是什么关系。

6. 聚合酶链式反应(PCR)技术

为满足流行病学以及其他各种学科研究的要求,常常需要检出极微量的核酸,然后对其进行分析。PCR 技术实际上依据 DNA 多聚酶催化 DNA 合成的原理,利用一对人工合成的引物,并以待检材料中的微量 DNA 模板,使夹在这一对引物之间的 DNA 片段大量合成,从而获得可供进行分析的材料。

（三）分子流行病学的主要工作方向

分子生物学技术使一些过去不可能达到的流行病学目标成为现实，从而赋予流行病学全新的内容。目前，分子生物学的重点工作方向包括以下几个方面：疾病流行趋势的分析；疾病相关基因的确定；疾病相关基因来源的分析；疾病相关基因的演变；疾病起源的研究。

二、麻疹的分子流行病学

（一）麻疹病毒的基因分型

长期以来，麻疹病毒被认为是遗传稳定，血清型单一的病毒。但近年来，国内外研究证实，自然界存在多个基因型的麻疹病毒流行。麻疹病毒流行株的基因多样性分析，对病毒的溯源、传播途径的追踪，以及掌握流行株的变异趋势，开展麻疹的病原学与分子流行病学研究都具有重要的意义。

WHO 于 1998 年首次提出了麻疹病毒基因型的划分方法，即通过对 N 基因羧基末端 450 个核苷酸序列测定或 H 基因全序列测定，构建系统进化树来确定麻疹病毒的亲缘关系与基因型别。

疫苗前时代分离到的麻疹毒株均为 A 基因型，20 世纪 90 年代在中国、美国、英国、俄罗斯及非洲都曾分离到该型病毒。随着麻疹疫苗的使用，监测到的 A 基因型流行株逐渐减少。B 基因组包括 B1～B3 三个基因型，主要流行于非洲地区。近年来，B3 基因型在基本达到本土麻疹消除的国家中较为常见，是目前国际范围内流行和传播较为活跃的基因型。C 基因组包括 C1 和 C2 两个基因型，主要在日本、欧洲和美洲地区流行。D 基因组包括 11 个基因型。E 和 F 基因型都曾在亚急性硬化性全脑炎病例中发现。G 基因组包括 G1～G3 三个基因型。G1 早期曾在美国流行，1983 年以后就没有再监测到。G2 和 G3 基因型都是马来西亚和印尼的本土基因型。H 基因组包括 H1 和 H2 两个基因型，主要流行于亚洲和东南亚地区。

2009 年全球麻疹网络实验室监测到 7 个基因型麻疹病毒。非洲地区流行的主要基因型为 B3;西欧地区监测到主要基因型为 D4,其次为 B3、D9、D5、H1 和 D8。而 2014 年,全球共监测到 8 个基因型的麻疹病毒,包括 B3、D3、D4、D6、D8、D9、G3 和 H1 基因型,B3 和 D8 基因型广泛流行,其他基因型仅在少数地区监测到。

2005—2019 年,通过免疫接种,全球公认的 24 种麻疹基因型中的 20 种未再监测到。检测到的基因型数量从 2005—2008 年的 11 种减少到 2009—2014 年的 8 种,2016 年的 6 种,2017 年的 5 种以及 2018—2019 年的 4 种。2019 年,在报告的 8 728 个序列中,有 1 920 个(22%)是基因型 B3;D4 为 6(0.1%);6 774(78%)是 D8;H1 为 28(0.3%)。

2009 年以来中国大陆监测到 B3、D4、D8、D9、D11、G3、H2 型等多个基因型的麻疹毒株,然而至 2018 年 H1a 基因型还是我国大陆地区主要流行基因型。2019 年中国消除麻疹取得实质性进展,报告麻疹发病水平保持了 2014 年以来的持续下降趋势,达到历史最低水平。在监测到的麻疹病毒基因型中,境外输入的 D8、B3 基因型占比高达 91%,明显超过中国本土 H1a 基因型。

(二) N 蛋白

N 蛋白全长为 1 689nt(nt56~nt1 744),其中编码区由 1 578nt(nt108~nt1 685)组成,编码 525 个氨基酸,其编码的 N 蛋白分子量为 60 kD。N 蛋白是麻疹病毒的主要蛋白,它与病毒的基因组 RNA 结合,以磷酸化形式存在。麻疹病毒 N 基因 3' 端包含了 56 bp 的前导序列,是 N 蛋白的结合部位,在该序列中有约 14 bp 长的序列可与宿主细胞质中的蛋白因子特异结合,形成抗 RNase 的复合物。N 蛋白是麻疹病毒在复制过程中第一个得到表达,且含量最丰富的蛋白质。该蛋白与病毒基因组 RNA3' 端起始序列结合,形成核蛋白多聚体,L 蛋白和 P 蛋白特定区域结合,并在基因组 3' 端起始序列形成以 P 蛋白为中介的 N－P－L 结构,起始复制和转录。N 蛋白 C 末端 450 个核苷酸是麻疹病毒基因变异最大的区域,在不同的麻疹野病毒之间变异程度可达 12%,而且这一段序列在体外培养中相对比较稳定,在不同猴细胞系(vero 或 B95a)或人类细胞系(BJAB)上适应生长未发生改变。因此,N 基因是国际上公认的麻疹病毒基因型鉴定的重要指标。

目前很多研究表明 N 蛋白的细胞表位上存在氨基酸突变,但变异对麻疹病毒抗原性的影响如何,尚需进一步研究。由于在疾病的急性期,N 蛋白为免疫系统提供非常有力的刺激,上述氨基酸突变可能反映了免疫压力。随着病毒氨基酸变化的逐步积累,野病毒株发生基因漂移时也伴随着抗原性的变化,但当前的一些研究提示,疫苗株和野病毒株部分基因上的差别并不完全决定所诱发的抗体的差异。

(三) H 蛋白

H 蛋白全长为 1 958nt(nt7 251~nt9 208),其中编码区由 1 854nt(nt7 271~nt9 124)组成,其编码产物 H 蛋白由 617 个氨基酸组成,分子量为 78 kD。H 蛋白常以二硫键构成同源二聚体,在细胞膜上以四聚体的形式存在。H 蛋白是一种糖基化蛋白,位于麻疹病毒囊膜表面,能够使猴红细胞发生凝集反应。H 蛋白可诱导机体产生中和抗体,在抗麻疹病毒感染中起着非常重要的作用。H 蛋白的主要功能为:①构成病毒粒子表面的纤突,具有神经氨酸酶和血凝素功能;②介导病毒颗粒吸附于靶细胞表面受体,从而启动感染过程;③促进 F 蛋白的细胞融合;④刺激机体产生中和抗体,参与体液保护性免疫。H 蛋白的 C 端头部负责受体识别活性,膜穿入部分和躯干的大部分特异地促进细胞融合作用。目前,麻疹病毒的主要受体有膜辅蛋白 CD46、信号转导淋巴细胞激活因子(signaling lymphocyte activation molecule,SLAM)和黏附分子 Nectin-4。H 蛋白与受体结合后会诱导疏水表面附近的氨基酸发生构象改变,进而 F 和 H 蛋白的富含 Cys 区域相结合,导致相连的 F 蛋白发生构象改变,促使螺旋束结构的形成,释放疏水性融合肽,启动融合过程。

H 蛋白与 N 蛋白是麻疹病毒结构中变异最大的,含有多达 7％的核苷酸变异。H 基因的变异主要影响有 3 个方面:某些抗原表位的改变会影响中和效价;引起糖基化位点改变;导致 H 蛋白分子量的改变。近年来大量研究表明,H 蛋白的变异率大,且变异的位点多为糖基化位点,呈现突变速率加快的态势。

H 蛋白有 4～6 个潜在的 N-糖苷键连接的糖基化位点(aa 168～170、aa 187～189、aa 200～202、aa 215～217、aa 238～240、aa 416～419),均分布在胞外区,部分被糖基化酶所利用,糖基化位点是麻疹病毒 H 蛋白的抗原性和折叠所必需。H 蛋白有 13 个高度保守的半胱氨酸(Cys)区,大部分形成分子内二硫键,靠近穿膜区的半胱氨酸可形成分子间二硫键。H 蛋白是Ⅱ型跨膜糖蛋白,增加一个糖基化位点可能使蛋白稳定性增高而活性降低。H 蛋白的第 253～256 位氨基酸(RVFE)是保守的序列,起维持三级结构作用。目前已经证实,H 蛋白的第 35～58 位氨基酸为跨膜区,用单抗鉴别出两个顺序性 B 细胞表位 BCE(第 236～256 位氨基酸为中和性表位;第 386～400 位氨基酸为血凝素样表位)。在对初步减毒的 Edmonston B 株的研究中发现,H 蛋白的第 368—396 位氨基酸是麻疹病毒的神经毒力功能区。近年研究又发现,H 蛋白的第 195、200 位氨基酸也是神经毒力功能区,H 蛋白神经毒力区域变异和抗体逃逸二者在位点上似乎不存在相关性。近几年膜表面糖蛋白的深入研究对阐明病毒蛋白的结构与功能、病毒与细胞的相互作用、感染的发生机制,以及对新型疫苗的研制具有重要意义。

(四)我国麻疹分子流行病学研究

我国从 1993 年开始,对本土分离的麻疹病毒流行株进行分子流行病学研究。许文波等报道了有关中国麻疹病毒野病毒株的分子流行病学研究结果,通过对 H、N 蛋白的分析,证实在 1993 年和 1994 年从中国 4 省(市)分离的 14 株麻疹病毒野病毒株,12 株为 H1 基因型,1 株为 H2 基因型,1 株为 A 基因型。1995—2000 年分离麻疹毒株 54 株,2 株为疫苗相似 A 基因型(Vaccine Like A Genotype,A - VL),52 株为 H1 基因型。H1 基因型流行株中,12 株被鉴定为 H1b 亚型,40 株为 H1a 亚型。2001—2005 年监测到麻疹病毒 488 株,除 1 株为 A - VL 外,其余 487 株均为 H1 基因型,其中 44 株为 H1b 亚型,443 株为 H1a 亚型,两个亚型无明显的地理分布界限。2006—2015 年,以 H1a 亚型为主,未再监测到 H1b 亚型的流行,随着麻疹病原学监测加强,2009 年以来中国大陆监测到多个输入型的麻疹病例。2009 年四川省监测到由泰国输入的 D9 基因型麻疹病例;同年山西省监测到由法国输入的 D4 基因型麻疹病例;云南省监测到由缅甸输入 D11 基因型的麻疹病例;上海市 2012 和 2013 年分别监测到 D8 和 B3 基因型的麻疹病例,2013 年以后贵州省、广东省、浙江省宁波市均监测到 B3 基因型的麻疹病例,但由于缺乏明确的流行病学依据,尚不能确定监测到的输入型 D8 和 B3 麻疹病例的来源。2009—2018 年,D9、D4、D11、D8 和 B3 型作为输入型麻疹毒株在中国部分地区引起了有限的传播,中国大陆麻疹的流行与暴发主要由本土 H1a 基因亚型的麻疹病毒引起。但是 2019 年之后,随着麻疹疫情下降,D8 基因型麻疹毒株逐渐成为我国主要流行基因型,H1a 基因型引起的麻疹传播和扩散逐渐减少。因此,只有在全国范围内开展广泛和持续的病毒学监测,才能发现麻疹基因型的变迁,敏感、及时地监测并鉴定麻疹病例,分析不同基因型与暴发流行规模之间的关联,提出针对性的防控措施,从而达到及时阻断麻疹在中国传播的目的。

三、麻疹病毒分子流行病学研究的意义和今后方向

在麻疹病毒的蛋白质组中,H 蛋白和 N 蛋白是麻疹变异最大的,H 蛋白或 N 蛋白序列分析结果已广泛用于描述麻疹病毒野病毒株的基因型别。因此,麻疹病毒分子特征的分析对麻疹流行病学已经做出了很大的贡献,其主要意义在于:①通过分子特征分

析,证实流行病学所分析的传播链,或证实流行病学未发现的传播链,以鉴定病毒来源,追踪传播路线;②确定各暴发点间是否有联系。现有的研究资料显示,同一暴发点麻疹病毒的基因型基本相同,但同一地区同一时间不同暴发点的麻疹病毒流行株,其核苷酸序列有时也可能有所不同;③评价疫苗效力。通过对麻疹病毒疫苗株基因序列的分析,可以研究麻疹减毒活疫苗具有免疫效力的基因片段,并对其变异情况进行分析,以评价疫苗对人体免疫的结果,提高和改进疫苗效力;④有助于分析一些不寻常的或严重的麻疹病例(如亚急性硬化性全脑炎、麻疹包涵体脑炎或疫苗相关病例)。

麻疹病毒分子流行病学研究能够帮助确认麻疹病毒的来源和传播途径。对麻疹病毒基因型的变化进行长时期动态监测,是评价控制和消除麻疹效果的有效工具。从分子水平反映某一区域野病毒的基因特点并推测病毒来源,并可鉴别野病毒株或疫苗株。

麻疹病毒抗原的不断变异引发了一系列研究热点。监测麻疹野病毒株核苷酸序列、抗原位点的变异特点,对现有麻疹减毒活疫苗基因稳定性分析和野病毒株的流行趋势进行预测,有助于制定科学的免疫策略,从而提高疫苗保护年限,科学地预测现有麻疹疫苗的未来应用前景,利用噬菌体展示文库、固相肽文库寻找其保守的保护性表位,设计合理的肽序列,开展高效广谱疫苗研制。对麻疹病毒减毒机制研究一直是一个难点,病毒减毒与其基因变异密切相关,从分子病毒学上深入研究这种变化,从而确定疫苗减毒株的分子病毒学特征。虽然序列分析并不总能确定麻疹毒株的地理起源,但可以确认不同流行期、不同地域的麻疹毒株的关系及鉴别优势的(predominant)、本土的(indigenous)毒株。在今后全球消灭麻疹的活动中,分子流行病学将会及时准确地反映出各国的实际状况,有助于制定最佳的免疫策略,最终实现消除麻疹的目标。

(严 睿)

◆ 参考文献 ◆

［1］WHO. Measles，Key facts［EB/OL］.（2019－12－05）［2023－02－24］. https：//www. who. int/news-room/fact-sheets/detail/measles.

［2］Patel MK, Goodson JL, Alexander JP, et al. Progress Toward Regional Measles Elimination — Worldwide，2000－2019［J］. MMWR Morb Mortal Wkly Rep, 2020,69(45):1700－1705.

［3］WHO. Worldwide measles deaths climb 50％ from 2016 to 2019 claiming over 207 500 lives in 2019［EB/OL］.（2020－11－12）［2023－02－24］. https：//www. who. int/news/item/12-11-2020-worldwide-measles-deaths-climb-50-from-2016-to-2019-claiming-over-207-500-lives-in-2019.

［4］Lixia W，Guang Z，Lee LA，et al. Progress in Accelerated Measles Control in the People's Republic of China，1991－2000［J］. J Infect Dis, 2003,187(s1):S252－S257.

［5］MA C，AN Z，HAO L，et al. Progress toward measles elimination in the People's Republic of China，2000－2009［J］. J Infect Dis, 2011,1 (Supplement 1):447－454.

［6］马超,郝利新,苏琪茹,等. 中国 2011 年麻疹流行病学特征与消除麻疹进展[J]. 中国疫苗和免疫,2012,18(3):193－199.

［7］马超,苏琪茹,郝利新,等. 中国 2012—2013 年麻疹流行病学特征与消除麻疹进展[J]. 中国疫苗和免疫,2014,20(3):193－199＋209.

［8］MA C，Hao L，Zhang Y，et al. Monitoring progress towards the elimination of measles in China：an analysis of measles surveillance data ［J］. Bull World Health Organ, 2014,92(5):340－347.

［9］马超,郝利新,温宁,等. 中国 2019 年麻疹流行病学特征[J]. 中国疫苗和免疫,2020,26(5):493－497.

［10］de Jong JG, Winkler KC. Survival of Measles Virus in Air［J］. Nature, 1964,201(4923):1054－1055.

［11］PAPP K. Expériences prouvant que la voie d'infection de la rougeole est la contamination de la muqueuse conjonctivale［Experiments proving that the route of infection in measles is the contamination of the conjunctival mucosa］. Rev Immunol Ther Antimicrob, 1956,20(1－2):27－36.

［12］侯文俊,李冬梅,高洁,等. 北京市大兴区六起麻疹暴发疫情的流行病学调查[J]. 中华流行病学杂志,2006,27(11):946.

［13］严睿,何奔,姚凤燕,等. 浙江省平湖市 2017 年由 D8 基因型麻疹病毒引

起的暴发调查[J].中华流行病学杂志,2018,39(3):333-336.

[14] 陈君,乔亮明,魏宝升,等.三个家庭麻疹暴发的调查[J].中国计划免疫,1997(1):30.

[15] 吴霆.中国防制麻疹的历史和现状[J].中华流行病学杂志,2000,21(2):143-146.

[16] Bloch AB, Orenstein WA, Stetler HC, et al. Health impact of measles vaccination in the United States [J]. Pediatrics, 1985,76(4):524-532.

[17] Patel MK, Goodson JL, Alexander JP, et al. Progress Toward Regional Measles Elimination — Worldwide, 2000 - 2019 [J]. MMWR Morb Mortal Wkly Rep, 2020,69(45):1700-1705.

[18] 马超,苏琪茹,郝利新,等.中国2017—2018年麻疹流行病学特征[J].中国疫苗和免疫,2020,26(1):5-8+41.

[19] 吴霆,徐福根,陈用琴,等.诸暨麻疹联防区麻疹流行特征研究[J].中华流行病学杂志,1984,5(2):68-71.

[20] 杨志伟,张兴录,张建,等.我国麻疹流行现状分析[J].中国疫苗和免疫,1998,4(1):14-18.

[21] 马超.中国麻疹流行病学与消除麻疹免疫策略研究[D].中国疾病预防控制中心,2014.

[22] 卫生部办公厅.全国麻疹监测方案(试行)[S].1998-06-23.

[23] 严睿,何寒青,周洋,等.2013—2014年浙江省麻疹暴发疫情特征分析[J].疾病监测,2015,30(10):824-827.

[24] 王树巧,吴霆,谢广中,等.华东地区人群麻疹免疫状况调查[J].中国计划免疫,2001,7(2):69-71.

[25] 刘东磊,孙美平,卢莉,等.北京市≥15岁常住人口麻疹抗体水平研究[J].中国疫苗和免疫,2011,17(1):16-21.

[26] 余文,赵智娴,李立群,等.云南省2017年人群麻疹抗体水平和易感性分析[J].中国公共卫生,2019,35(8):1077-1080.

[27] 徐特璋.麻疹抗体持久性研究[J].中国公共卫生,1985,4(4):49-54.

[28] 吴霆.麻疹的隐性感染[J].浙江预防医学,2001,13(6):1-2.

[29] 刁连东,徐爱强,冯子健.麻疹[M].1版.上海:上海科学技术文献出版社,2001:43.

[30] 方捍华,戴斌,潘雯.麻疹活疫苗免疫后血凝抑制抗体与中和抗体的比较[J].中国生物制品学杂志,1990,1:37-40.

[31] WHO. Expanded Programme on Immunization (EPI). Standardization of the nomenclature for describing the genetic characteristics of wild-type measles viruses [J]. Wkly Epidemiol Rec, 1998,73(35):265-269.

［32］ Rota PA，Brown K，Mankertz A，et al. Global distribution of measles genotypes and measles molecular epidemiology［J］. J Infect Dis，2011，204(suppl 1):S514 - S523.

［33］ Brown KE，Rota PA，Goodson JL，et al. Genetic characterization of measles and rubella viruses detected through global measles and rubella elimination surveillance，2016 - 2018［J］. MMWR Morb Mortal Wkly Rep，2019,68(26):587 - 591.

［34］ Wang H，Zhang Y，Mao N，et al. Molecular characterization of measles viruses in China：Circulation dynamics of the endemic H1 genotype from 2011 to 2017［J］. PLoS ONE，2019,14(6):e0218782.

［35］ Blocquel D，Habchi J，Costanzo S，et al. Interaction between the C-terminal domains of measles virus nucleoprotein and phosphoprotein：A tight complex implying one binding site［J］. Protein Sci，2012,21(10):1577 - 1585.

［36］ Johansson K，Bourhis JM，Campanacci V，et al. Crystal Structure of the Measles Virus Phosphoprotein Domain Responsible for the Induced Folding of the C-terminal Domain of the Nucleoprotein［J］. J Biol Chem，2003,278(45):44567 - 44573.

［37］ 张燕，姬奕昕，朱贞，等. 中国流行的麻疹病毒基因型和亚型趋势分析［J］. 中国疫苗和免疫，2009,2:97 - 103.

［38］ 王慧玲，郑蕾，王骥涛，等. 中国境内首次发现输入性 D4 基因型麻疹病例［J］. 病毒学报，2010,26(2):103 - 108.

［39］ 张燕，何吉兰，孙莉，等. 我国首例输入性 D_9 基因型麻疹病毒的分离和鉴定［J］. 中国疫苗和免疫，2009,15(4):304 - 309.

［40］ 张晶波，吉彦莉，崔京辉，等. 北京市西城区 2013 年输入性麻疹病毒 D8 基因型流行分析［J］. 中国病毒病杂志，2014(4):272 - 276.

［41］ 余峰，杜艳，张莉萍，等. 上海闵行区首次发现输入性 B3 基因型麻疹病例［J］. 中国预防医学杂志，2015,16(2):160.

［42］ 庞颜坤，李立群，丁峥嵘，等. 一起缅甸输入新型麻疹病毒(d11 基因型)引发暴发疫情的调查分析［J］. 中华流行病学杂志，2011,32(1):17 - 19.

第三章

临 床 学

第一节　麻疹发病机制和免疫学

一、致病机制

麻疹病毒主要以飞沫为载体,抵达易感者的鼻、咽、眼结膜及气管等部位,在局部淋巴组织内繁殖,经淋巴管进入引流淋巴结,并继续增殖,扩散入血液,形成第一次病毒血症。病毒通过感染的淋巴细胞到达全身淋巴组织、肝、脾等器官,在这些组织和器官中增殖后再次进入血液,引起第二次病毒血症和全身病变。

Laksono 等将麻疹病毒感染的病理过程划分为 6 个阶段。

1. 病毒入侵

麻疹病毒主要通过飞沫传播,但呼吸道上皮细胞并不是麻疹病毒最开始的靶细胞,麻疹病毒最先感染呼吸道管腔内的髓系细胞,如巨噬细胞和树突状细胞(dendritic cell, DC)。与麻疹病人接触的过程中,眼保护可减低感染风险,提示病毒还可以通过其他途径进入宿主体内。

2. 麻疹病毒局部与系统性扩散

淋巴组织中表达信号淋巴细胞活化分子 CD150/SLAMF1 的

免疫细胞是病毒扩增的主要部位,也是病毒血症发生和病毒全身扩散的基础。麻疹病毒通过被感染的靶细胞迁移到支气管相关淋巴组织或引流淋巴结内,以细胞间的直接接触感染表达 CD150/SLAMF1 的淋巴细胞,感染的淋巴细胞系统性扩散到远端多处淋巴组织(如胸腺、脾脏、骨髓和外周淋巴结等),在感染后的 2~3 d 形成第一次病毒血症。感染后的 5~7 d,病毒到达全身的其他非淋巴组织和器官(如皮肤、结膜、消化道、肾脏和肝脏等),在内皮细胞、上皮细胞、淋巴细胞及巨噬细胞等细胞内广泛复制后再次入血,引起第二次病毒血症和全身病变。

3. 麻疹前驱期

在系统性扩散期间,早期急性麻疹病人出现咳嗽和发热,有时伴有腹泻和/或呕吐及结膜炎。前驱期病人即具有高度传染性,可从咽拭子和鼻拭子中分离出病毒。在此阶段,麻疹病毒感染呼吸道上皮细胞后导致大量病毒颗粒产生和释放,进而损伤支气管和细支气管上皮细胞,引起咳嗽。

4. 麻疹症状期

出现皮疹标志着疾病进入临床麻疹阶段。麻疹病毒感染的髓系细胞和淋巴细胞通过循环进入真皮后,与真皮乳头、毛囊或皮脂腺内的局部定居的髓系细胞和淋巴细胞相互作用,进而扩散到表皮角质形成细胞,出现皮疹,并伴有真皮和表皮下的炎症反应与单核细胞浸润。

5. 麻疹恢复期

大部分麻疹病毒感染细胞死亡或者被特异性 CD8$^+$ T 细胞清除。新生的淋巴细胞迁移至淋巴组织和外周血,淋巴细胞数量恢复正常。新生上皮细胞和角质形成细胞增生、分化以恢复皮肤屏障。康复后通常没有并发症,少见病例发生严重麻疹相关中枢神经系统并发生症。但麻疹病毒如何扩散至中枢神经系统尚不清楚。有研究从非人类灵长动物感染麻疹 50 d 后的外周血单个核细胞以及 71 d 后淋巴结中仍可检出麻疹病毒基因组 RNA,提示麻疹病毒在宿主体内存留的时间可能比原本认为的时间要长得多。

6. 麻疹相关的免疫抑制

人们提出了多种机制来解释麻疹相关的免疫抑制,如抑制淋巴细胞增殖、改变细胞因子谱、旁观者淋巴细胞的凋亡、感染和清除预先存在的 CD150$^+$ DC 和淋巴细胞等。近期发现,记忆 T 细胞、B 细胞和长寿浆细胞丧失导致免疫失忆,可能是麻疹相关免疫抑制的重要机制之一。即使麻疹康复后很多年,由于免疫记忆功能的严重受损,病人更易受到非麻疹的其他病原感染,尤其是上呼吸道感染。

综合 Cherry 等的研究资料,对无并发症的麻疹病毒感染过程的描述可见表 3-1-1。

表 3-1-1　无并发症初次麻疹感染过程

感染日程	感 染 事 件
第 0 d	麻疹病毒通过飞沫与呼吸道上皮细胞或结膜接触,感染靶细胞并进行复制
第 1~2 d	病毒进入感染部位附近的淋巴组织或引流淋巴结
第 2~3 d	出现第一次病毒血症
第 3~5 d	病毒在原发部位及远处淋巴组织内继续增殖
第 5~7 d	出现第二次病毒血症
第 7~11 d	病毒在皮肤或其他毒血症部位导致感染性疾病,包括呼吸道
第 11~14 d	血、呼吸道和皮肤病毒载量达到最高峰
第 15~17 d	病毒血症减轻并消失,病毒快速消失

二、病理改变

麻疹病毒感染后引起的主要病理改变为全身淋巴组织显著增生,最典型病理特征是扁桃腺、鼻咽、阑尾、脾脏等处的淋巴组织内细胞融合,造成广泛的多核巨细胞形成。多核巨细胞有两种不同类型:一种是上皮巨细胞,多见于呼吸道上皮组织。其细胞直径一般为 30～70 μm,形态不规则,胞浆多呈伊红色,胞核数个至数十个不等,核呈圆形或椭圆形,染色较深,胞核和胞浆内常可见到嗜酸性包涵体,巨细胞肺炎病人的肺组织中所见到这种巨细胞。这种上皮巨细胞可从上皮表面脱落,故常可在分泌物中找到。另一种是网状内皮巨细胞即华-佛(Warthin-Finkeldey)巨细胞,广泛存在于咽部淋巴组织、扁桃腺、脾脏、支气管旁及肠系膜淋巴结、阑尾、肠道淋巴组织。华-佛巨细胞可能是由淋巴样细胞聚集和溶解而形成,大小差别较悬殊,可自 15～100 μm 不等,其核少者仅 3～5 个,多者 25～30 个,甚至可达 100 个。前驱期病人的呼吸道分泌物或上皮细胞中均可见到巨细胞,此项检查可作为前驱期麻疹的重要诊断依据,病后 5～7 d 迅速消失。

(一) 皮疹

皮疹是一种表皮上层的非特异性炎症,由于真皮毛细血管内皮细胞肿胀、增生,单核细胞浸润,毛细血管腔扩大,伴红细胞及血浆渗出表皮层所致。覆盖于皮疹上面的表皮细胞亦发生肿胀、空泡、坏死、变性,后期角化、脱屑。皮肤病变表现为水肿、血管周围单核细胞浸润及少量红细胞的渗出(出血型);在毛囊、汗腺周围亦有细胞浸润,深层上皮细胞胶样变性及凝固坏死可被纤维组织及白细胞所填补。皮肤标本 HE 染色可见典型的含有核和细胞质包涵体的上皮巨细胞,上皮巨细胞中包含 3～26 个细胞核。

(二) 口腔黏膜斑

即科氏斑,是在口腔黏膜及黏膜下炎症引起的局部充血、渗出、细胞浸润、坏死及角化。伴有上皮细胞的变性及部分坏死,继之为不规则的角化。病变黏膜失去原有光泽。研究观察麻疹病人的出疹皮肤和口腔黏膜斑的活检材料,发现两者的组织学特征极其相似,均可见多核巨细胞。

(三) 咽峡炎

动物实验发现,猴感染麻疹时的咽峡炎有早、晚期之分,早期咽峡炎发生于潜伏期的第 3～4 d,晚期发生在前驱期末,即感染后第 12～13 d。咽峡炎表现为卡他性,也有滤泡性、渗出性及出血性(咖啡样)。麻疹时扁桃腺的损害是麻疹病毒侵害淋巴组织的病理表现,其性质随着病毒的附着、增殖、消失和机体的免疫应答而发生、发展至消失。

(四) 眼结膜炎

形成眼结膜炎前,上、下睑结膜上可见与睑缘平行的充血带,它是由较密集的类似黏膜斑的小点组成。这与沙眼不同,沙眼时充血以穹窿部及内外眦较明显,且睑板上有小红点,两者不难区别。眼部的这种症候持续时间不长,数小时至半天即互相融合,使整个眼睑充血、潮红,迅速发展成结膜炎。

(五) 呼吸道感染

麻疹病程中呼吸道病变较显著,从鼻咽部到支气管和细支气管都可见黏膜肿胀,管壁增厚,呈充血、水肿、淋巴细胞及大单核细胞浸润,可查见多核巨细胞,管腔内充满炎性渗出物。麻疹病毒尚可引起间质性肺炎,细支气管上皮细胞变性、坏死或脱落,形成溃疡。肺泡壁细胞明显增生,单核细胞浸润,并有薄透明膜形成与多核细胞出现,如这种多核巨细胞数目多,炎症持续时间长,即称为麻疹巨细胞肺炎,多见于白血病、恶性网状细胞增生症及应用抗癌药物治疗的病人。在麻疹肺部病变的基础上,继发细菌感染时,即引起化脓性片块状或融合性支气管肺炎病变。并发脑炎的病人,脑组织出现水肿、充血与点状出血、淋巴细胞浸润与脱髓鞘病变。较久,有时在发病 10 d 以后仍可见到。

(六) 中枢神经感染

中枢神经系统麻疹感染较少见,包括急性麻疹后脑炎(acute post-measles encephalitis)、麻疹包涵体脑炎(measles inclusion body encephalitis, MIBE)和亚急性硬化性全脑炎(subacute sclerosing panencephalitis, SSPE)。急性麻疹后脑炎的主要病理特征为小静脉周围的急性炎症及脱髓鞘病变。SSPE 主要病理特征早期脱髓鞘,尤其是颞部及顶叶,后期出现弥漫性皮质萎缩及脑室扩张。小胶质结节以及神经元和少突胶质细胞内包涵体也被观察到。tau 蛋白过度磷酸化和神经原纤维缠结一般出现在疾病的后期。MIBE 病变特征为脑组织体积缩小及硬化,呈弥散性慢性炎症,神经细胞和胶质细胞的核内或胞浆内有嗜酸性包涵体。

三、感染免疫学

免疫反应在麻疹病毒感染和麻疹发生的各个阶段都发挥重要作用。干扰素(IFN)反应抑制导致免疫反应受损,因此病毒可大量复制及扩散。麻疹病毒直接感染 B 细胞和 T 细胞,造成暂时的免疫抑制。随着适应性免疫的激活,机体产生大量麻疹病毒特异性的 T 细胞和 B 细胞,促进麻疹病毒清除和皮疹消退。淋巴组织内持续存在的麻疹病毒 RNA 持续刺激免疫系统,一方面促进生发中心增殖、浆细胞产生、抗体型别转变和亲和力成熟,另一方面促进辅助性 T 细胞从 $Th1$ 向 $Th2$ 方向转变。浆细胞及循环中的特异性抗体是保护性免疫的重要部分,但是,病原识别谱及血浆中抗其他病原体抗体多样性降低,导致麻疹病人对其他传染病的长期易感。

(一)固有免疫应答受抑制

固有免疫应答中,IFN 系统具有非常强大的抗病毒反应能力,即使缺乏适应性免疫的情况下,也能控制大部分病毒感染。通常情况下,抗 RNA 病毒感染后产生的固有免疫应答主要以Ⅰ型和Ⅲ型 IFN 为主。Ⅰ型 IFN 系统主要由多条导致Ⅰ型 IFN (IFN-α 或 IFN-β)表达上调和 JAK/STAT 信号活化的通路组成。此外,由 IFN 1、2 和 3 组成的Ⅲ型 IFN 系统也参与麻疹病毒感染过程。尽管 IFN 受体与Ⅰ型 IFN 不同,IFN 主要通过 IFNLR1 和 IL-10RB 的异源二聚体激活,但其激活的 JAK/STAT 信号通路及下游调控基因与Ⅰ型 IFN 相同。Ⅰ型和Ⅲ型 IFN 系统在黏膜组织的固有免疫系统活化中协同发挥作用。

感染后,固有免疫系统主要通过 Toll 样受体(TLR)或 RIG－I
样受体(RLR)等模式识别受体识别病毒 RNA 成分,激活下游干扰
素调节因子(IRF)和 NF－κB,进一步诱导早期反应蛋白 RANTES/
CCL、IRF－7、IFN－β,以及后续的具有抗病毒活性的干扰素刺激
基因,如 Mx、ADAR1、ISG15、ISG56 及 IFN－α 的表达。分泌的
IFN－α 与 IFN－β 通过与 Ⅰ 型 IFN 受体 IFNAR 结合活化 IFN 系
统,招募 JAK1 与 TYK2,引起 STAT1 与 STAT2 的磷酸化,与
IRF9 形成干扰素刺激生长因子 3(ISGF3)复合物,入核诱导超过
300 个干扰素刺激基因(interferon-stimulated genes,ISGs)表达。
ISGs 可直接抑制麻疹病毒颗粒的形成,发挥抗病毒活性,也可编
码许多固有免疫识别的蛋白质,还可调节固有免疫识别通路。

麻疹病毒基因产物几乎攻击所有可以诱导 IFN 生成和 IFN
信号活化的步骤。麻疹病毒感染固有免疫细胞,抑制其产生 IFN
并拮抗其作用。麻疹病毒的 P、V 和 C 蛋白是其最主要的 IFN 拮
抗剂。表达 C 和 V 的野生病毒诱导 IFN 生成的能力较弱,而缺乏
V 或者 C 蛋白的突变病毒诱导 IFN－β 转录的能力较强。V 蛋白
通过在特定位点添加一个鸟嘌呤核苷(G)可攻击绝大多数细胞蛋
白。P、V 蛋白共享一个非结构化氨基末端(NT),但羧基末端
(CT)结构域有区别。VCT 具有很多功能,允许 V 蛋白结合并抑
制多种靶蛋白的活性。目前已知的 VCT 靶蛋白包括 IKKa/
IRF7、IRF3、JAK1、LGP2、MDA－5、p65(RelA)、PP1、RIG－
I、STAT2、TRIM25 和 TYK2 等。P、V 蛋白共有的大部分非结
构化 NT 通过与 Y110 周围的芳香残基与 STAT1 相互作用。C
蛋白通过与 P 蛋白的相互作用微弱地与病毒聚合酶复合体结合,
进而调节 RNA 复制减少 DI RNA 的形成并改变病毒转录和复
制。但由于缺乏对蛋白质结构的认识,目前 C 蛋白提高聚合酶处
理能力的确切机制仍然不清楚。

正是麻疹病毒感染后的 IFN 缺失导致了较长潜伏期内的病
毒扩散,且无临床感染征象。尽管麻疹病毒激活的固有免疫反应

不包括 IRF 介导的 I 型和Ⅲ型 IFN 产生,体外研究显示麻疹病毒感染髓系细胞引起炎性小体组装,其后通过引起 Caspase - 1 自我剪切活化,进而促进成熟的 IL - 1β 和 IL - 18 的分泌。来自动物及人的体内证据均表明,麻疹感染期间血浆中 NF - κB 诱导的 IL - 6 和 IL - 8/CXCL8,以及炎症小体产生的 IL - 1β 和 IL - 18 均增加。上述 NF - κB 和炎症小体介导的细胞因子与趋化因子的释放对固有免疫反应的激活至关重要。

(二)免疫介导病毒清除

绝大多数 RNA 病毒在细胞质中复制,并不整合进入宿主基因组,一般对免疫介导的清除敏感。感染过程以及对免疫系统的影响一般认为是短暂的,主要限于病毒复制及扩散阶段,病毒随着急性疾病的发展而被清除。

临床证据提示细胞免疫对清除麻疹病毒至关重要。先天性抗体缺乏的个体感染麻疹后可康复,而 T 细胞缺陷的个体感染麻疹会发生致命的进行性肺或神经系统疾病。皮疹期病毒清除阶段血液循环中可检测到麻疹病毒特异性细胞毒性 CD8$^+$ T 细胞、产生 IFN - γ 的 CD4$^+$ T 和 CD8$^+$ T 细胞,以及 T 细胞活化的可溶性指标(如 2 微球蛋白、细胞因子及 Fas 等)。病毒 RNA 清除的定量并结合数学建模研究表明,T 细胞应答(尤其 IFN - γ 的 T 细胞)强度与血中病毒的清除密切相关。皮疹与产生 IFN - γ 的 T 细胞的出现相关,病毒血症清除后这群 T 细胞也迅速下降。随着 CD4$^+$ T 和 CD8$^+$ T 细胞浸润到病毒复制部位,活病毒快速下降到检测水平以下,皮疹与发热消退。实验性清除 CD8$^+$ T 细胞导致更严重和更持久的病毒血症,体外实验 CD8$^+$ T 细胞可以控制麻疹病毒扩散。总之,皮疹是麻疹特异性细胞免疫应答与麻疹病毒血症清除的表现。

对赞比亚麻疹患儿出院后的随访研究中首次发现,体内麻疹病毒 RNA 可持续存在,在麻疹病毒不再传播后的数月后仍能在外周血单个核细胞(PBMC)、尿液和鼻咽标本等多处检出。后期标本中 RNA 测序显示可变区 N 和 H 基因未发生突变,也提示麻疹病毒 RNA 清除缓慢。对猴子实验性感染野生型麻疹病毒的研究表明,病毒 RNA 在皮疹消退后在 PBMC 中可持续存在数月。病毒 RNA 定量结果表明,PBMC 中病毒 RNA 清除有三到四个阶段。最初高峰出现在感染的 7～10 d,伴随着病毒清除出现快速下降期(10～14 d),随后病毒 RNA 水平出现一个 10 倍水平的增加(14～24 d),然后缓慢下降(24～60 d)至无法检测到的水平。此时,淋巴结和其他可能的组织仍然藏匿着病毒 RNA,使其在后期在 PBMC 中再次短暂出现。

(三) 免疫反应的成熟与保护性免疫的建立

急性期后,麻疹病毒 RNA 和蛋白质在淋巴组织中持续存在,辅助抗麻疹免疫应答成熟。麻疹消退后的数月,CD4$^+$ T 细胞持续增殖活化,且细胞因子的产生从 Th1 类(IFN-γ)向 Th2 类(IL-4、IL-10 及 IL-13 等)和 Th17(IL-17)转变。这一转变主要是促进 B 细胞成熟和持续的浆细胞产生。

在麻疹病毒抗原刺激下,机体产生特异性抗体,其主要成分为 IgM 和 IgG。初次感染麻疹的第 4～5 d,血中即可查到特异性 IgM,逐渐增多,于 2 周内达高峰,以后迅速下降。此时特异性 IgG 开始上升,第 4～6 周达高峰,此后稍有下降,病后多年 IgG 仍维持在较高水平。特异性抗体的产生,使病毒失去传染性,并消除血液中的病毒,阻止病毒与易感细胞的受体结合,抑制病毒的扩散。麻疹病毒—抗体结合物与补体结合后,补体就能够顺序地激活,使病毒感染细胞溶解。在补体的协助下,抗体中和病毒的作用能扩大 10～100 倍。病毒中和作用以 IgG 较强,IgM 比较弱;而结合补体的能力则 IgM 较强,IgG 比较弱。

机体对麻疹病毒的免疫反应,表现之一是感染后血循环中血凝抑制(hemagglutination inhibition,HI)抗体、补体结合(complement fixation,CF)抗体和中和(neutralization,Nt)抗体的出现和增高。CF 抗体通常在皮疹出现后 1 d 内即可测得,1 周达高峰,2个月后开始下降;HI 抗体与 CF 抗体几乎同时出现。而 Nt 抗体的出现稍晚,但与 HI 抗体一样长期存在。

通常认为,麻疹特异性抗体产生形成了保护性免疫。因为 T 细胞不能直接阻断感染,一般认为与中和抗体相比,T 细胞在保护性免疫中的作用相对次要。但 $CD4^+$ T 细胞对抗体的类别转化、抗体亲和力成熟、记忆 B 细胞和 T 细胞形成至关重要,且 T 细胞可以通过分泌细胞因子抑制病毒复制,通过细胞毒性清除感染细胞。因此,细胞免疫应答也是保护性免疫的重要组成部分。

(四)免疫抑制与免疫失忆的形成

麻疹病人具有超强的麻疹特异性免疫应答反应和对其他抗原的免疫抑制,两者同时存在。产生这一矛盾现象的具体机制尚未明确。麻疹病人对其他感染性疾病的易感性增加,大部分麻疹死亡病例死于其他继发感染。麻疹急性期,麻疹病毒感染 B、T 细胞造成的短暂的淋巴细胞减少,导致感染期的免疫抑制,体内和体外都有这种免疫抑制的证据。许多学者也观察到麻疹病人或麻疹疫苗接种后宿主体内对结核菌素纯蛋白衍化物(PPD)、念珠菌抗原和植物血凝素(PHA)皮肤试验可暂时转阴。麻疹病程的前2周,病人末梢血中的淋巴细胞对麻疹病毒抗原和 PHA、PPD 抗原刺激的淋巴细胞转化反应均明显受抑,同时淋巴细胞计数和 T 细胞相对百分比有所减少。体外实验显示淋巴细胞对有丝分裂原的增殖反应被抑制,淋巴因子的产生也表现异常。此外,流行病学调查表明麻疹病人对传染病的易感性长期增强。

麻疹病毒感染的首要靶细胞是表达 CD150 的 DC、M 细胞,麻疹病毒诱导免疫抑制的早期就表现为影响 DC 细胞功能。DC 细胞主要通过产生 IL-12 促进产生 $IFN-\gamma$ 的 $CD4^+$ T 和 $CD8^+$ T 细胞的初始增殖分化,以及再次遇到病原的再活化,在启动抗病毒适应性免疫应答中具有中心作用。麻疹病毒可通过不同途径调控 DC 的功能。一方面,麻疹病毒可通过其 FcR 有效地阻断 DC 细胞产生 IL-12,抑制 T 细胞活化。麻疹急性期病人的血清 IL-

12 水平下降。这一抑制功能与 N 蛋白有关,但具体分子机制并不清楚。另一方面,麻疹病毒 H 蛋白通过 TLR 与 DC - SIGN 活化 NF - κB,上调麻疹病毒入侵受体 CD150、T 细胞活化分子 CD80 与 CD86、细胞因子 IL - 12 与 IL - 18,最终趋化中性粒细胞,并诱导以 TNF 与 IFN - 分泌为特征的 I 型免疫反应。而麻疹病毒 H 蛋白与 CD46 的相互作用刚好与 TLR2 的活化效应相反,抑制 IL - 12 生成。

此外,感染后期的免疫反应向以 IL - 4 和免疫抑制细胞因子 IL - 10 分泌为特征的 II 型免疫反应转化。上述细胞因子均可能是免疫抑制的部分原因。麻疹病毒是否直接以 TLR2/H 依赖的方式上调 Treg 细胞表达的 IL - 10 尚不清楚。而麻疹病毒感染过程中,中性粒细胞产生高水平 IL - 10,可能参与 IL - 10 介导的延迟抗病毒 T 细胞反应。

麻疹病毒还会损害人体的免疫记忆,从而引起免疫失忆。麻疹病毒引起的免疫失忆主要以初始和记忆 B 细胞的减少,以及初始 B 细胞不完全重塑为主要特征。麻疹免疫失忆最终会明显改变原来的病原体特异性抗体库,因此对感染的长期易感性增加。研究发现麻疹病毒清除了 11% ～73% 的不同抗体,这些抗体可以保护人体免受病毒和细菌的感染——从流感病毒到疱疹病毒,再到导致肺炎和皮肤感染的细菌。一方面,麻疹病毒直接造成长寿浆细胞死亡或逃逸,致血浆中抗病原体抗体的多样性降低;另一方面,麻疹病毒与 DC 相互作用也有利于免疫低下状态的形成。DC 参与到 B 细胞教化(education)的多个环节。DC 诱导 CD4$^+$ T 细胞向滤泡辅助性 T 细胞(Tfh)和滤泡调节性 T 细胞(Tfr)分化。滤泡 DC(FDCs)和 Tfh 细胞促进生发中心中的 B 细胞选择,可刺激生成产生抗体的长寿浆细胞(LLPC)。相反,Tfr 细胞抑制 FDCs 和 Tfh 功能。有体外研究提示长期免疫抑制与免疫失忆的形成与 Tfr 细胞被清除有关。要全面理解免疫失忆的早期过程,还需要深入研究麻疹病毒对 FDC、Tfh、Tfr 和 LLPC 的直接与间接影响。

第二节　临床表现

麻疹的临床表现会受到宿主病人细胞免疫或抗体水平的影响,未接种疫苗、接种疫苗后原发性或继发性免疫失败而患麻疹者,可有麻疹的典型临床过程,其症状和体征等临床表现非常有规律,呈现典型麻疹,容易与其他疾病进行鉴别。母传抗体达到一定水平的婴儿、近期接受丙种球蛋白或暴露后及时接种了疫苗,或有免疫史者可能出现不典型临床表现,症状、皮疹的出现和演变没有规律,甚至不出现皮疹,仅出现上呼吸道感染症状,或肺部影像学提示肺炎,与其他疾病难以鉴别。

一、典型表现

绝大多数典型麻疹病人有发热、流涕和结膜炎前驱期症状,常先发热,再出现眼部征候,经 12 h 左右出现上呼吸道卡他症状,再经 12 h 左右出现麻疹黏膜斑,再经 36 h 左右才出现皮疹。病程一般分为 4 期。

1. 潜伏期

暴露后通常经 10 d(6～21 d)左右的潜伏期,患儿出现前驱症状。重症病人或因输血而受染者可短至 6 d。曾使用被动免疫制剂,或过去曾接种过麻疹减毒活疫苗而发病者,潜伏期可延长至 3～4 周。有明确麻疹暴露史的患儿,及时接种被动免疫制剂可防止发生麻疹,越早施行被动免疫则保护力越大。潜伏期末可有精神萎靡、不安等表现。

2. 前驱期

本病前驱期为 2～4 d,有严重并发症者,前驱期延长;曾接种过麻疹活疫苗者,前驱期缩短。前驱期症状包括进行性发热(39～

40.5 ℃),严重的刺耳的咳嗽(a severe,brassy Cough)、持续流涕(continuous Coryza)和结膜炎(Conjunctivitis),即所谓典型的"麻疹三 Cs"。具体表现为上呼吸道炎症,发热(热型多不稳定,可体温渐升或骤升,体温可高达 40 ℃以上,或病程 2 d 后体温暂降至正常,数小时后又逐渐升高),伴全身不适、食欲不振、头痛、烦躁不安、干咳、声嘶、喷嚏、流涕、畏光、流泪、结膜充血、眼睑浮肿,有时可出现呕吐、腹泻,婴幼儿高热时可伴惊厥。此时皮疹尚未出现,因此有可能怀疑为流感等其他感染。

病程 2~3 d,在皮疹出现之前,90% 左右的病人在口腔可见麻疹口腔黏膜斑(Koplik spots,科氏斑),为早期诊断的重要依据,其表现为鲜红色口腔颊黏膜上可出现直径为 0.5~1 mm 的白色或蓝白色斑点,尤其容易出现在与白齿相对的颊黏膜上,表现为黏膜充血,有 0.1~1.0 mm 大小的白色小点,周围因毛细血管扩张而形成红晕,形态小,数目少,在日光或日光灯下才容易查见;以后迅速增多,有时彼此融合,使斑点增大,甚至弥散整个颊黏膜似鹅口疮。一旦皮疹出现,麻疹黏膜斑会很快消退。因为在广泛皮疹出现前 2~4 d,科氏斑就会快速消失,所以常不能及时发现这一特征性表现。如光线不充足,也不易观察到。除颊黏膜外,牙龈、口唇、内眦、结膜、鼻及阴道、肠道黏膜有时亦可发现同样斑点,但软腭、硬腭部位则很少发现。不是每一例麻疹病人都会出现麻疹黏膜斑,有的麻疹患儿整个颊黏膜和口唇内侧的黏膜表现为发红、粗糙。此时,病人下眼睑边缘可呈明显充血横线。

除上述症状外,有时在起病 1~2 d,颈、胸部皮肤发生类似玫瑰疹、风疹、猩红热样或荨麻疹样皮疹,数小时即退,称前驱疹。与此同时,亦可能在软腭、悬雍垂、扁桃腺、咽后壁等处黏膜出现散在的棕红色小点,称黏膜疹,以后增多、融合,引起咽部疼痛、吞咽不适,直到皮疹高潮时才消退。

3. 出疹期

典型病人感染病毒后 14 d 左右,或发病后 3~5 d(有时迟至发病后 8 d),亦即出现黏膜斑 1~2 d 后开始出皮疹,一般持续 2~5 d。麻疹典型的皮疹首先在发际线、颈侧部和耳后出现,大约在 24 h 内向面部、颈部、上肢及上胸部蔓延,然后向下向躯干和下肢蔓延,包括掌跖部,均可出现,自上而下地逐渐散布全身,2~5 d 达高峰。皮疹初为细小淡红色斑丘疹,直径 2~4 mm,散在分布,随即增多,呈鲜红色,面部和躯干皮疹常可融合成暗红色、不规则或呈小片状斑丘疹,疹间皮肤正常。一般皮疹初期压之褪色,但病重色深者压之不褪色。个别病例可伴有小而浅的疱疹或细小的出血性皮疹。有的严重病例皮疹密集,呈暗红色。皮疹出齐达高峰时,患儿处于本病极期,全身毒血症症状加重,有高热,体温升高可达 40℃,精神委靡,咳嗽加重,咽部红肿,疼痛更甚,面部浮肿,皮肤灼热,神志昏沉,时有谵妄、抽搐,婴幼儿常伴呕吐、腹泻。舌缘较为显著,有时颇似猩红热样改变。全身浅表淋巴结及肝脾轻度肿大。重症病人肺部常有细湿啰音。胸部 X 线检查,证明多数病人病程中,虽然肺部体征基本正常,但可有轻重不等的较广泛的肺部浸润改变,多为肺纹理增多,尤以退疹前后较为显著,有时竟与粟粒性肺结核相类似。可有腹泻症状,多查不出致泻细菌。

4. 恢复期

在出疹后 3~5 d,全身不适及呼吸道炎症常迅速减轻,一般情况显著改善,精神食欲好转,如无并发症时,体温常在皮疹出现后 2~3 d 降至正常,但咳嗽可持续 10 d 或更长时间,体力恢复通常也较缓慢。皮疹按照出疹顺序消退,许多病例随着皮疹在肢体出现,头面部的皮疹开始消退。一般在退热后 2~3 d 全部退去,遗留浅褐色色素沉着瘢痕,这在疾病后期有诊断价值。再经 1~2 周开始完全消失,退疹时原皮疹部位有糠麸状细小脱屑,面部躯干较多,手足甚少,5~8 d 退尽。无并发症的麻疹病程一般是 10 d 左右。如此时体温不降低,提示可能有并发症,应注意有无淋巴结肿大、恶心呕吐、腹泻以及脾肿大表现。即使无并发症的患儿,胸部 X 线检查也可有异常所见。这是因为麻疹病毒有侵袭呼吸道的特性。

二、轻型/免疫修饰型（mild/modified illness）

除了典型麻疹，轻型/免疫修饰型和非典型形态（atypical forms）也可出现。轻型/免疫修饰型可出现于还残留有母传抗体的小婴儿、接受免疫球蛋白治疗病人和从先前免疫接种获得部分免疫力的年长儿或成人，也偶可见于再次感染麻疹者。这些病人潜伏期长，前驱症状更轻，皮疹稀疏。

转型或免疫修饰型多由于婴儿保留母传抗体或近期内注射过抗麻疹被动免疫制剂，或曾接种过麻疹减毒活疫苗，或自然感染后再次患麻疹所致。潜伏期可长达28 d。起病不显著，病程中全身症状甚轻，仅低热2～4 d即退。前驱期甚短，发热及上呼吸道症状不显著，可无典型的科氏斑和皮疹，甚至有发热9 d仍不出疹者，常需根据前驱期症状和麻疹血清学检查才能确诊。此型麻疹多无并发症。

产生免疫修饰型的原因与许多因素有关。如被动免疫，一般认为在接触麻疹后5 d内接受免疫球蛋白注射可完全保护；但如在接触前较早时间注射免疫球蛋白或接触第6 d后注射，已不能起到完全保护作用，可产生轻型/免疫修饰型麻疹。

此外，免疫修饰型也与自身免疫有一定的关系。接种疫苗后有2%～5%的人不产生免疫反应，他们与未接种疫苗的人一样，仍然是麻疹易感者（原发性免疫失败），感染麻疹后的表现呈典型的临床经过。若接种麻疹疫苗获得成功，以后抗体逐年下降甚至转阴，失去对麻疹感染的保护力（继发性免疫失败），感染麻疹后大多数表现为隐性感染或轻型临床经过，少部分仍表现为典型麻疹临床经过。

使用疫苗前，由于麻疹在自然界广泛存在，因此，患麻疹后的病后免疫水平下降到一定程度后，可因接触外界的麻疹病毒而使免疫力恢复，因此麻疹免疫水平可持续保持在较高水平。从而有患麻疹后可终身免疫的说法。广泛使用疫苗后，麻疹发病率大幅度下降,患麻疹后缺乏获得隐性感染的机会,使机体免疫力不能长时间保持在较高水平。同时,在患病时机体内在因素、外界影响使原有对麻疹的免疫功能低下,也有可能导致再次患麻疹。解放军302 医院报告收治的 52 例住院病例中有 41 例有反复患病史,平均每人患病 2.44 次。2 次患麻疹的间隔时间最短为 6 d,最长为 10 年,但 60% 以上病例在 2 年之内;发病年龄为 6 月龄～13 岁,其中 3～7 岁占 52%。健康状况与是否再次感染麻疹有一定的关系,有报告称在患典型麻疹后健康儿童第 2 次患麻疹的概率为 0.5%,而体弱儿童却为 5%。第 2 次患麻疹的临床症状及病程多与典型麻疹相似,合并症亦以肺炎为主,发生率为 10%～15%;其次为喉炎,为 5%～8%;肠炎为 4% 左右,病情经过均顺利,无死亡病例报告。第 3 次患麻疹者也有文献报道。

三、少见表型的麻疹

除典型麻疹、轻型/免疫修饰型麻疹和异型麻疹(见后述)外,麻疹还有很多其他临床表现形式,常和并发症有关,但其他的临床表现形式和并发症报道的发生率差异大。根据定义,少见临床表现(unusual manifestation)是由麻疹病毒感染造成的原发性损害所引起,而并发症是由其他微生物感染造成的继发性损害所致。但是,通常情况下,很难确定一个特定表现与麻疹病毒感染,还是与其他病原体感染有关,合并感染经常发生。

感染麻疹病毒毒力较强或体质较弱者,或由于严重继发细菌性感染,如重症肺炎及吐泻脱水者可能会发生重型麻疹。

1. 中毒性麻疹

主要是病毒血症表现显著。病人起病后即有高热,很快达 40～41℃,伴谵妄、抽搐、昏迷、发绀、呼吸急促、脉搏快和弱等症状,早期出现大批棕紫色、融合性皮疹。

2. 休克性麻疹

主要表现为循环衰竭症状。皮疹未透发即骤然隐退或皮疹稀

少,颜色暗淡,迟迟不能透发,同时伴面色苍白,唇及肢端寒冷发
绀、脉细弱、心率快、第一心音低钝。

3. **出血性麻疹**

历史上值得关注的一种严重的、致命的麻疹表现形式,称为黑
麻疹,其特征是融合性的出血性皮疹。有调查显示其占麻疹病例
总数的比例可高达 25%。由于巨细胞感染麻疹病毒,急性期血管
的完整性受到暂时性损害,或因血小板下降,出现鼻衄、出血性皮
疹、血尿、呕血、咯血、结膜下出血、颊黏膜出血等,且可表现为多处
同时出血。常发生口、鼻、肠道大出血。出疹期皮疹呈出血性,常
伴黏膜、内脏出血,高热及严重中毒症状。病人同时有脑炎/脑病
和肺炎的表现,病死率高。现在严重的出血性皮疹很少见到,其发
病机制也鲜为人知。弥散性血管内凝血可能起了一定作用。

另一种具有出血表现的麻疹并发症是血小板减少性紫癜。它
是一种感染后的疾病,不同于出血性麻疹。虽然有时也会发生广
泛出血,但最终预后通常良好。

4. **疱疹性麻疹**

皮疹呈疱性,位于真皮内,壁薄紧张,含澄清液体,周围有红
晕,有时融合成大片状。

四、特定人群的麻疹

(一) 成人麻疹

在疫苗广泛接种前后,成人患麻疹的临床表现的报道差异较
大,参阅文献的时候务必要注意研究开展的时间。疫苗广泛使用
前,成人如初患麻疹,临床表现往往较儿童重。疫苗开始广泛使用
后,因为儿童期的接种所获免疫力,到成人期虽有所降低,感染麻
疹亦可能发病,常不典型,多表现为轻型/免疫修饰型,而且皮疹不
典型,甚至无皮疹,如果不是因为疫情调查或实验室检测支持,多
数病例很难做出正确诊断,容易出现漏诊、误诊。

上海陈小华等总结了 2005 年收治的 112 例成人麻疹,平均年

龄 32 岁,非上海籍占 40.18%,发病集中于 4～5 月份,血清麻疹 IgM 抗体阳性率 96.43%;均有发热,高于 39 ℃ 者 97 例 (86.61%);111 例有皮疹,出疹于病程第 1～7 d,最早为发热当天即出现皮疹,也有发热第 7 d 才出疹。头面部及其躯干出现红色斑丘疹或大片紫红色融合出血点,出疹顺序为头面部→躯干→四肢→手脚掌心,出疹期为 2～8 d,退疹时间为第 5～14 d,平均 8.46 d。合并有急性气管-支气管炎 17 例,支气管肺炎 3 例,麻疹病毒性肝炎 36 例。根据病人的临床表现对麻疹病人进行临床分类:轻型 12 例,中型 98 例,重型 2 例。112 例病人全部痊愈出院。2013 年,某大学发生聚集性发热病例,上报当地疾病预防控制中心,调查确认为麻疹疫情。疫情持续 18 d,报告病例 35 例,均为 18～22 岁学生,既往免疫率 85.71%,临床除了发热、咳嗽等上呼吸道症状外,仅有 7 例出现皮疹,且为不典型皮疹;34 例伴有肺炎,CT 表现为多发状高密度影,实验室血清麻疹 IgM 抗体阳转时间为 3～9 d,病情较轻。张晋红等报道 2016 年的一起新兵麻疹暴发疫情,同车厢的 23 人中 19 人(21～26 岁)在同一潜伏期内发病,其中 2 例曾患过麻疹,9 人接种过麻疹疫苗,8 例接种史和麻疹病史不详。19 人中,18 例发热(94.74%),高于 39 ℃ 者占 42.11%,皮疹 15 例 (78.95%),为散在分布斑丘疹,不易察觉,持续时间为 2～3 d,有科氏斑者 2 例(10.53%)。病人有不同程度并发症,其中支气管炎 1 例,肺炎 17 例(89.47%),心包积液 2 例,中毒性肝炎 18 例 (94.74%),中毒性心肌炎 17 例(89.47%),全部治愈出院。

现阶段成人麻疹并不少见,虽然绝大多数呈良性病程,但存在肺炎等并发症者依然多见。下述临床特点的总结虽多基于较早文献,但有利于全面认识成人麻疹的临床特点,纠正麻疹是儿童病的片面认识,提高临床警惕性。

1. 急性起病

成人麻疹多为急性起病,可有明显的高热,临床表现往往较儿童麻疹为重。早期研究报道的 1979 年 1～4 月份在列宁格勒传染病院住院的 102 例成人麻疹病例,急性发病者占 98％,病情呈中等重型者占 95％,其余为重型,无 1 例轻型。林爱清等曾报道 1 例潜伏期为 3 d 的成人麻疹病例。该病例是 1 名皮肤科医师,在患病前 3 d 诊治了 1 例成人麻疹病例,因与该病例密切接触而患病,出现典型麻疹临床经过,并经血清诊断证实。这是文献中少有短潜伏期的 1 例病例。

2. 卡他期

大多为 2～4 d,有的可长达 8 d。70.6％～96.9％的病例可出现口腔黏膜斑,其出现时间可延长至病后的第 4～5 d,平均为(3.5±1.7) d,持续时间较长,有报道可达 8 d 以上者。

3. 出疹过程

大多在病程的第 3～5 d 出疹,一半以上病人的皮疹有出血倾向。成人麻疹与儿童麻疹在出疹上有所不同。列宁格勒传染病的 102 例成人病例,在传统第 3～4 d 出疹者仅占半数,第 2 d 出疹者占 6.9％,其余病例均在第 5 d 后出疹,最长为第 9 d。还有人报告 32 例病例,病后 2 d 出疹者占 66％,最长为第 7 d,皮疹持续时间可因营养不良而延长,可持续至第 14 d 才开始退疹。皮疹可表现为斑丘疹,有融合趋向。有人报告,半数病例可表现为出血性皮疹。

徐福根等对 9 例成人麻疹病例分析,2/3 的病人有发热,热程一般 4～5 d 或＞6 d,有典型的皮疹、脱屑和色素沉着,一般原发感染者较继发感染者为重。王永珍分析 20 例成人麻疹病例,全部病例都有明显的卡他症状和典型皮疹,70％病例有口腔黏膜斑。苏州市报告 119 例成人麻疹,绝大多数临床表现典型,且症状较重。所有病例在病程早期发热 38 ℃以上,41.2％的病例超过 40 ℃,90％以上的病例出现皮疹,持续 3 d 以上,退疹后可有色素沉着和脱屑,61.3％的病例可出现口腔黏膜斑。在军营中暴发的麻疹病例也可有典型的临床表现。于光婉等观察到在一军营中发生 14 例麻疹病例,所有病人均有发热和卡他症状,78％的病例有口腔黏膜斑,所有病人均有典型的斑丘疹,平均出疹 3～5 d。

成人麻疹之所以能出现典型的临床表现与普遍出现病毒血症有关。病毒血症可导致麻疹病毒广泛扩散到各组织,使组织出现典型的麻疹病理改变。Forthal 对 8 例 18～30 岁成人麻疹病人病毒血症持续时间和外周血单核细胞病毒感染的比例进行研究,8 例病人都至少 1 次从外周血单核细胞中分离到病毒。最早感染是在出疹后 2～4 d,出疹后 6～7 d 仍从 4 例病人血标本中分离出麻疹病毒。这似可以解释成人麻疹出现典型临床过程的原因。

4. 合并症

成人患麻疹,如果发生合并症,与儿童麻疹也有所不同。有报道成人麻疹并发肺炎的发生率为 3.3%～50.0%。可有两种类型,一种是巨细胞肺炎,由麻疹病毒所致,常见于病程早期至皮疹消退前;另一种是迟发型肺炎,见于麻疹初期症状消退后,可由腺病毒、单纯疱疹病毒和麻疹病毒本身所致。早期发生巨细胞肺炎后,仍有可能发生迟发型肺炎。也有细菌二重感染的报道,多见于出疹后 5～10 d,表现为退疹时病情突然加重,伴呼吸道症状。常见的致病菌为肺炎球菌、流感或副流感杆菌、化脓性链球菌等。李若旭等比较了成人麻疹病毒肺炎和疑似麻疹并发细菌感染肺炎的胸部影像学,认为胸部 X 线片对成人麻疹肺部感染诊断有一定局限性,胸部薄层 CT 诊断价值更高。许东海等研究肯定了人工智能 HRCT 诊断成人麻疹肺炎中价值,认为人工智能尚无法读出心包积液及胸腔积液等合并症,但其读取 HRCT 与影像科医师读片在肺炎性病变分析与密度差异无统计学意义,且其可自动检出病变,准确性高,可以节省大量时间。

以前儿童麻疹并发肝功能损害者极为少见,近年来关于麻疹肝炎者的报道颇多,尤其是成人麻疹并发肝炎者极为常见,其发生率为 31%～86%。也有人认为这是成人麻疹的特征性症状,而不是并发症。多见于麻疹急性期,即病程的第 5～10 d,类似于传染性单核细胞增多症和甲型病毒性肝炎的临床表现,可有乏力、厌食、恶心、腹胀、腹痛、黄疸、肝脾肿大和肝功能异常等,但预后一般良好。有学者对 52 例成人麻疹性肝炎病例随访 7 年,肝脏在临床和生化方面全部恢复正常。

成人麻疹与儿童麻疹的不同之处,还表现为眼部疼痛较多,但仅有 1% 的病人出现畏光。同时出现骨骼肌疼痛,包括关节和背部的疼痛,并伴肌酸激酶增高。此外,还有并发喉炎、肠炎、心肌炎、听力减退、角膜炎、脑膜炎等报道。在 Giladi 报道的 291 例成人麻疹病人中,约 1/3 的病例出现恶心、呕吐、腹泻、腹痛等。

5. 血常规检查

大部分病人白细胞减少,并有核左移和嗜酸性粒细胞消失。

(二) 妊娠期麻疹和先天性麻疹

妊娠期麻疹罕见,症状通常较重。麻疹病毒可通过胎盘传给胎儿,并可引起流产、早产或新生儿死产,多发生在麻疹出疹期。妊娠早期患麻疹亦可引起胎儿先天性疾病。如果母亲在妊娠晚期感染,则婴儿出生后不久即发病,或带着皮疹出生。妊娠期麻疹可显著增加母亲和胎儿的患病率和死亡率。临近生产时母亲感染麻疹,可致新生儿发生先天性感染和发病。先天性麻疹病情较严重,约 32% 死亡。

1940 年,Dyer 报告 24 例妊娠期麻疹,其中 9 例分娩时正患麻疹,所生下的 9 个婴儿中有 6 个是足月或接近足月,其中 3 个在分娩时或出生后第 2 d 患麻疹,无 1 例死亡。曾有报告 1 例 25 岁的孕妇,临近产期时患麻疹,体温持续在 39 ℃ 以上,卡他症状明显,出现口腔黏膜斑。第 3 病日出麻疹,第 4 病日正值出疹极期时分娩,产程顺利,生一正常男婴,体重 3.65 kg。出生当日注射胎盘球蛋白 2 ml。生后第 4 d 发现婴儿躯干部有淡红色散在斑丘疹,直径 1～2 mm,大小不等,次日皮疹消退,此后 2 d 再现红色斑丘疹,颜面、躯干及四肢均可见到,部分融合,压之褪色。持续 3 d 后皮疹消退,未留色素沉着。婴儿体温一直正常、微咳,大便稍稀,4～5 次/d。未见口腔黏膜斑,咽部轻度充血。经血清学诊断证实,母婴均为麻疹。

Jespersen 等回顾了格陵兰的 10 次麻疹流行情况,收集了 327 名妊娠期感染麻疹的资料,并且随访了其中 252 名妇女的后代。结果发现在预期前三个月感染的孕妇 32% 发生了自然流产,继续妊娠的孕妇中有 9% 为死胎;300 例活产婴儿中有 8 例有先天性畸形。肺炎是产妇妊娠期麻疹常见的并发症。

(三)免疫功能低下的麻疹病人

HIV 感染儿童患麻疹常并发肺炎,且常致命,病死率达 70%。多数情况下,皮疹呈典型表现,也可见不典型皮损或没有皮疹的病例报告。在皮疹不典型,或没有产生抗体的病例,可以通过皮肤活检明确诊断。

五、异型麻疹(atypical measles)

20 世纪 60 年代及以后,美国以 atypical measles 或 atypical measles syndrome 报告了与典型麻疹表现不同的一种特殊的麻疹表现形式。需要指出的是,尽管后期也有在接种灭活疫苗后发生的类似病例报道,但 atypical measles 或 atypical measles syndrome 主要还是针对接种福尔马林灭活麻疹疫苗后再次暴露于野生型麻疹病毒的病人提出的概念,有专著指出其"仅见于"后一种情况。国内早期在介绍这一疾病时,多以"异型麻疹"一名予以介绍。因此,应避免从字面意思上将 atypical measles 或 atypical measles syndrome 直接翻译为"非典型麻疹"或"非典型麻疹综合征",这两个名称在中文语境中容易导致概念过宽的理解,从而将其他类型麻疹,如轻型/免疫修饰型等典型以外的表现形式不加区分地、错误地囊括其中。

异型麻疹病人通常有灭活麻疹疫苗接种史,主要发生于接种麻疹灭活疫苗后 6 个月~6 年,病人常具有年龄超过 1 岁,接种灭活疫苗超过 1 年;当接触自然麻疹,或再接种麻疹减毒活疫苗时,可发生此型麻疹。

我国没有推广过麻疹灭活疫苗接种。1957 年,北京生物制品研究所汤飞凡与北京儿童医院诸福棠等合作,分离出中国第一株麻疹病毒,命名为"麻9(M9)"。汤飞凡主张研制活疫苗,但为了更早有疫苗使用,诸福棠主张先研制死疫苗。当时接种死疫苗的同时加注一支胎盘球蛋白。1957年试制的麻疹死疫苗只供北京儿童医院应急,不能进行生产。因此,使用范围应非常有限。

(一) 历史回顾

20世纪60年代早期对灭活麻疹疫苗的研究表明,多剂注射才能刺激机体产生抗体,且血清中可检测到的抗体水平持续时间短。这些研究之所以能很快获得结果,是因为一些接种灭活麻疹疫苗的受试者仍对麻疹敏感。暴露于自然麻疹病毒后,一些儿童受试者发生典型麻疹,其他人则出现轻症、良性改变的疾病。因此,制定了以下方案:儿童按月间隔接种两剂或三剂灭活疫苗后一个月内,或更长一点时间接种一剂 Edmonston B 麻疹活疫苗(KKL或KKKL)。当时的研究表明,两种方案均能使血清抗体达到良好的水平。1963年麻疹疫苗获得许可后,灭活麻疹疫苗在美国(以及其他国家)大受欢迎,因为其不良反应小,而接种 Edmonston B 株活疫苗后经常有高热反应,偶尔伴有热性惊厥。

1965年,Rauh与Schmidt报道,一些儿童在接种灭活麻疹疫苗2年后,再次接触自然麻疹时会发生一种不常见的疾病。接下来的2年里,其他学者也报道很多接种过 KKL 或 KKKL 麻疹疫苗的人发生了"异型麻疹"。他们都是在异型麻疹发生前4～6年进行了免疫接种。

1963—1968年,美国大约接种了180万剂灭活麻疹疫苗。1968年,灭活麻疹疫苗在美国下架。1968—1980年的12年间,经常有异型麻疹的报道。自1980年,没有再发现更多关于异型麻疹的报道。但20世纪80年代,Cherry发现一名26岁的医生和一名28岁的护士患有此症。成人散发病例可能仍在发生,但由于医生没有认识而被误诊为其他疾病。因此,没有去询问灭活麻疹疫苗接种史,也没有进行特异性抗体检测。1971年,在一次大规模的麻疹流行病学研究中，Cherry 等报道了六名儿童仅接种过麻疹活疫苗，但发生过相对轻的异型麻疹样疾病（atypical measles-like illness）。其他学者也同样发现接种过麻疹活疫苗的儿童或病人发生异型麻疹样疾病。

1967—1978 年，异型麻疹是一种常见疾病。自从 1968 年美国不再提供灭活麻疹疫苗，两个显而易见的事实需要注意：每过一年，潜在的或实际的异型麻疹病人将年长一岁，同时，距离接种灭活麻疹疫苗的时间也增加一年。这两方面的变化引起了普遍关注，由此提出了"该病的临床表现是否会与最初的描述相同"的问题。1981 年，Cherry 认为此病表现稍有变化，但仍可依据最初的描述特征辨别出异型麻疹。

（二）临床特点

异型麻疹的潜伏期与典型麻疹相似，持续时间为 7～14 d。前驱期以突然出现的高热（39.5～40.6 ℃）和头痛为特征，腹痛和肌肉痛也是常见的症状。大多数病人会出现干咳，约 1/3 的病人会出现呕吐。胸膜炎性胸痛和乏力也是常见的症状。尽管有极少数相反的报道，但异型麻疹罕见麻疹黏膜斑。

发病后 2～3 d 开始出现皮疹，首先出现在四肢远端，并向头侧发展。通常，皮疹开始为红色斑疹或斑丘疹。与典型麻疹的皮疹比较，异型麻疹的皮疹呈淡黄色，主要分布于手腕与脚踝，也可波及手掌与足底。皮疹分布范围差异也很大，有些病人仅累及手腕和脚踝，而有些病人累及整个四肢和躯干的下半部。有一种独特的表现形式，皮疹向头侧发展，一般终止于双侧乳头连线。有时少数斑疹、斑丘疹会散发于面部。有些病人的皮疹会变成水泡，直径 2～3 mm，不会像水痘那样结痂，但偶尔瘙痒，病人搔抓会出现抓痕。皮疹通常呈瘀斑或紫癜，荨麻疹也经常出现。四肢水肿常见。

虽然一些病例有鼻炎症状，但鼻炎或结膜炎都不是异型麻疹的典型表现。呼吸窘迫伴呼吸困难和肺部啰音常见，几乎所有病人的 X 线检查都显示肺部受累。大多数病人有肺门淋巴结炎

(hilar adenopathy)和肺炎,胸腔积液也经常发生。异型麻疹的肺炎通常是小叶或节段性,病变呈结节状。虽然最初描述异型麻疹的病程持续约 1 周,但后来发现病程可持续 2 周以上。曾有一个病例的乏力和其他症状持续了一年半以上。

Rauh 与 Schmidt 最初的描述中,一名病人有双相皮疹:疾病初期,暂时性的皮疹提示轻型麻疹;2 周之后,出现更多异型麻疹的皮疹。第二个病例也出现了双相皮疹:患儿最初的病灶是水泡,伴低热;第二次的皮疹是斑丘疹,并伴高热。Zahradnik 等也报道了两例有相似病程变化的年轻病人,他们都接种过灭活麻疹疫苗,X 线显示肺部受累,但并未出现典型皮疹。

异型麻疹临床表现还包括明显的肝脾肿大,感觉过敏、虚弱、麻木与感觉异常。Cherry 教授对青少年和青年人的病例观察发现,与过去的病例相比,皮疹不再那么显著,但发热时间和总体的发病率较前有所增加。放射线检查随访发现,一些病人的结节性肺部病变可持续 1 年以上,其中一名病人病变持续了 6 年。

异型麻疹的麻疹抗体水平具有较好的诊断意义。如果在皮疹出现前或出现时获得血清标本,HI 抗体效价与 CF 抗体效价通常小于 1∶5;病程第 10 d 时二者显著上升,大多数达到 1∶1 280 或更高水平。与此相反,典型麻疹病程第 10 d,二者很少超过 1∶160。

未从任何异型麻疹病人中分离到麻疹病毒,但只有少数研究进行了充分的检测。目前的流行数据表明,异型麻疹不具有传染性。其他的实验室检查对异型麻疹也不具有特异性。病人血沉升高,连续血细胞计数可发现早期白细胞稍有减少,晚期嗜酸性粒细胞增多。

异型麻疹的诊断缺少统一标准。国内也可见病例报告,还可查及异型麻疹流行调查的报告,这些报告中似主要依据出疹顺序异常或皮疹表型异于常见状况,同时结合麻疹抗体 IgM 阳性做出的诊断,没有报道 HI 抗体效价与 CF 抗体效价的具体数值或动态变化,也无病毒分离结果。

(三) 发病机制

原因尚不清楚。一些研究者探究了异型麻疹的发病机制,提出了几种可能的机制,包括全身的阿蒂斯反应(Arthus reaction)、麻疹病毒特异性迟发型超敏反应的异常诱导,以及福尔马林灭活疫苗病毒时,因 F 蛋白变性引起的 H、F 蛋白抗体反应失衡。有研究者认为可能由于接种灭活疫苗不产生呼吸道局部免疫,当再遇到野病毒,可通过呼吸道黏膜屏障进入血流,与体内残存的抗体形成抗原抗体复合物。这种复合物在血管壁沉积后激活补体系统,生成过敏毒素,形成一系列组织病理损害。因而异型麻疹的症状是麻疹病毒感染与变态反应二者相结合的临床表现,是人体对麻疹病毒或疫苗成分产生的迟发性变态反应。也有人认为系血清抗体逐渐下降时,接触多量病毒抗原,形成抗原过剩时的小分子可溶性抗原抗体复合物,此复合物可通过血管壁,沉积在血管基底膜,引起血管周围组织的炎症反应,即阿蒂斯反应。特征是前驱期高热、头痛、肌痛、腹痛,口腔一般无麻疹黏膜斑,2～3 d 后从四肢末端开始出疹,渐向躯干及面部发展,皮疹为多形性,呈红色斑疹、斑丘疹、荨麻疹、紫癜、水疱、多形性红斑等。常伴水肿及肺炎,嗜酸性粒细胞增多,血清 HI 抗体可急剧增高至 1：1 024(自然感染者很少达到 1：160),病毒分离阴性。Polack 等对猴子模型研究发现,异型麻疹是由于先前启动了非增殖性的 2 型 $CD4^+$ T 细胞反应,而不是因为缺乏针对 F 蛋白的功能性抗体。20 世纪 70 年代,Cherry 等在疫苗再免疫研究中发现,有严重局部反应的接种者有明显的针对福尔马林灭活的麻疹病毒的淋巴细胞反应,并且缺乏或仅有很少的 HI 抗体。

六、其他表现

史-约综合征(Stevens-Johnson syndrome)偶尔发生于麻疹病例。其他的表现包括纵隔气肿、皮下气肿、肝炎、阑尾炎、回结肠炎、肠系膜淋巴结炎、宫颈炎、急性肾小球肾炎、角膜溃疡、四肢坏疽。

第三节　并发症

Cherry 等将麻疹并发症定义为由其他微生物感染造成的继发性损害。但在文献中,并非都遵循这一定义。一方面,麻疹合并感染经常发生,通常情况下很难确定一个特定表现是由麻疹病毒,还是由其他病原体所致。另一方面,麻疹急性期后发生的因持续性麻疹病毒感染所致的罕见神经系统疾病通常都是以并发症予以报道。因此,不同研究之间比较,麻疹并发症的发生率和构成比等研究结果常常存在较大差异。

麻疹病例中可高达 40% 的比例发生继发性并发症。这与麻疹病毒感染导致的系统性免疫抑制有关,麻疹病毒感染可以引起记忆 T 细胞和 B 细胞的耗竭,且可持续数周至数月。发病和死亡与病人的营养状况和患病年龄直接相关,5 岁以下儿童和 20 岁以上成人容易受累。常见的并发症包括中耳炎(7%～9%)、肺炎(1%～6%)和腹泻(6%)。约 0.3% 的病人死亡,其中大多数因为并发肺炎。出现皮疹后 2 周内,0.1% 的病人发生急性脑炎,引起发热、抽搐、头痛,甚至昏迷。青少年和成人病人急性脑炎发生率更高,约 1/4 的病人死亡,存活者中约 1/3 留下终身性神经后遗症,如运动障碍和智能迟缓或减退。麻疹还常见合并结膜炎和角膜炎,通常自限,但在维生素 A 缺乏流行的发展中国家病人可能出现角膜溃疡和眼盲,而且可能预示着更严重的感染。这些后遗症正是世界卫生组织推荐使用维生素 A 治疗的原因。急性疾病以后数月到数年,病人可能发生一种罕见的称为亚急性硬化性脑脊髓膜炎的并发症,它是因持续的麻疹病毒感染所致。

一般来说,现在由继发感染引起的并发症远不如抗生素时代之前常见,但没有证据表明少见临床表现较前减少。为了证明这个问题的严重性,1970—1971 年,圣路易斯医院开展了一项调查证明了该问题的严重性。这段时间内发生了一次麻疹大流行,有10 000 例麻疹;8 家医院共有 130 名(1.3%)儿童病人入院,其中66 例肺炎,6 例脑炎,6 例死亡。对其中三家医院麻疹病人的病例进行了仔细回顾,71 名病人中 53 例肺炎,其中 37 例有心肺或其他慢性疾病病史;两名病人有纵隔和皮下气肿;6 名病人有脑炎,其中 3 例发展为严重的神经系统损伤;1 名病人有急性阑尾炎,伴穿孔和腹膜炎;1 名病人有肠系膜淋巴结炎;6 名病人死于暴发性肺炎。在消灭麻疹之前,临床实践中仍要长期保持警惕麻疹及其并发症的问题。

一、肺炎

对于麻疹病毒感染一定要考虑肺损伤,而不要轻易除外。Kohn 与 Koriansky 研究了 130 名麻疹患儿肺部影像资料,结果发现 55% 有肺部浸润,74% 存在肺门淋巴结炎。大多数病例中肺炎在病程早期发生,提示肺部病变的病因是原发病毒感染,而非继发感染。1970—1971 年,圣路易斯麻疹流行,每 150 名麻疹病人就有一例因为肺炎住院。

麻疹肺炎的影像学表现多种多样。病毒性肺炎的特征是双肺过度通气伴弥漫性浸润,常见于肺门。也可有单侧、节段性和大叶性肺炎。Gremillion 和 Crawford 回顾了 1976—1979 年 3 320 名空军新兵中的 106 例麻疹病例。病情多严重,但无死亡病例。30.3% 有细菌感染,17% 的麻疹肺炎病例发生了支气管痉挛(bronchospasm)。一项研究中,7 名麻疹患儿发生了弥漫性的双肺实变,临床表现与成人呼吸窘迫综合征一致。

继发的细菌性肺炎由常见的呼吸道病原引起,特别是肺炎链球菌、流感嗜血杆菌、化脓性链球菌和金黄色葡萄球菌。菲律宾麻疹相关肺炎的研究中发现了其他病毒的合并感染,分离出最多的病毒是副流感病毒和腺病毒。

二、其他呼吸系统并发症

有些研究表明,中耳炎是最常见的并发症,且与年龄相关。美国在使用疫苗前,5％～15％的麻疹病人会发生中耳炎。由于年龄相关麻疹发病率的变化,中耳炎问题已经不再那么严重了。麻疹合并中耳炎的致病菌与非麻疹儿童的中耳炎致病菌相似。乳突炎是在抗生素时代前的常见并发症,现在已不常见。

喉炎和轻度喉支气管炎也经常发生。偶尔发生严重的喉气管、支气管炎,需要气管切开。麻疹相关的细菌性气管炎并不常见。继发性的细菌性颈部淋巴结炎和咽炎也是麻疹常见的并发症。Field 报告 3.2％的儿童期支气管扩张是由于先前的麻疹病毒感染所致。麻疹对结核病情演变也具有不良作用。

三、心脏并发症

麻疹偶尔会发生心包炎或心肌炎。一项研究中,71 名麻疹患儿有一半以上的病例有非特异性、瞬态的心电图异常。在另一项研究中,19％的病人有瞬态但明显异常的心电图,包括 T 波改变、房室传导阻滞和房性期前收缩。虽然麻疹经常合并心脏受损表现,但很少因此出现不良结局。

四、神经系统并发症

麻疹病人经常合并神经系统受损,其发病机制不完全清楚。文献报告中的诊断名称也多种多样,几十年来不同诊断名称一直混用,如亚急性包涵体脑炎(subacute inclusion body encephalitis)与亚急性硬化性全脑炎(subacute sclerosing panencephalitis,SSPE)交替使用。最近,Patterson 总结了对麻疹神经系统并发症的研究,主要诊断名称包括原发性麻疹脑炎(primary measles encephalitis)、急性期后麻疹脑炎(acute post measles encephalitis)、SSPE 和麻疹包涵体脑炎(measles inclusion body encephalitis,MIBE)。

（一）原发性麻疹脑炎与急性期后麻疹脑炎

关于原发性脑炎的很多描述来源于早期文献，随着麻疹发病率明显下降，它已经很少见。早期研究发现，680例临床没有脑炎证据的麻疹病人中，51％在急性或急性期后出现异常脑电图。虽然报告的发病率各不相同，但每1 000例麻疹病例中有0.5～1例临床表现明显的脑炎。1962—1979年，报告的麻疹脑炎与麻疹的平均比率是0.73∶1 000。另一早期估计的发生水平也相似，1 000例麻疹中可能发生1例原发性麻疹脑炎，其中约一半为5～7岁的儿童。有研究指出，大多数原发性麻疹脑炎实际上就是感染后脱髓鞘的表现，也就是急性期麻疹脑炎。

麻疹脑炎最常见的表现是抽搐、昏睡、昏迷和易怒。头痛、不规则呼吸、怪异动作、休克、意识模糊、颤抖和定向障碍的发生率较低。几乎所有病例都在麻疹发病后8 d内出现症状，偶尔有病例在前驱期出现中枢神经系统症状和体征。LaBoccetta和Tornary报告了麻疹脑炎出现以下症状或体征的频率：惊厥56％，嗜睡46％，昏迷2.8％，易怒2.6％。有的研究者报告脑炎病人可表现出多种症状：头痛、呼吸频率和节律异常、抽搐等不自主运动以及定向障碍等。亚急性期可发生小脑共济失调、脊髓炎、球后神经炎、短暂性精神障碍和偏瘫。麻疹脑炎病人的脑脊液检查通常是以单核细胞升高为主、轻度蛋白升高，但葡萄糖水平正常。有研究报告15％病例的脑脊液中没有发现单核细胞增多。多数病人每毫升脑脊液中有10个以上的细胞，主要是淋巴细胞，某些病例每毫升脑脊液中的细胞数高达500个。脑脊液蛋白升高，大多数超过45毫克/毫升。大约50％的病人脑脊液血糖升高到75 mg％以上（本系列研究未报道当时血糖水平）。

报道中，麻疹脑炎的病死率与后遗症发生率有所不同。早期总结61例病人中有7人死亡。LaBoccetta和Tornay报道，1947年以前在一组50例麻疹病人中，病死率是32％；在1947—1957年的观察中，病死率为11.5％。Ziegra报道，一组38例麻疹病人中仅有两例死亡。一般情况下,20%～40%的麻疹脑炎病人康复后有脑损伤后遗症。长期后遗症包括不同程度的迟缓和选择性的脑损伤,反复发作的癫痫、耳聋,偏瘫和截瘫。一名8岁女孩在患麻疹后3周诊断了假性脑瘤。Douglas随访一组没有并发症的麻疹患儿,没有证据表明他们以后的学习能力低于正常儿童。

因认为发病机制上是相同的,所以研究者认为大多数原发性麻疹脑炎实际上就是急性期后麻疹脑炎,都是感染后脱髓鞘的表现。因此,也常以麻疹脑炎(measles encephalitis)一并描述。其实,关于其发病机制的争议还很大。基于对自然麻疹感染后有神经系统表现病人的观察,以及对麻疹脑脊髓膜炎(measles encephalomyelitis)、无神经系统表现和SSPE病人的病理学研究。研究者在麻疹脑脊髓膜炎和无神经系统表现的脑组织中没有在病人的大脑中分离到麻疹病毒或检出麻疹病毒RNA或其他病毒抗原,但在SSPE病人脑组织中都可查到。因此,对该病发病机制的共识是自身免疫性(急性播散性脑脊髓炎 acute disseminated encephalomyelitis, ADEM),不一定需要病毒入侵脑脊液。但是,后期有研究人员在病人的脑脊液和脑中分离到麻疹病毒,表明麻疹病毒可直接参与脑损伤的过程。在鼠麻疹脑炎模型中,可以从脑中直接培养到病毒。这些研究者认为前期之所以没有找到病原学证据,主要是因为当时没有使用现代影像学技术和新一代测序技术。两种机制并不互相排斥,完全可以在同一个病人机体内共同发挥作用。但是,区分两种机制对临床干预具有重要意义,因为是免疫学机制的话,可能会选择类固醇激素治疗。实际上,如果脑白质内有广泛的高密度影,伴或不伴水肿迹象,应考虑静脉注射甲基强的松龙和/或免疫球蛋白进行治疗。

(二)亚急性硬化性全脑炎(subacute sclerosing panencephalitis, SSPE)

SSPE是一种少见的、进展缓慢的、致死率极高的中枢神经系统疾病,主要发生于 2 岁以下麻疹患儿,进展缓慢,从痉挛到认知能力减退和运动障碍,最终死亡。20 世纪早期一些研究者就认识到了这种疾病。1933 年,Dawson 发表文章认为这种疾病是由病毒引起的,而直到 20 世纪 60 年代中期,研究人员才证实麻疹病毒是这种疾病的致病原。当今,SSPE 在一些国家极为罕见,例如美国。但在麻疹仍流行的国家,SSPE 仍相对常见。

1. 流行病学

麻疹疫苗使用前时代,感染野生型麻疹病毒后,SSPE 的人群发病率约为 1/10 万人年;一些发展中国家的 SSPE 发病率远高于发达国家。印度南部 SSPE 发病率高达 21/10 万人年,在巴基斯坦约为 100/10 万人年。巴布亚新几内亚报道的发病率也达到这样的水平。发展中国家使用麻疹疫苗前,自然麻疹病毒感染的几个特征与 SSPE 的发生有关,包括麻疹发病率高,频发于 2 岁以下的儿童。这两个 SSPE 的危险因素,即使不通过疫苗接种预防也能改变。

虽然没有 SSPE 暴发的报道,但所有国家都报道过聚集性病例,提示环境因素或独特的病毒毒株可能引发麻疹后 SSPE。荷兰的 SSPE 流行病学研究显示,一座有 12 万人口的城市,1 年内发生了 4 例 SSPE,即 6 000 例麻疹病例中出现了 4 例 SSPE,发生率是该国其他城市的 10 倍。

麻疹疫苗使用前,美国东南部的 SSPE 发病率大约是其他地区的 5 倍,这也提示环境因素可能参与了 SSPE 发病。此外,麻疹疫苗使用前,美国等发达国家和发展中国家,大多数 SSPE 病例发生于农村地区的儿童,但与这些地区的麻疹发病率无关。虽然 SSPE 病例中白人最多,但 SSPE 似乎没有种族倾向。男性 SSPE 的发病率始终比女性高 2～3 倍。没有证实任何人类白细胞抗原(human leukocyte antigen,HLA)基因型与 SSPE 的发生有关,同卵双胎 SSPE 病例报道得很少。疫苗使用前 SSPE 发生的年龄一般在 6～10 岁,也有人认为其年龄范围为 2～35 岁。能检索到的发病年龄最小 10 月龄,最大为 52 岁免疫力减低的男性。大多数情况下,麻疹病毒感染 4～8 年后发生 SSPE,年长病人(＞10 岁)在麻疹病毒感染后可能较长时间才发生 SSPE。

虽然研究常证明其他危险因素与 SSPE 的发生有关,但最一致结果的是 2 岁前感染麻疹病毒。估计至少 50％的 SSPE 病人有早期麻疹。其他的危险因素包括接触动物。

在建立有效的麻疹疫苗接种方案后,一些国家的 SSPE 发病率下降。普及麻疹疫苗后,荷兰 SSPE 发病率下降了 10 倍,日本也至少下降了 10 倍。需注意接种麻疹疫苗后发生 SSPE 的情况。美国的一项 SSPE 病人的病例对照研究中,52 名 SSPE 病人中有 17 例(32％)在发生 SSPE 前接种过麻疹疫苗。相似地,荷兰也有麻疹免疫后发生 SSPE 的报道,但疫苗相关 SSPE 的发病率低于 1 例/250 万剂疫苗。日本疫苗相关 SSPE 的发病率约 0.9 例/百万剂疫苗。这些研究共同的内在问题是无法在接种疫苗之前识别是否发生过亚临床、野生型的麻疹病毒感染。实际上,亚临床麻疹病毒感染在发展中国家很常见,印度的一项研究表明,有 20％～40％的麻疹病人可能有亚临床或未被识别的感染。

在美国,麻疹免疫的推广显著地降低了 SSPE 的发病率。美国早期的免疫计划推广过程中就发现疫苗接种者出现 SSPE 病例罕见。一些儿童,也许是所有儿童,在接种疫苗之前可能存在未被发现的麻疹感染,SSPE 是由自然麻疹病毒感染引起的,而不是麻疹疫苗。自 2000 年以来,美国没有发现任何 SSPE 病例可以确定是因为接种麻疹疫苗所致。

Bellini 等研究了 1992—2003 年间的 11 例 SSPE 病人脑组织,其中 9 例有麻疹免疫史,但 11 例感染病毒均鉴定为野生型麻疹病毒,与疫苗病毒不一致。推测这些感染发生于 1989—1991 年美国麻疹流行期间。

1989—1997 年,报告了 55 662 例麻疹病例,基于已有数据计算出 SSPE 发病率为 22 例/10 万例麻疹。这一比例比美国以前的估计值高约 10 倍，与发展中国家在疫苗使用前的水平相似。2003—2009 年德国共有 39 例 SSPE 报告，并计算出 5 岁以下儿童的 SSPE 发病率为 1 例/1 700～3 300 例麻疹。

2. 发病机制和病理

SSPE 死亡病人尸检报告显示，大脑皮质有轻微到显著的不同程度病变，有些病例存在脑室增大。组织病理学改变包括少量脑膜细胞浸润，血管周围有淋巴细胞和浆细胞聚集。受累侧的脑组织有 T 细胞的密集浸润和细胞外主要组织相容性复合体（major histocompatibility complex，MHC）Ⅱ类抗原的表达。常可见明显的小胶质细胞和星形胶质细胞增生。SSPE 的特点之一是细胞核内和细胞质出现包涵体。

1965 年通过电镜在尸检组织中发现了副黏液病毒样颗粒。随后，Connolly 等在 SSPE 病人的脑脊液中检测到麻疹病毒抗体，尸检脑组织标本中检测到麻疹病毒抗原。此后不久，几个实验室相继报道从 SSPE 病人脑组织分离出有缺陷的麻疹病毒。病毒只能通过细胞共培养分离出来。总而言之，这些结果表明 SSPE 是由麻疹病毒持续感染大脑所致。

一些 SSPE 发病机制受到了普遍关注，例如宿主对一般感染的异常免疫反应或病毒变异。现有数据表明，SSPE 发病机制可能与两种因素都有关。几项对 SSPE 自然病史的观察与宿主对初始麻疹感染的异常免疫反应一致，包括：①儿童 SSPE 病例长期感染麻疹病毒，表明其无法清除病原；②生命早期获得麻疹病毒在 SSPE 发生发展中非常重要，提示未成熟的免疫系统可能使宿主易于发生持续性感染；③初次感染后很长时间才出现临床疾病也提示先前的保护性免疫反应失败。早期的共识是，SSPE 病人有轻微的细胞免疫缺陷，可以通过皮肤对常见皮肤测试抗原的反应性降低、淋巴细胞对有丝分裂原和麻疹病毒的增殖反应降低和细胞因子产生降低来衡量。但是，随后的研究却未能证实上述共识。现在,大多数研究人员认为SSPE病人暴露于有丝分裂原和麻疹特异性抗原后,可产生强烈的细胞免疫反应。研究表明,SSPE病人脑损伤部位存在多种细胞因子,包括IL-1β、IL-2、IL-6、TNF、不耐热毒素、IFN-γ以及其他免疫激活的标志物。关于SSPE病人的免疫力仍存争议。麻疹病毒与免疫功能低下病人的慢性进行性脑炎(麻疹包涵体脑炎)相关,然而这种疾病的临床病程和组织学表现不同于SSPE。

与SSPE病人对麻疹病毒的细胞反应存在诸多疑问不同,病人对麻疹病毒编码蛋白的抗体反应良好,所有同型抗体在外周和中枢神经系统都有产生。SSPE病人血清中可检测到抗麻疹所有编码蛋白,包括M蛋白(基质蛋白)的抗体。在持续感染时,循环与脑脊液中的抗麻疹抗体升高水平相互矛盾,表明这种疾病可能由免疫介导。有证据表明,抗麻疹抗体可以干扰病毒传播与合胞体形成。Fujinami和Oldstone报道抗麻疹抗体可逆地调节细胞内麻疹病毒编码蛋白的表达,为抗病毒抗体将急性增殖性感染(acute productive infection)转化为慢性持续性感染(chronic persistent infection)的提供了一种机制性解释,麻疹抗原表达减少也可以保护被麻疹感染的细胞,不被免疫识别。这个假设符合下述现象:早期感染麻疹使个体易患SSPE,因为从母体被动获得的抗麻疹抗体不足以预防感染的发生和麻疹病毒的扩散,但足以调节麻疹病毒的表达,这一系列过程使病人容易发展为慢性持续性感染。与这种发病机制吻合的动物模型已有报道。

第二个普遍接受的SSPE发生机制是感染急性期病毒发生突变,获得具有导致持续感染的能力,可能是通过抗原变异,或病毒突变导致病毒蛋白降低到免疫系统可识别水平之下,或细胞嗜性范围的扩大。已反复证明,SSPE病人中枢神经系统的麻疹病毒在复制上存在缺陷。对这些分离株的分析并没有确定SSPE病毒毒株的毒力特征,但提示了几种可能产生病毒突变的机制。大部分研究者的兴趣集中在 SSPE 病人脑组织移植培养物中的 M 蛋白表达降低。这种病毒表型与 SSPE 病人抗 M 蛋白抗体产生减少一致,提示这些病人可能产生亚阈值的抗原。虽然最初是将 M 蛋白表达减低视为 SSPE 病人突变麻疹病毒持续感染的机制,但随后的研究表明,这只是与 SSPE 相关的麻疹病毒毒株诸多突变表型之一。

进一步研究揭示了几种有利于产生麻疹病毒突变的机制。与其他病毒 RNA 聚合酶一样,麻疹病毒 RNA 聚合酶也没有校正功能,经常错误地融合核苷酸。因此,规律性出现的突变子代病毒,可以由宿主免疫反应选择,或者由其宿主细胞嗜性范围的扩展来选择。除了 RNA 病毒这种遗传多样性的一般机制外,麻疹病毒还表现出偏向性超突变(biased hypermutation)和最近被称为 A/I 超突变现象。这种突变事件导致丛集的 U(尿苷)向 C(胞苷),或 A(腺苷)向 G(鸟苷)突变,可能是由于新的宿主衍生的称为双链 RNA 解旋酶的作用结果。此酶活性可引起基因组 RNA 和 mRNA 形成的双链 RNA 分子中的肌苷取代 A 残基,随后肌苷修饰基因组链的复制导致 C 取代 U。在 SSPE 病人脑组织分离的麻疹病毒基因组中发现了上述突变事件的证据,其中,M 编码序列可能的 266 个 U 残基中多达有 132 个转变为 C。

研究表明,M 基因是麻疹病毒突变最严重的基因,通常出现提前终止密码子。研究人员强调这种遗传变异机制在裂解和持续感染过程中起作用,突变体持续存在必须如此,以获得生长优势,例如逃避宿主免疫反应。M 基因的频繁突变表明,麻疹病毒可以默许 M 蛋白发生广泛基因改变,但仍可在中枢神经系统的细胞内复制。超突变麻疹病毒基因组在 SSPE 病人脑内存在克隆传播与这一假说一致。Kweder 等发现 B3 基因型病毒毒株与 SSPE 病例无关。这些 B3 株的 M 蛋白没有 PEA 基序(motif)。麻疹病毒其他基因也表现出改变功能的突变,包括编码血凝素(hemagglutinin,H)蛋白的基因。该蛋白的突变限制了麻疹病毒复制周期中血凝素在细胞表面的表达,但不影响其功能。由于 H 蛋白在细胞表面表达有限,感染这种表型的细胞可能很难被免疫系统识别,但仍有足够的活动功能,允许突变病毒通过细胞融合机制在中枢神经系统内传播。因此,产生能诱发疾病并导致持续性感染的麻疹病毒,是遗传多样性的病毒策略加上宿主免疫反应的选择性压力,二者共同作用的结果。

3. 临床表现

Cherry 等将 SSPE 病程分为Ⅰ、Ⅱ和Ⅲ三个阶段。发病初期是一段进行性心理智力障碍时期,包括情绪不稳、在校表现的恶化、多动或嗜睡、抑郁,偶尔有意识改变。虽然回顾性追查通常可以确定 SSPE 发病时间,但很多时候表现微妙,父母或医生无法早期发现。体格检查多种多样,缺乏特异性。少数病人存在一种特殊的色素性视网膜病变。Ⅰ期时长有所不同,具体取决于临床分期系统,但在大多数病例中,该阶段相对较短,通常持续不到 6 个月。荷兰的系列研究中,与小于 10 岁的病人相比,老年病人的Ⅰ期持续时间似乎更长。病情加速发展进入Ⅱ期。

Ⅱ期以各种惊厥和运动障碍为主要特征。运动障碍非常明显,从发作性运动能力下降(akinetic drop attacks)到剧烈的肌阵挛性抽搐,具有明显的刻板性和节律性,此阶段的后期可能会出现僵硬或痉挛。锥体外系表现,如舞蹈和弹道运动、基底节异常的帕金森病表现已有报道。智力持续恶化,但这一期病人接受能力可正常。有报道表明高达 50% 的Ⅱ期病人有视网膜的异常表现,包括视神经萎缩。此期持续时间相当长,50% 的病人持续时间超过 6 个月,20% 的病人超过一年。

进展到Ⅲ期时,可由于肌阵挛频率增加,病人出现痉挛或僵硬、去大脑或去皮质姿势。下丘脑功能障碍突出,有高热、出汗、面色苍白和潮红。晚期病人大脑皮质活动迅速减少,常进入昏迷状态。这一期持续时间相对较短,大多数病例持续不到 6 个月。尽管脑干或下丘脑内的主要结果破坏可致死亡,但死亡通常与植物状态的并发症相关。

大多数 SSPE 病人病程都有上述三期表现。但也有一部分病人病程演变无法预估。5％～10％的病人生存期延长至数年。这些病人可能进展到Ⅱ期或Ⅲ期，病情稳定在一定状态，而不进一步恶化，或出现周期性的、有时致命性的疾病加重。与此相反，约10％的病人表现为暴发性、快速进展的病程，病程持续时间不超过3 个月。

文献中还存在其他不同的 SSPE 分期方案。最近，Patterson 在综述中介绍了另外两种不同的分期方案，其中 1969 年 Jabbour 等提出的分期方案使用较为广泛，1979 年 Risk 和 Haddad 提出了一种改良的分期方案，引入了早期方案中没有包含的细节信息。这两种分期系统的具体信息参见表 3-3-1。

表 3-3-1　两种 SSPE 临床分期系统的比较

Jabbour 等提出的 SSPE 分期方案(1969)		Risk 和 Haddad 改良的 分期方案(1979)	
分期	临床表现	分期	临床表现
1 期	脑活动表现（精神、行为）易怒、情绪化、嗜睡、健忘、冷漠、退缩、流口水、言语退步、口齿不清	0 期	轻微的精神智力症状，家庭成员容易忽略 a 与先前基本状况相比，细微的不明确变化 b 细微但明确的缺陷
2 期	抽搐，运动症状 头、肢、躯干肌阵挛；躯干和四肢不协调；运动障碍-手足徐动的姿势、动作和震颤	1 期	引起家庭成员注意的明显精神智力和/或非特异性神经症状
3 期	昏迷，角弓反张 对刺激无反应，伸肌张力亢进，去脑强直，不规则伴鼾声的呼吸	2 期	刻板性发作（stereotyped attacks） a 发作时病人未倒地 b 发作时病人倒地，但不至于卧床不起 c 发作时病人倒地且卧床不起

Jabbour 等提出的 SSPE 分期方案(1969)		Risk 和 Haddad 改良的 分期方案(1979)	
分期	临床表现	分期	临床表现
4期	缄默症(mutism)，大脑皮质功能丧失，肌阵挛 　病理性的笑、哭，好奇眼神，上肢和下肢屈曲，张力减退，头扭向一侧，偶尔肢体肌阵挛，易被噪声惊吓	3期	自主性精神运动状态
		4期	改善： 　a 适度改善(modest) 　b 明显改善(substantial)
		5期	复发

4. 实验室结果

确诊 SSPE 需要结合实验室检查和临床病程评估两方面的内容。确定麻疹与 SSPE 的关系前，脑电图（EGG）检查对诊断有帮助。经典的 SSPE EGG 模式为周期、同步、双侧放电，频率为 $2 \sim 20$ s。放电包含高频振幅多向慢波波群，常由两个或更多的 δ 波组成。通常，脑电图背景被抑制，从而产生常见的突发抑制模式。EGG 对预测 SSPE 病情进展几乎没有帮助。需要注意的是，有些 SSPE 病人的 EGG 缺乏典型表现，甚至其他异常也没有。此外，出现周期性广义快波暴发时也应该考虑 SSPE。

影像技术的发展对 SSPE 的诊断帮助很大。超过 50% 的 SSPE 病人 CT 扫描异常，但缺乏特异性表现。疾病后期，皮质萎缩常是 CT 扫描的一个突出表现。MRI 显示与炎症一致的局灶性病变，通常出现在脑白质、大脑的多个区域。有些病例的 MRI 异常表现与临床症状密切相关，而另一些病例的 MRI 检查结果与表现并不相关。脑活检一直是诊断的重要手段，尽管开展起来存在诸多困难，但诊断不典型病例时仍需考虑。

针对疑似 SSPE 病人,最有效的实验室检查可能是脑脊液检查。SSPE 病人脑脊液检查可见正常至轻微的蛋白水平升高,其中 γ-球蛋白一定升高,而且 γ-球蛋白升高几乎完全是因为免疫球蛋白升高所致。进一步研究表明,20%～40% 的脑脊液 IgG 为寡克隆,其中包含抗麻疹抗体。对于临床表现相符的 SSPE 病人,这一检测结果可以作为其病因学证据。尽管 IgM 抗麻疹抗体的发现仍存在争议,但在脑脊液中发现了所有麻疹同型抗体。因为脑脊液中抗麻疹抗体,包括寡克隆抗体水平均升高,所以多认为这些抗体仅在中枢神经系统内产生,是对麻疹病毒持续复制的反应。脑脊液的其他表现包括正常的葡萄糖水平和轻微的以淋巴细胞为主的细胞增多。SSPE 病人的循环抗麻疹抗体水平正常或升高;有些病例抗体反应具有克隆限制。

5. 治疗

已证明 5-溴-2'-脱氧尿苷、转移因子、利巴韦林、金刚烷胺几乎没有治疗价值。20 世纪 70 年代引入抗病毒药物肌苷,并认为其体内外均具有抗病毒活性,但仍存争议。一些研究表明,肌苷治疗可使 50%～60% 的病人病情稳定、延长生存期或临床好转。一项大型研究中有 98 名 SSPE 病人连续接受治疗,并比较了他们与 500 例记录对照病例(historical controls)的生存时间,结果显示,接受治疗病人的中位生存期为 3.2 年,对照组为 1.2 年,但是记录对照的应用受到质疑;该研究还表明,肌苷治疗对进展缓慢的 SSPE 病人效果更好。其他的研究并未显示肌苷有任何功效。某些病例使用肌苷和鞘内注射 IFN-α 似乎可短暂改善病情。IFN-β 联合肌苷可能对 SSPE 病人有益。其他治疗方法可能对儿童有一定益处,包括左乙拉西坦、利巴韦林、金刚烷胺、新密替丁、皮质类激素、血浆置换和静脉注射免疫球蛋白。有关 SSPE 的治疗还可参见本章第六节。

(三)麻疹包涵体脑炎(measles inclusion body encephalitis, MIBE)

相当一段时间内,亚急性包涵体脑炎与 SSPE 相互混用,现在已经很明确,有一组病人,尤其是有免疫抑制病人可能出现一种与SSPE 极为相似的疾病,但病程进展更为迅速,经常以难治性癫痫起病,Deysdale 等建议以 MIBE 诊断该病。他们报告了一例正在接受化疗的急性淋巴细胞白血病的 4.5 岁女孩,出现神经症状后2 周即死亡;病人存在脑萎缩,神经元坏死,神经元和皮质、基底节、小脑胶质细胞核内出现嗜酸性包涵体,有小胶质细胞增殖证据。因为病程进展迅速,且比较而言白质未受损,建议使用 MIBE这一名称,而不用 SSPE。除了有血液肿瘤病人中有 MIBE 报告,还见于肾移植后免疫抑制、无明显免疫抑制、获得性免疫缺陷综合征病人。有学者总结既往病例报告,认为细胞免疫缺陷患儿在有急性麻疹后 5 周到 6 个月期间可能出现麻疹包涵体脑炎,可出现不伴发热的精神状态变化和抽搐,超过 80% 的死亡出现在一周内。

需要注意,MIBE 和 SSPE 都检测不到针对病毒 M 蛋白的抗体,提示两者具有相似的发病机制。多年来,麻疹病毒如何在中枢神经系统传播,一直不清,因为神经元不表达可以识别麻疹病毒的受体。最近研究证明,麻疹融合蛋白(F 蛋白)变异导致暴露于麻疹病毒的神经元中 F 蛋白前融合形式的不稳定,导致细胞之间发生过度融合,形成合胞体,并允许病毒在神经元之间传播。理论上,融合抑制剂可治疗 MIBE 和 SSPE。

第四节 实验室检查及其他检查

一、血常规

白细胞总数前驱期稍增多,出疹期减少,淋巴细胞比中性粒细胞减少更多,可能是因这些细胞受麻疹病毒侵袭所致,但淋巴细胞仍占多数。如果白细胞增多,尤其是中性粒细胞增加,提示继发细菌感染。若淋巴细胞严重减少,常提示预后不良。

二、鼻咽部脱落细胞检查

清洁鼻腔后,以软棉拭子经鼻腔取鼻咽部黏膜的脱落细胞(柱状纤毛上皮细胞)涂片,经95％酒精固定15～30 min后,用吉姆萨或苏木素-伊红染色,在普通光学显微镜下观察。麻疹前驱期和出疹2 d内的病人标本中均可找到数量不等的多核巨细胞、核内及浆内的嗜酸性包涵体。5～7 d后,患者鼻咽部的多核巨细胞迅速消失,但数日后在病人尿沉渣的脱落细胞涂片中仍可见到多核巨细胞及包涵体。此法简便,一般40 min即可得到结果。但这种方法目前已经很少使用。

三、病原学检查

1. 病毒分离鉴定

前驱期和出疹期病人的鼻咽分泌物、眼结合膜分泌物、血液、尿标本培养于多种原代细胞(如人胚肾、狗肾、人羊膜等细胞)和传代细胞(如Vero、Vero/SLAM、Hela、Hep - 2等细胞),可分离出麻疹病毒。用于病毒分离的呼吸道标本(口咽拭子、鼻咽拭子或者鼻咽吸出物)和尿液标本要在出疹后尽快采集,出疹后5 d内,尤其1～3 d内采集的标本,阳性率更高。

病毒鉴定的方法有以下四种。

(1) 间接免疫荧光法(indirect immunofluorescence assay, IFA):使用单克隆抗体检测受感染细胞中的麻疹病毒的核蛋白。将受感染细胞固着在载玻片上,加抗麻疹单克隆抗体,后者与荧光素标记的抗-抗体结合,结合体可在荧光显微镜下观察到。

(2) 动物敏感实验:一般情况下麻疹病毒仅能感染人和猴等灵长类动物。若将新分离的麻疹病毒接种猴可引起轻度症状,接种10～14 d后,部分猴可见轻度皮疹,一般不发热,有的白细胞略减少,2周后抗体开始升高,3～4周达高峰。

（3）血细胞吸附现象：在感染麻疹病毒的细胞培养管，当细胞病变将出现或刚出现时，加入 1‰猴红细胞，置 4 ℃ 30 min 即呈现血细胞吸附现象，并能被特异性抗血清所抑制。

（4）血清学鉴定：通过麻疹病毒的标准免疫血清做中和试验、血凝抑制试验和补体结合试验对培养的病毒进行鉴定。

2. 病毒抗原检测

取早期病人鼻咽分泌物、血细胞及尿沉渣细胞，用免疫荧光或免疫酶法查麻疹病毒抗原，如阳性，可早期诊断。上述标本涂片后还可见多核细胞。

3. 核酸检测

利用核酸分子杂交或反转录聚合酶链反应（RT - PCR）以及核酸序列分析等技术，可以对麻疹病毒的遗传物质，即病毒核酸进行定性或定量检测，是一种非常敏感和特异的诊断方法，对免疫力低下而不能产生特异抗体的麻疹病人，尤有价值。同时有助于开展麻疹病毒的分子遗传、分子流行病学等内容的研究。

四、血清学检测

麻疹疫苗使用时代，麻疹的临床表现常不典型，没有实验室检测，明确诊断常较困难。病毒病原学检测常需要一些特殊的设备和技术，普及程度较差。同时，为调查疫苗接种后的效果，以及了解人群免疫水平，都需要开展血清学检测。用于麻疹细胞免疫的检查方法有淋巴细胞转化试验、巨噬细胞移动抑制试验、花环形成试验等，由于操作复杂、敏感性差，除用于实验室研究外，临床上很少应用。目前临床上主要采用抗体检测方法，通常检测血标本中麻疹特异性 IgM 抗体，其在病后 5～20 d 最高，IgM 抗体阳性结合临床表现一般即可确诊麻疹。血清 IgG 抗体大约在病后 14 d 出现，4～6 周达高峰，恢复期较急性期增高 4 倍或 4 倍以上可诊断麻疹，但要采集双份血标本，病后 1 年 IgG 抗体约降至峰值的 1/4。因为多种原因可能导致实验结果的差异，所以 WHO 扩大免疫规划（EPI）规定了血清学测定的标准方案，并用麻疹抗血清国际标准进行核对。尽管国际参考血清的使用将有助于标准化，但因为测试的抗体是不同麻疹抗原或抗原决定簇的抗体，不同测试方法的结果难以比较。现将几种主要的免疫学方法及结果分析介绍如下。

1. 酶免疫测定法（enzyme immunoassay，EIA）

EIA 是将抗原抗体反应的特异性和酶催化的高效性作用相结合的一种微量分析术。该技术通过化学方法将酶与抗体或抗-抗体结合，形成酶标记物，结合在免疫复合物上的酶，在遇到相应的底物时，则催化底物产生水解、氧化或还原等反应，而生成可溶性或不溶性有色物质。然后根据显色的深浅来反映待测样品中抗原或抗体的含量。常用的酶是辣根过氧化物酶（horseradish peroxidase，HRP）和碱性磷酸酶（alkaline phosphatase，AKP）等。

酶联免疫吸附试验（enzyme linked immunosorbent assay，ELISA）是酶免疫测定中应用最广泛的技术。其基本方法是将已知的抗原或抗体吸附在固相载体表面，使抗原抗体反应在固相载体表面进行，用洗涤的方法将液相中的游离成分去除。ELISA 方法有很多种，其中间接法和抗体捕获法是最常用的麻疹抗体检测方法。

（1）ELISA 间接法：将麻疹病毒抗原吸附在固相载体上，加入待检血清标本，存在于血清中的特异性 IgG 抗体与麻疹病毒抗原结合，再加入酶标记的抗人 IgG 结合物检测，洗去未结合的物质，加入底物显色，根据颜色的有无或者深浅，定性或者定量检出特异性抗体。

（2）抗体捕获 ELISA 法：以特异性的抗人 IgM 抗体包被载体表面，加入待检血清标本，孵育后洗涤，随后顺序加入麻疹抗原与酶标记的抗麻疹特异性抗体一起孵育，加入底物显色。检测麻疹 IgM 抗体可作为近期感染诊断的依据。由于检测 IgM 只需采 1 次血，在出疹后 1～2 d 开始出现，在病后 1～2 周的阳性率最高，方便基层使用。

2. 化学发光法(Chemiluminescence Immunoassay，CLIA)

CLIA 是临床上用于定量检测抗体的方法之一，已被广泛应用于临床，在麻疹的诊断及人群麻疹抗体水平的调查中起重要的作用。其原理为反应试剂 A 和 B 反应生成的激发态产物，处于激发态的物质不稳定，很快跃迁到较低的能量状态(例如基态)，同时将能量以光(通常为可见光)的形式发射出来。根据激发态物质产生的方式可以将其分为两类：一种是有体系中的反应物发生化学反应直接生成激发态的产物；另一种则是体系内存在的易于接受能量的荧光物质，获得化学反应释放的能量后转变成激发态。

化学发光法具有灵敏度高、设备简单、操作方便、线性范围广、分析快、也便于实现自动化等优点，故许多诊断方面的试剂，采用的方法多数为化学发光。其缺点是选择性差，并不是针对单个的某一化合物反应，而是对一个系列的化合物做出反应；另一个缺点是化学发光的发射强度依赖于各种环境因素，在不同的环境体系中，发射强度和时间的曲线有较大的差别，所以必须严格控制外界的各种因素。de Ory 等分析比较了 CLIA 法和 ELISA 法在检测麻疹 IgG 和 IgM 抗体方面的差异，结果显示 CLIA 法表现出了优异的灵敏度和特异度，值得推广使用。

3. 微中和 RT - qPCR 试验(microneutralization RT - qPCR assay，MN - RT - qPCR)

Alvarado-Facundo 等描述了一种基于反转录定量 PCR(RT - qPCR)的麻疹病毒中和抗体微量中和试验方法。该方法依赖于病毒感染的细胞中产生的裂解物，这些裂解物可以通过 RT - qPCR 进行直接分析，从而绕过与样品 RNA 提取和纯化相关的限速程序，是一种高通量、快速、灵敏、特异且稳定的抗麻疹病毒 IgG 微中和试验。试验结果与蚀斑减少中和试验获得的结果相当，敏感性 95%、特异性 100%。该法检测麻疹中和抗体水平可以提供个体免疫信息，提高群体免疫估计值，确定麻疹易感个体进行免疫接种,促进麻疹免疫监测。

4. 血凝抑制试验(hemagglutination inhibition,HI)

原理为病毒表面存在血凝素抗原,猴红细胞上有麻疹病毒受体,遇到麻疹病毒可产生凝集现象。若将抗体与病毒(血凝素)预先温育后再加入红细胞则不产生凝集,称为血凝抑制。定量血凝素与不同稀释度抗体(血清)作用后能完全抑制血凝的最高血清稀释度,即为抗体效价。HI试验主要是检测麻疹H蛋白的抗体,并检查麻疹病人急性期和恢复期血清抗体滴度,具有诊断价值。该试验特异性强,操作也较简单,是测定麻疹抗体的一个较好的方法,但在试验中需用猴血球,同时敏感性也不够满意,不便推广使用。

5. 中和试验(neutralization test,Nt)

中和试验原理为抗体与相应的病毒粒子特异性结合,使后者失去对易感动物或细胞的致病力。该试验以测定抗病毒血清的中和价,将待检血清2倍递增稀释,加等量已知毒价的病毒液。其敏感性与病毒的攻击量及病毒材料中所含感染性颗粒与无感染性颗粒的多少密切相关。为此要求用于中和试验的病毒必须新鲜制备,所含的无感染性颗粒越少越好。Nt试验比HI试验敏感,由于所用抗原是完整的活病毒颗粒,因此所测的抗体是针对麻疹病毒两种抗原的防御性抗体,能真实地反映机体抵抗麻疹的体液免疫水平。其特异性和敏感性最高,但操作复杂、费时,费用高,未能推广使用。

6. 补体结合试验(complement fixation,CF)

补体结合试验原理是用免疫溶血机制作指示系统,来检测另一反应系统抗原或抗体的试验。如先加入抗原抗体反应系统和补体,若反应系统中存在待测抗体(抗原),则抗原抗体发生反应后可结合补体,再加入指示系统(绵羊红细胞与相应溶血素)。由于反应中无游离的补体,不出现溶血,为该试验阳性;反之,为阴性。该试验主要检测麻疹N蛋白的抗体,敏感性、特异性均较高,但由于其操作繁琐、影响因素多、耗时长等原因而未能被广泛应用。

7. 蚀斑减少中和试验（plaque reduction neutralization test, PRN）

蚀斑减少中和试验是检测血清中和抗体的一种敏感性较高的方法，其操作原理与传统的血清中和试验大致相同，试验以使蚀斑数减少 50% 的血清稀释度作为其效价。试验使用定量的病毒（100 PFU）与不同稀释度的等量血清混合，接种预先准备好的单层细胞，再覆盖上营养琼脂置 37 ℃ 二氧化碳培养箱培养，数天后分别统计蚀斑数，用 Karber 法计算该血清的蚀斑中和效价。由于该试验操作比较繁琐，目前国内极少应用。

8. IgM 的其他检测方法

检测特异性 IgM 是麻疹早期的特异诊断方法。

（1）凝胶过滤法：也称分子排阻层析或分子筛层析，这是根据分子大小分离蛋白质混合物最有效的方法之一。其方法为血清在洗脱缓冲液（pH 为 7.2 之三羟甲基氨基甲烷- HCl）透析。置于含葡聚糖 G - 200 的 2.5×100 cm 的层析柱上进行分层凝胶过滤。用紫外分光光度计测定并记录各层光密度。收集第一层和第二层全部内容物分盛 2 个容器内，然后在透析管中，置 4 ℃ 蒸发浓缩至原来容量的 1/2。浓缩部分再经洗脱缓冲液透析。最后用醋酸纤维膜凝胶扩散法和免疫电泳法与特异的抗血清作用，测定血清中免疫球蛋白成分。从葡聚糖 G - 200 层析柱收集来的特异性血清，经免疫扩散试验证明，第一层免疫球蛋白主要是 IgM，其中也可能有少量的 IgG。而第二层免疫球蛋白主要是 IgG。

（2）2 -巯基乙醇（2 - ME）的处理法：由于 2 - ME 能破坏 IgM 而对 IgG 无作用，所以可通过 2 - ME 来处理血清，以确定是否有 IgM。方法是将 0.2 mol/ml 的 2 - ME 与等量的血清混合，放 37 ℃ 30 min，与未经 2 - ME 处理的同一份血清，同时进行血凝抑制试验。若经 2 - ME 处理后，HI 抗体滴度明显下降，说明该血清中有 IgM 存在。用 2 -巯基乙醇（2 - ME）处理前后的 HI 抗体滴度下降 50％以上可作为特异性 IgM 存在的指标，但只有在血清中存在较高滴度 IgM 时才能显示阳性结果，故在病程早期往往难以获得。

（3）葡萄球菌 A 蛋白（Staphylococcal protein A，SPA）吸附试验：是根据 SPA 能与多种动物 IgG 的 Fc 段结合的原理，用 SPA 标志物显示抗原与抗体结合反应的免疫检测实验。IgG 的 Fc 段与 SPA 结合后，两个 Fab 段暴露在葡萄球菌菌体表面，仍保持其正常的抗体活性和特异性，当与特异性抗原相遇时，出现凝集现象。该试验方法简便，但敏感性欠佳，未能广泛应用。

9. 其他试验

由于免疫学的迅速发展，还有其他试验曾用于麻疹的血清学检测，如放射免疫测定法、溶血试验（haemolysis-in-gel，HIG）、抗溶血素（antihemolysin，AH）试验、斑点免疫结合试验（dot immunobinding assay，DIA）、被动血球凝集试验（passive hemagglutination assay，PHA）、免疫粘连血凝（immune adherence hemagglutination，IAHA)试验、血溶（haemolysis，HL)抑制试验、间接混合酶免疫试验（indirect mix enzyme immunosorbent assay，IMEIA）等。但因种种原因，均未能常规应用。

10. 麻疹抗体的检测结果分析

详见表 3 - 4 - 1。

表 3 - 4 - 1　麻疹 IgG 和 IgM 抗体结果分析

IgM 结果	IgG 结果	既往免疫或感染史	现免疫或感染情况	评论
＋	＋/－	无免疫史、无麻疹发病史	最近接种第 1 针麻苗	阳转[*]
＋	＋/－	无免疫史、无麻疹发病史	野病毒麻疹感染	典型麻疹，阳转[*]
＋	＋/－	已接种，但基础免疫失败	最近接种第 2 针麻苗	阳转[*]

IgM 结果	IgG 结果	既往免疫或 感染史	现免疫或 感染情况	评论
－	＋	已接种,IgG＋	最近接种第 2针麻苗	IgG 抗体水平保持或 升高
＋	＋	已接种,IgG＋	野病毒毒株 感染	无症状或轻微症状
＋	＋	最近接种	暴露于麻疹 野病毒感染	无法区别是疫苗或野 病毒感染,根据流行病 学评估**
＋/－	＋	既往有麻疹 感染	野病毒麻疹 感染	无症状或轻微症状, 易漏诊

注：* IgG 的结果与标本的采集时间有关；** 如 IgM 阴性,有助排除野病毒麻疹感染。

五、其他检查

胸部影像学:肺炎是最常见的麻疹并发症之一。Albarello 等对 290 例血清学证实的麻疹病人进行分析,52％(150/290)的病人有呼吸道症状,因此接受了胸部影像学检查,其中 114 例(76％)影像学诊断为肺炎,88.5％(101/114 例)的影像学特征为支气管/细支气管壁增厚,可伴有小叶中心结节、或磨玻璃样小叶增厚、或小叶间隔增厚、或实质性胸膜实变。101 例病人中,29 例(29％)胸部 X 线检查的结果显示病变轻微。150 例病人中,17 例(11％)患有急性进行性呼吸系统疾病,14 例兼有间质和肺泡病变(6 例合并胸腔积液)。

脑部影像学:SSPE 的脑实质受累程度主要通过核磁共振 MRI 评估。文献报道 SSPE 临床表现与 MRI 受累部位之间无明显的相关性。MRI 表现取决于疾病持续时间。文献报道,SSPE 患儿的脑部受累通常由顶枕叶开始,主要表现为顶枕叶的不对称性异常信号;随疾病进展,逐渐累及额叶皮质及皮质下白质,继而累及深部脑白质,如侧脑室周围白质;疾病晚期,可累及基底节区、丘脑、胼胝体及脑干等部位。患儿主要以累及白质为主,皮质相对较少,偶见海马受累且通常在疾病晚期出现。超过50%的SSPE病人伴有CT的异常,但这种改变是非特异性。疾病后期CT扫描可发现明显的皮质萎缩,其实在异常信号出现时脑萎缩就已开始,随疾病进展逐渐加重。大脑萎缩及小脑萎缩均可见,但关于小脑萎缩的报道很少,大脑萎缩以皮质萎缩为主,小脑萎缩均伴有大脑萎缩,且小脑萎缩通常晚于大脑萎缩,可出现小脑中脚受累。Yilmaz等报道了16例SSPE的患儿,用正电子发射计算机断层扫描(positron emission tomography, PET)评估其脑部代谢,发现于病程早期已经出现了小脑代谢减低。Lee等报道了6例麻疹合并脑炎的患儿MRI特点:所有病人入院后1~4 d的初始MRI均显示明显的非特异性改变,白质、皮质和纹状体有多处、双侧、对称性损害,皮质损伤累及额叶、顶叶、颞叶和枕叶皮质。5例病人双侧丘脑损伤。所有病人的病灶分布都相似。1~12个月后,磁共振显示4例病人伴有脑软化和邻近侧脑室增大,脑萎缩和脑室进一步扩大。

脑电图:SSPE病人有典型脑电图改变,发作性每秒2~3次高波、双相波同时出现;也有病人表现为慢活动每几秒伴随三项复合形高电压。不同的临床分期表现出不同的脑电图特点:第Ⅰ期为人格改变、情绪不稳、学习成绩下降及行为异常,可持续数月;EEG可表现为正常或非特异性慢波。Yilmaz等报道疾病初期如发现正常EEG时,可在做图过程中加用咪达唑仑及地西泮,EEG显示典型周期性图形。第Ⅱ期出现运动障碍、癫痫发作、视觉异常及严重的语言、智力衰退,以肌阵挛性抽搐最具特征性。EEG为特征性周期性波,即300~1 500 μV高波幅多形性慢波、尖慢复合波持续0.5~2 S,间隔4~15 S周期性发放。第Ⅲ期出现全身强直、角弓反张,最后渐入昏迷,常伴有自主神经功能紊乱。EEG为背景活动失节律及高波幅慢波。第Ⅳ期为终末期,大脑皮质功能完全丧失,呈植物状态,最后衰竭死亡。EEG进一步恶化,节律更差,波幅下降,强声和光刺激未见反应。SSPE周期性复合波可出现在病程的任何阶段,多见于中期(Ⅱ、Ⅲ期)。

脑脊液检查:麻疹合并脑炎时,通常显示轻度的细胞数增多,以单核细胞为主,蛋白轻度升高,糖水平正常,与一般脑炎相似。SSPE病人绝大多数脑脊液压力和糖基本正常,细胞数略增加,蛋白质含量正常或略有增高,但γ-球蛋白比例明显升高,占脑脊液蛋白成分的20%以上。血浆和脑脊液中抗麻疹病毒抗体增高对确诊SSPE有重要意义。

第五节　诊断与鉴别诊断

一、临床诊断

典型麻疹诊断较为容易,主要依据流行病学史(出疹前7～21 d内有麻疹流行地区居住或旅行史,或者此时间段内接触过麻疹病人)和临床表现即可临床诊断。易感人群出现皮疹(时间至少3 d)伴发热(热峰≥38 ℃)、眼结膜充血、畏光、流泪、咳嗽、喷嚏、流涕等呼吸道卡他症状时,应考虑麻疹的可能;如同时有上述流行病学史或在口腔发现麻疹黏膜斑,即可临床诊断。临床表现不典型的麻疹诊断比较困难,主要依赖于分离麻疹病毒、测定血清抗体、分子生物学等实验室检测来明确诊断。对这些病人来说,追问和追踪流行病学史,明确与其密切接触者中是否出现麻疹病人对诊断有重要意义。

明确麻疹诊断的基础上,如出现下列情况应考虑重症或少见类型麻疹。①持续高热40 ℃以上,全身感染中毒症状重;②出现循环衰竭或心功能衰竭表现,如面色苍白、发绀、四肢厥冷、心音弱、心率快、血压下降等;③皮疹融合成片,为出血性,形成紫斑,同时可有内脏出血;④出现呼吸困难等呼吸系统严重并发症;⑤伴惊厥、昏迷等神经系统受累的表现。

二、实验室检查

（一）病毒分离

前驱期和出疹期病人取呼吸道分泌物、鼻咽分泌物、眼结合膜分泌物、血液、尿液等标本可分离出麻疹病毒，然后用免疫荧光法等加以鉴定。用于病毒分离的呼吸道标本和尿液标本应在出疹后尽快采集，出疹后 5 d 内，尤其 1～3 d 内采集的标本，阳性率更高。

（二）核酸检测

对从咽拭子或尿液标本中提取的 RNA 进行逆转录多聚酶链反应(RT‑PCR)扩增，选用麻疹病毒高度保守的区域作为引物。核酸检测是一种非常敏感和特异的诊断方法，对免疫力低下而不能产生特异抗体的麻疹病人，尤为有价值。同时，核酸检测方法还可以帮助确定病毒的基因型，更好地区分野生毒株，有助于麻疹病毒分子流行病学监测和研究。

（三）血清抗体测定

检测特异性 IgM 是常用麻疹早期的特异诊断方法。采血前 8～56 d 内未接种过含麻疹成分减毒活疫苗、出疹后 28 d 内血清麻疹特异性 IgM 抗体阳性即可确诊麻疹。IgM 抗体在出疹后 1～2 d 出现，发病后 5～20 d 最高，1 个月内仍可检测到。另外，用 2‑巯基乙醇(2‑ME)处理前后的血凝抑制抗体滴度下降 50% 以上可作为特异性 IgM 存在的指标，但只有在血清中存在较高滴度 IgM 时才能显示阳性结果，在病程早期往往难以获得。因此，出疹 72 h 内血清麻疹特异性 IgM 抗体阴性，不能排除麻疹病毒感染，需要采集第二份血清。麻疹特异性 IgG 抗体滴度恢复期较急性期有 4 倍或 4 倍以上增高即为阳性，或者急性期抗体阴性而恢复期抗体阳转，也可以诊断麻疹。

疫苗时代，影响麻疹临床表现的因素很多，表现不典型者常有漏诊或误诊，明确诊断要依赖于实验室检查。不论是临床医生，还是公共卫生人员,现阶段都要考虑因为检测需求、检测成本-效益等方面的原因,当地是否普遍具备麻疹实验室检测能力的问题。同时,这些不典型表现者病情轻,易自愈或一般对症处理后容易康复,对于医患来说,如果没有或没有发现聚集性病例,通常不存在急于明确诊断的需求和压力,缺少开展实验室检测的动力。临床诊疗过程中,还应该警惕麻疹并不总是单一存在,麻疹可能为混合感染之一,麻疹还常常继发其他感染,明确检测出其他常见病原,尤其是临床常规普遍开展的病原学检测项目阳性时,并不能完全排除麻疹,对已有检测结果不能完全解释的病人,应该针对麻疹等特异病原多开展实验室检测。

三、疾病监测中麻疹的诊断分类及其标准

疾病监测中需采用统一的麻疹定义和分类标准,以便于管理病例及其密切接触者,以及拟定和执行防控措施。但临床诊治过程中应不受制于疾病监测诊断标准所罗列的内容,应根据诊疗条件,以及病人个体情况,包括其临床表现、流行病学史、疫苗接种史、已有检测结果,以及当地当时麻疹流行情况来决定是否进行必要的筛查,或随访复诊,尤其在怀疑麻疹时,对先证者的密切接触者群体应该考虑询问病史,并开展必要筛查,将有助于病例和疫情的早期发现。在疾病监测推荐的诊断标准中,也缺少轻症、重症或轻重度的建议,没有并发症诊断标准。此外,对于传染性明确的疾病,对于先证者家庭等密切接触者群体都需要进行必要临床管理,这对治愈先证者也很有必要。但疾病监测诊治标准中常未涉及这些内容。

疾病监测中将麻疹分为四类:疑似病例、临床诊断病例、实验室确诊病例和排除病例。

(一)疑似病例

具备以下条件者:

1. 发热,体温一般≥38℃;

2. 在病程第 3～4 d 开始出现红色斑丘疹,疹间皮肤正常。出疹顺序一般自耳后、面部开始,自上而下向全身扩展,并可累及黏膜。出疹时间一般持续 3～5 d;

3. 伴有咳嗽、流涕、喷嚏等上呼吸道卡他症状,并有畏光、流泪、结膜炎症状。

(二)临床诊断病例

疑似病例并具备以下任何一条者:

1. 有流行病学史:即出疹前 7～21 d 内有麻疹流行地区居住或旅行史,和/或此时间段内有麻疹病人接触史,且未明确诊断为其他疾病;

2. 病早期(一般于病程第 2～3 d)在口腔颊黏膜见到科氏斑;

3. 未采集标本进行实验室检测,且未明确诊断为其他疾病。

(三)实验室确诊病例

具有疑似病例的任何一项并具备以下任何一条者,或没有临床症状仅有实验室指标:

1. 采血前 8～56 d 内未接种过含麻疹成分减毒活疫苗而出疹后 28 d 内在血清中查到麻疹 IgM 抗体;

2. 恢复期病人血清中麻疹 IgG 抗体滴度比急性期有 4 倍或 4 倍以上升高,或急性期抗体阴性而恢复期抗体阳转;

3. 从鼻咽部分泌物或尿标本中分离到麻疹病毒;

4. 鼻咽分泌物或尿标本中检测到麻疹病毒核酸 RNA。

(四)排除病例

疑似病例符合以下任何一项者:

1. 出疹后 4～28 d 内采集的血标本检测麻疹 IgM 抗体阴性,且不符合上述流行病学史;

2. 出疹后 3 d 内采集的血标本检测麻疹 IgM 抗体阴性,合格咽拭子/尿液标本中麻疹病毒核酸阴性,且不符合上述流行病学史;

3. 未采集标本进行实验室检测,但明确诊断为其他疾病;

4. 病原学标本分离鉴定出麻疹疫苗株病毒或疫苗株病毒核

酸阳性,且未分离出麻疹野病毒也无麻疹野病毒核酸阳性;或同时符合以下 5 种情形的:

（1）有出疹,有或无发热,但无咳嗽等呼吸道症状;

（2）接种含麻疹成分减毒活疫苗后 7～14 d 出疹;

（3）血标本采集日期为接种含麻疹成分减毒活疫苗后 8～56 d,且检测麻疹 IgM 阳性;

（4）流行病学调查未发现该病例引起的续发病例;

（5）流行病学和实验室调查未发现其他可明确解释的原因。

四、鉴别诊断

麻疹应与以下常见疾病鉴别。

(一) 风疹

轻型麻疹与风疹在临床上往往容易混淆。麻疹与风疹的鉴别时需注意以下几点:①风疹前驱期短,大多发病后 2～3 日出疹,发热及上呼吸道症状轻;②风疹患儿无麻疹黏膜斑,皮疹出现快,1 d 内可布满全身,但四肢末端极少;消退亦快,1～2 d 即消失;不留色素沉着,无脱屑;③风疹出疹前即有耳后、枕后、颈部淋巴结明显肿大,并一直持续到病愈;④风疹并发症少,预后好。

(二) 幼儿急疹

多系病毒所致。仅见于婴幼儿,尤以 1 岁内多见。起病急骤,上呼吸道症状不明显,一般情况良好,高热 3～5 d 后体温骤降,热退时或发热将退时出疹。皮疹色鲜红,大多稀疏分明,面部及四肢远端皮疹甚少,无色素沉着及脱屑。发热期白细胞总数下降,淋巴细胞明显增多。

(三) 肠道病毒感染

柯萨奇病毒 A 组中 2、4、6、9、10、16 型等及 B 组中 1、3、5 型等感染,可出现皮疹;埃可病毒的 4、5、9、10、14、16、18 型等及肠道病毒 A71 型等病毒感染亦常发生皮疹;有些病毒感染同时可见口腔疱疹。本病多发生于夏秋季,潜伏期 2～10 d,出疹前呼吸道症状轻,轻度至中度发热,发热期或退热时出现皮疹,皮疹呈多形性,有斑疹、斑丘疹、疱疹、荨麻疹等,不同形态皮疹可同时存在,或分批出现,不留痕迹,不脱屑。可伴全身或颈部、枕后淋巴结肿大、腹泻等。但无科氏斑,皮疹无特定的出疹顺序,无色素沉着及脱屑。

(四)猩红热

由乙型溶血性链球菌所致。前驱期短,发热、咽痛、呕吐。前驱期及发疹初期发现"草莓舌"为猩红热的特征,约1d后全身出现皮疹。皮肤呈现一片猩红色,皮疹如针尖至针头大小,疹间无正常皮肤,退疹后皮肤呈大块脱皮。常有"贫血灶划痕""口周苍白圈"及"帕氏线"等特征性改变。血象白细胞总数及中性粒细胞比例增高。

(五)传染性红斑

传染性红斑和麻疹都可以有科氏斑,但麻疹的皮疹不呈网状。传染性红斑由细小病毒B19引起,主要表现包括发热、鼻炎流涕、头痛和恶心。舌、咽部红斑,颊黏膜和上颚可出现红色斑点,即科氏斑。典型皮疹经历三个阶段:第一个阶段面颊红斑并口周苍白,形成"耳光脸(slapped cheeks)";1~4d后,肢体伸侧和躯干出现粉红色斑丘疹,中央色退,呈现花边/网状图案,第二阶段通常持续1~6周;第三阶段皮损持续存在1~3周,然后自行消失,不留下永久性后遗症,偶有病例报道,因暴露于热、阳光、锻炼或其他始动因素而出现皮疹反复,持续数月。

(六)其他

血清病、药物疹、过敏性皮疹、斑疹伤寒、败血症、川崎病、登革热、传染性单核细胞增多症、腺病毒感染、立克次体斑疹热(又称落基山斑疹热或脾传斑疹伤寒)、过敏性紫癜、系统性红斑狼疮等,有时亦应与麻疹相鉴别。根据其流行病学、临床表现,以及有关的实验室检查进行鉴别诊断,一般不难。

需与麻疹鉴别的常见皮疹性疾病及鉴别要点见下页表3-5-1。

表 3-5-1 常见的需与麻疹鉴别的皮疹性疾病及鉴别要点

病名	病原	潜伏期	前驱期	全身症状	黏膜疹	皮疹及其特征	杨梅舌	淋巴结肿大	血常规	病程	其他表现及检查
麻疹	麻疹病毒	7~21 d	约 3 d	较重，高热，上呼吸道卡他症状明显，咳嗽重，眼畏光及流泪	有，一般于病程第 2~3 天在口腔颊黏膜见到科氏斑	发热 3 d 后出疹，暗红色斑丘疹，大小形态不一，可融合成片。先见于耳后发际至面颈部，自上而下逐步出现，3~4 d 出齐，疹退后有色素沉着及糠麸样脱屑。顺向性发疹：耳后→面→颈→躯干→四肢，皮疹全身分布	无	全身淋巴结肿大	白细胞和淋巴细胞减少，恢复期淋巴细胞增多	1~2 周	麻疹病毒 IgM 和/或麻疹病毒 RNA 阳性
风疹	风疹病毒	14~21 d	较短，0.5~1 d 或无前驱期	轻，低热或不发热，上呼吸道炎症轻	无	发热 1~2 d 出疹，淡红色点状斑丘疹，较麻疹稀疏，分散或融合，先见于面部，1~2 d 内遍及全身，发展迅速，疹退后无色素沉着或细糠麸样脱屑。顺向性发疹：面颈→躯干→四肢，皮疹全身分布	无	颈后，枕后，耳后淋巴结肿大	白细胞减少，淋巴细胞增多，可出现异形淋巴细胞	3~5 d	血清风疹抗体 IgM 阳性

（续表）

病名	病原	潜伏期	前驱期	全身症状	黏膜疹	皮疹及其特征	杨梅舌	淋巴结肿大	血常规	病程	其他表现及检查
猩红热	乙型溶血型链球菌（GAS）	2~5 d	较短 1 d	重、高热、咽痛、可呕吐，可有毒血症状	有，可见软腭红点	发热 1~2 d 后出疹，皮肤普遍充血潮红，其上有针尖大小的点状红疹，密集可融合成片，先见于颈、胸，热后全身，可见口周苍白圈，发展较快，大多在 1 d 内出齐，但见大块脱屑。顺向性发疹：面颈→躯干→四肢后无色素沉着；皮退后无色素沉着	有	颌下、颈部淋巴结肿大	早期血象即升高，即白细胞总数与中性白细胞增加，病程第 2~3 d 起常有轻度嗜酸性粒细胞增加	2~8 d	咽拭子培养 GAS 阳性
幼儿急疹	人类疱疹病毒 6，7 型	5~15 d	不明显	突发高热，呈稽留型或弛张型，烦躁不安，有时有腹泻	可有黏膜疹	通常发热 3~4 d 后，体温下降时或热退出疹，为细小斑丘疹（玫瑰疹），发干躯干、面部，2~3 d 消退，疹退不留痕迹。离心性发疹，从躯干→面和颈→四肢、肘膝以下皮疹少或无	无	枕后淋巴结肿大	发病第 1~2 d，白细胞计数可增高，但发病后 4~6 d 白细胞计数下降，淋巴细胞相对增加	4~6 d	有咽炎

（续表）

病名	病原	潜伏期	前驱期	全身症状	黏膜疹	皮疹及其特征	杨梅舌	淋巴结肿大	血常规	病程	其他表现及检查
腺病毒感染	腺病毒各型	2~7 d	短,1 d	重,高热,咽痛	有,为软腭红点	发热后1~2 d出现,尤在躯干及四肢,面部很少出现,皮疹干1~2 d内可遍及全身,为斑丘疹或多形疹,1~2 d内消退,无色素沉着	无	颈部淋巴结轻度肿大	白细胞减少,病初中性粒细胞稍高	5~10 d不等	可表现为肺炎、眼膜炎、疹出性咽炎等,多发于儿童及青少年
肠道病毒感染	肠道病毒	2~10 d	无	不等,高度的不规则热或无热,头痛可有无,轻度腹泻	有,软腭或颊黏膜红斑或疱疹或疱疹破溃	于病初,热时出疹,病程中或减退以斑丘疹为主,也可见足、臀及躯干,四肢等疱疹,持续1~7 d消退,不留痕迹,顺向性发疹:面颈→躯干→四肢,皮疹为全身分布	无	颈部淋巴结轻度肿大	白细胞正常或稍增加,淋巴细胞相对增加	3~6 d不等	肌痛,脑膜反应或脑膜炎,无菌性柯萨奇病毒或埃可病毒IgM阳性

（续表）

病名	病原	潜伏期	前驱期	全身症状	黏膜疹	皮疹及其特征	杨梅舌	淋巴结肿大	血常规	病程	其他表现及检查
手足口病	柯萨奇病毒A76或肠道病毒EV71	2~5 d		可无发热	口腔水疱	以水疱为主，不易破溃，初期有斑丘疹。分布于手掌跖和指（趾）、臀部和膝部	无	无明显肿大	白细胞数正常或降低，危重者可明显升高	轻者7~10 d	重者合并呼吸和神经系统症状。轻者柯萨奇病毒EV71 IgM阳性，IgM阳性，或核酸检测阳性
药物性皮疹	药物	即刻~11 d不等		轻度全身不适，一般不发热，无明显中毒症状	有	服药后至出疹时间不定，也可于停药时出疹，疹型多种多样，1~2 d内遍及全身，常见有出血性、固定性或剥脱性，伴有瘙痒感，恢复快慢不一，停药后1~2 d退疹	无	无肿大	白细胞总数及分类在正常范围，常见嗜酸性粒细胞增多	1~2周	常有末梢神经水肿

（续表）

病名	病原	潜伏期	前驱期	全身症状	黏膜疹	皮疹及其特征	杨梅舌	淋巴结肿大	血常规	病程	其他表现及检查
传染性单核细胞增多症	EB病毒	1~2周		起病急慢不一，发热（多为低热），扁桃体炎，乏力	无	突然出现发热伴皮疹，在全身见散在斑丘疹、荨麻疹、出血性斑疹、猩红热样皮疹，有时在四肢亦可出现。多数离心性发疹，从躯干→四肢和颈→面	无	颈部淋巴结明显肿大，有触痛，或出现全身淋巴结肿大	白细胞总数增加，以淋巴细胞和单核细胞为主，异型淋巴细胞在10%以上	1~3周	临床表现多种多样，黄疸、肺炎、胸膜刺激征、关节痛，EB病毒IgM和DNA阳性
传染性红斑	细小病毒B19	未定		不发热或突发高热，在发热时有不适感	无	起病后先在双颊或两耳，继之在四肢出现境界清楚对称分布呈花边或网状淡红色或猩红色斑丘疹，可累及生殖器黏膜，皮疹中间消退，四周扩散	无	无肿大	白细胞总数及分类一般正常范围	1~3周（平均10 d）	无明显其他表现

（续表）

病名	病原	潜伏期	前驱期	全身症状	黏膜疹	皮疹及其特征	杨梅舌	淋巴结肿大	血常规	病程	其他表现及检查
川崎病	非感染性发疹性疾病	不明		不显。突然高热,持续5d以上	无	发热1~5d出疹。全身泛发,以手足和腔口部明显,为弥漫性多形红斑,无疱疹。躯干为多,口唇咽部明显潮红、掌跖明显潮红、硬性水肿,恢复期指尖有膜样脱皮	有	颈部淋巴结常肿大	白细胞总数及多形核细胞增加	2周	两眼球结膜充血,无脓性分泌物及假膜形成,有心血管损害,多发于5岁以下儿童。CRP升高
水痘	水痘-带状疱疹病毒(VZV)	12~21d	1~2d	全身症状多轻	口腔、鼻咽、结膜、外阴可出现水疱、溃疡	发热1日后出疹,分批出现斑疹、丘疹、水疱和结痂,呈"四世同堂";痂皮脱落,一般不留痕。向心性分布,头面、躯干皮肤密集,四肢皮疹稀疏散在,手掌和足底更少	无	无明显肿大	白细胞大多正常或增高	约10d	儿童病人全身及皮疹均较轻,及成人较重,婴儿。VZV IgM和DNA阴性

第六节 治疗和预后

针对麻疹目前尚无特效药物,治疗上主要采用一般对症治疗措施,并积极预防和处理并发症。免疫球蛋白治疗、机械通气等可用于重症麻疹病例。治疗同时,要按照感染预防和控制的要求,做好病例及其密切接触者等管理。

一、一般治疗

一般情况下,麻疹病人可在家内由基层医务人员指导隔离治疗。隔离期至出疹后 5 d,并发肺炎者应隔离至出疹后 10 d。病人应卧床休息,室内保持清洁、湿润、温暖、空气新鲜,光线不宜太强。最好有专人护理,呼吸道隔离,以预防继发性呼吸道感染。保持口、鼻、眼黏膜的清洁,可用 4% 硼酸溶液或生理盐水清洗眼、鼻和口腔,然后涂以甘油或 4% 硼酸软膏。嘱多饮水,给予容易消化食物等。

二、对症治疗

体温过高时,可用退热剂,或物理降温;咳嗽频繁,可用镇咳剂及合理使用的止咳药;烦躁不安,可给予苯巴比妥等镇静剂;单纯喉炎,可增加室内湿度;如眼部分泌物过多,可用 0.5% 氯霉素滴眼。

三、维生素 A 治疗

已经证明麻疹发病与维生素 A 缺乏有关,给予维生素 A 治疗多可获益。大量麻疹病例中维生素 A 水平较低,维生素 A 缺乏的儿童麻疹发病率增加,补充维生素 A 也被证实能提高 IgG 抗体水平和总淋巴细胞数。刘泉波等对 60 例麻疹住院患儿观察发现,给予维生素 A 可明显缩短住院及退热天数、咳嗽和腹泻消退时间，因此建议在麻疹治疗中，无论是否出现维生素 A 缺乏的症状和体征，均可补充维生素 A。贾小红对 32 例小儿麻疹肺炎治疗观察，发现加用维生素 A，治疗有效率为 93.75%，并且未见明显不良反应。美国儿科学院传染病委员会建议，6 个月至 2 岁的麻疹住院儿童、免疫缺陷以及可能存在维生素 A 缺乏的 6 个月及以上病人需服用维生素 A。世界卫生组织对所有 5 岁以上急性期麻疹患儿推荐使用维生素 A 治疗，推荐确诊当日开始给予首剂，连用 2 d，单日剂量分别为：12～59 个月儿童 20 万 U，6～11 个月婴儿 10 万 U，6 个月以下婴儿 5 万 U。如果出现维生素 A 缺乏的临床症状和体征，如干眼症、比托斑和角膜溃疡，应在 2～4 周后依据年龄段给予第三剂次。

补充维生素 A 对成人麻疹病人亦有价值，特别是可能存在缺乏维生素 A 的人群。对怀疑维生素 A 缺乏的孕期妇女，由于其可能有致畸作用，可小剂量多次的维生素 A 治疗。例如，至少 4 周每天口服 5 000～10 000 U 维生素 A。

四、抗病毒治疗

目前还没有针对麻疹病毒致病的特效药物。静脉或口服利巴韦林以及 IFN - α 已用于麻疹治疗，特别是 SSPE 病人。研究表明，利巴韦林无论是单用还是与 α 干扰素联用，临床效果优于单独使用 α 干扰素。一直以来，为寻找特异性抗麻疹病毒药物，人们已在体外和动物体内进行了有效性和毒性筛选，如反义分子、腺苷和鸟苷核苷，包括扩环脂肪核苷类似物、油菜素类固醇、香豆素、肽抑制剂、胆固醇合成调节剂等，然而这些药物大都没有进入人体临床试验，进一步开发的价值似乎不大。因此，需要进一步研究研发更有效、毒性更小的药物，用于治疗麻疹病毒感染，以补充现有的麻疹疫苗接种等防控措施，更好地控制麻疹。

五、免疫球蛋白治疗

由于麻疹病毒本身可抑制机体的免疫系统,且已证实静脉注射免疫球蛋白可有效预防麻疹感染后并发肺炎,因此,建议重症麻疹病人早期给予静脉免疫球蛋白治疗。研究提示免疫球蛋白联合利巴韦林可减轻麻疹病人的呼吸系统症状,但迄今为止,还没有标准方案和推荐剂量。国内一项研究使用人血免疫球蛋白[400 mg/(kg·d),连用3~5 d]联合维生素 A 治疗麻疹并发肺炎60 例,结果显示可减少肺炎所致死亡的危险,对小于 2 岁患儿更明显。免疫球蛋白不应用于控制麻疹的暴发。国外一项对 36 例重症麻疹研究显示,给予了免疫球蛋白治疗 5 例病人,其中 1 例为感染后脑炎,痊愈;1 例为并发肺炎病人,遗留慢性呼吸衰竭;3 例为并发急性呼吸窘迫症,均死亡,提示麻疹出现严重并发症,被动免疫治疗可能对改善预后意义不大。

六、血浆置换治疗

有研究及个案报道,重症麻疹感染病人给予血浆置换治疗,但疗效尚不确切,并且未见有明确改善预后的报道,尚需进一步研究。

七、机械通气治疗

麻疹并发重症肺炎病情重,病死率高,往往并发急性呼吸窘迫症,需机械通气治疗。麻疹病人出现 ARDS 的发病机制尚不清楚,其合并气胸是麻疹最严重的并发症和重要的死亡原因,故在机械通气时尽量减少对肺脏造成的损伤。研究显示,使用潮气量6.5~7 ml/kg,尽量降低吸气峰压与吸入氧浓度,以维持动脉血氧分压不低于 50 mmHg 即可。同时发现采取压力控制通气可能优于容量控制通气,因为在机械通气过程中发现要达到同样潮气量,容量控制比压力控制所达到的平均气道压力要高,易造成气压伤;

其次在机械通气下如果患儿潮气量需要增加时,容量控制模式下不能相应增加流量,容易造成"流量饥饿",导致通气不足。

八、并发症的治疗

1. 中耳炎

中耳炎是麻疹最常见的并发症。麻疹中耳炎的病原体与其他未患麻疹的患儿无差异,因此合并中耳炎时,可采用一般中耳炎的治疗措施,必要时给予抗生素治疗。

2. 喉气管炎

麻疹病毒感染引起的喉气管炎的治疗与其他病毒感染引起的喉炎病人相似。抗生素只适用于临床上或实验室证实继发细菌感染的病人。麻疹通常禁止全身用糖皮质激素,但出现喉梗阻者可适当使用,Ⅰ～Ⅱ度喉梗阻可静脉滴注氢化可的松,5～10 mg/kg,以后继续口服泼尼松直到梗阻缓解。如梗阻达Ⅱ～Ⅲ度,则作气管切开。

3. 肺炎

肺炎是麻疹的常见并发症,是导致死亡的首要原因。肺炎可能是原发病毒感染的表现,也可能是继发细菌感染所致。原发性病毒性肺炎与继发性细菌性肺炎的鉴别非常困难,因此麻疹并发肺炎时,大多数病人应给予抗生素治疗。继发性细菌性肺炎的常见病原体为肺炎链球菌、流感嗜血杆菌、化脓链球菌和金黄葡萄球菌,选择抗生素时需考虑覆盖以上细菌。如果仅考虑为原发性麻疹肺炎,可考虑给予使用雾化利巴韦林治疗。

抗生素选择方面,可根据世界卫生组织对儿童重症肺炎抗生素治疗的建议:从氨苄西林或青霉素 G、庆大霉素开始;如果 48 h 内没有好转迹象,则改用第三代头孢菌素,如头孢噻肟或头孢曲松等;如果 48 h 内没有改善,怀疑社区获得性金黄葡萄球菌,则改用氯唑西林和庆大霉素。美国传染病学会指南对 3 个月以上儿童重症肺炎的建议:如果当地流行病学对侵袭性肺炎链球菌无高水平

the青霉素耐药性,对非完全免疫缺陷儿童予第三代头孢菌素,如头孢噻肟或头孢曲松;对免疫正常儿童使用氨苄西林或青霉素 G;已知对侵袭性肺炎链球菌或危及生命的感染具有高水平的青霉素耐药性,予抗非典型病原体的抗生素(即大环内酯类);如果怀疑社区获得性金黄葡萄球菌:根据局部敏感性数据加用万古霉素或克林霉素。

4. 心功能不全

心功能不全者,宜早期使用速效洋地黄类药物,如毒毛旋花子苷 K 0.125~0.25 mg,儿童 0.007~0.01 mg/kg,以 10%葡萄糖液 10~20 ml 稀释后缓慢静脉注射,必要时 2~4 h 后重复 1 次;或西地兰 0.4~0.8 mg,以 10%葡萄糖液 10~20 ml 稀释后缓慢静脉注射,必要时 2~4 h 可再注射 0.2~0.4 mg,儿童 0.02~0.04 mg/kg,首剂给总量的 1/3~1/2,稀释于葡萄糖液中静脉缓慢注射,余分 1~2 次。必要时,间隔 2 h 给予。并发严重心肌炎者,应用氢化可的松、泼尼松或地塞米松。末梢循环障碍者,静脉输液,改善循环功能,根据病情采用抗感染性休克治疗。

5. 阑尾炎

原发性麻疹偶可伴发急性腹痛,可由麻疹病毒性阑尾炎继发的肠系膜淋巴结炎引起。在阑尾炎时,有证据表明麻疹病毒侵犯阑尾。但其治疗应与其他阑尾炎相似,麻疹病毒性阑尾炎有必要行阑尾切除,麻疹阑尾炎穿孔的概率与非麻疹病毒感染病人相当。

6. SSPE

目前尚无治愈 SSPE 的方法。临床上 IFN - α、利巴韦林和肌苷普拉诺贝(IP)用于 SSPE 治疗。

干扰素是动物细胞自然产生的一种防御机制,由于其抗病毒活性而用于 SSPE 的治疗,它可以增强 IL - 1 的拮抗作用,增强细胞免疫反应,激活自然杀伤淋巴细胞。通常用法为鞘内或脑室内注射,每次 1~3 百万单位,每周 1~3 次。Yalaz 等报告了 50%的病人(11/22)在脑室内注射干扰素症状得到改善,Gascon 等报告了 17％(3/18)的病人症状得到改善,28％(5/18)的病人症状得到稳定。然而,Yalaz 等报告的病例进行了 5～9 年的随访,发现 11 例中有 8 例病情好转,5 例无进展,随后出现神经功能减退,13 例症状恶化的病人中有 7 例死亡。

利巴韦林是一种核苷酸类似物,能消耗细胞内的核苷酸并阻断核糖核酸(RNA)多聚酶。研究显示,通过每天 1～3 mg/kg 的利巴韦林直接注入脑室,每天 1～3 次,脑脊液中的利巴韦林浓度保持在完全抑制 SSPE 病毒生长的浓度。Tomada 等采用的给药方案为每天脑室内注射利巴韦林,疗程超过 2 个月,研究结果显示,接受治疗的 10 名不同阶段的 SSPE 病人,其中 7 名病人的临床症状改善,脑脊液中麻疹抗体滴度降低;Hosoya 等采用的给药方案,为连续脑室内注射利巴韦林 10 d,继之停用 20 d,或连续服用利巴韦林 5 d,继之停药 10 d,作为一个疗程,治疗结果显示,5 名病人中,4 病人的症状得到改善。

IP 是肌苷、乙酰氨基苯甲酸和二甲氨基异丙醇的混合物,是一种既具有抗病毒作用又具有免疫刺激作用的药物。其用法为每天口服 IP 50～100 mg/kg,分 3 次或 4 次服用。在不同的研究中,33％(5/15)、11％(2/18)和 66％(10/15)接受 IP 治疗的病人的 SSPE 临床症状改善或停止进展。一项研究显示,接受 IP 治疗的 98 例病人,8 年生存率为 61％,而未接受 IP 治疗的病人 8 年生存率为 61％,可见 IP 延长了 SSPE 病人的生存期($P<0.01$)。

许多临床报道表明利巴韦林联合 IFN - α 时能降低 SSPE 病人脑脊液麻疹抗体滴度,改善神经症状,无副作用,AREINT 研究还表明,通过皮下注射泵持续向脑脊液中泵入利巴韦林和 IFN - α,联合口服 IP,可阻止 SSPE 的进展。鞘内 IFN - α 联合口服 IP 治疗 SSPE 病人也有疗效,是目前最常用的治疗方法。大多数接受脑室内注射干扰素和口服 IP 治疗的病人不会出现严重的不良反应,但长期重复治疗会带来脑膜炎、干扰素诱发的脑病和上下运动神经元毒性的风险。此外,现有临床药物如金刚烷胺、类固醇、西咪替丁和抗癫痫药物对 SSPE 有治疗作用,但其疗效尚未明确。雷姆德西韦、法维比拉维等病毒聚合酶抑制剂可作为 SSPE 治疗的候选药物。

九、预后

单纯麻疹预后良好,但年幼体弱、并发肺炎、脑炎、白喉、百日咳、活动性肺结核、白血病和细胞免疫功能缺陷者,预后较差。大多数麻疹病人康复后产生保护性抗体,可长期预防再次感染。在既往接种过麻疹疫苗的感染者中,疾病的严重程度较轻,死亡率明显低。麻疹病死率在不同经济水平的国家之间比较有明显差异。发达国家麻疹病死率为 1~2/万,欧洲和美国病死率较低,在 2019 年疫情期间,美国疾病预防控制中心没有报告死亡病例。而在发展中国家麻疹病死率可高达 6%,仍是儿童死亡的主要原因之一。撒哈拉以南非洲流行地区麻疹病例病死率为 5%~10%,甚至更高。影响预后的主要因素包括年龄、营养状况、居住条件、医疗发达程度及有无并发症等。

SSPE 预后差。其有 5%~6.2% 的自发缓解率,但一旦出现疾病进展,95% 的受累个体将死亡。儿童 SSPE 病人的平均生存期为 1 年 9 个月至 3 年。一项研究表明 41% 的受影响个体在疾病进展 2 年后仍存活,出现运动和严重认知缺陷者存活时间仅 7 个月,而临床症状不太明显的个体为 3 年。成人 SSPE 缓解率较高,但疾病进展生存期较短,3 个月内死亡 5%,确诊后 4 年以上存活仅 20%。

第七节　医院感染的预防和控制

麻疹主要通过空气传播,是传染性最强的疾病之一,90% 的未接种疫苗的人在接触后会感染麻疹。美国疾控中心估计,每 5 个未接种疫苗的麻疹病人中就有一个住院,每1000个麻疹病人中就有一个患脑炎,每1000个麻疹儿童中就有近3个死于呼吸道或神经系统并发症。2001—2014年,美国有6%的本土麻疹病例是因为医疗机构内传播所致,因此预防和控制麻疹在医院内传播至关重要。早发现、早诊断、早隔离、早治疗,管理病人及暴露的医务人员,是控制麻疹的院内传播的基本措施;提高免疫力,减少易感人群是消除麻疹的关键。

一、主动免疫

麻疹疫苗非常有效,不管是单价疫苗,还是多价疫苗,如麻腮风联合疫苗,两剂次麻疹疫苗能有效预防大约97%的麻疹感染,单剂次大约能预防93%的感染。我国自1965年开始广泛使用麻疹疫苗,1978年将麻疹疫苗纳入免疫规划,1986年实施两剂次麻疹疫苗接种程序。目前我国儿童麻疹接种程序为,初次年龄为8个月,18～24月龄完成第二剂次接种。此外,根据麻疹流行病学情况,在一定范围内、短时间内针对高发人群可开展强化免疫接种。未曾接种过麻疹疫苗或接受过一剂次麻疹疫苗者,暴露于麻疹病人后,在72h内给予一剂次麻疹疫苗,可起到预防感染或改变临床病程的作用。

二、被动免疫

被动免疫可用于短期预防麻疹感染,但只能维持3～8周,之后应采取主动免疫,且免疫球蛋白不应用于控制麻疹暴发。临床上通常使用人免疫球蛋白(IG),它是一种血液制品,可提供麻疹抗体,有多种不同制剂,包括肌肉注射免疫球蛋白(IMIG)、静脉注射免疫球蛋白(IVIG)和皮下注射免疫球蛋白(SCIG)。

接触麻疹病人后或暴露于麻疹环境后,可立即或72h内给予人免疫球蛋白,预防发病或减轻症状。至暴露后6d,给予免疫球蛋白仍有预防或改变病情的作用。建议对易患严重麻疹的家庭和医院接触者,特别是<1岁儿童、孕妇、免疫缺陷者,包括既往用麻疹减毒疫苗免疫的艾滋病毒感染者,预防使用免疫球蛋白。如果有家庭成员诊断麻疹,则家庭成员中所有未接种麻疹疫苗的儿童均应接受免疫球蛋白。国外资料显示,IMIG是短期麻疹预防的首选血液制品,是暴露后麻疹预防的有效产品。

通常推荐IMIG剂量的范围为$0.2\sim0.5\,mol/ml$。IMIG的最大推荐剂量为15 ml。因此,如果给年龄较大的儿童或体重超过30 kg的病人使用,IMIG提供的保护可能有限。IVIG的推荐剂量为400 mg/kg。值得注意的是,如果在麻疹暴露前已经接受SCIG或IVIG治疗的病人,应在暴露后两周内给予至少200 mg/kg,并且在3周内给到400 mg/kg,可达到免疫保护作用。

三、控制传染源

麻疹病人需呼吸道隔离。早隔离疑似及确诊病人是控制传染的关键。积极识别有麻疹症状或体征的病人,可提供面罩,并在进入医疗机构后尽快与其他病人分开,同时给予麻疹相关宣教,注意呼吸道防护、咳嗽礼仪及手卫生等。对于确诊或疑似病人,给予呼吸道隔离,尽快转移到呼吸道隔离病房;病人离开病房后,应空置该病房至少2 h,以便于空气污染物的清除,或给予空气消毒;如病人需要外出检查或转运,只要病人能耐受,应佩戴面罩。麻疹患儿在出疹前4 d及出疹后4 d均有传染性,一般病人需隔离至出疹后5 d,合并呼吸道并发症,特别是肺炎者需隔离至出疹后10 d。麻疹病人合并有免疫受损,应适当延长隔离时间。

四、切断传播途径

流行期间易感病人应避免到人群密集的场所去。病人停留过的房间应通风并用紫外线照射消毒,病人衣物应在阳光下暴晒。管理住院麻疹病人的探视,对于既往未接种麻疹疫苗或无麻疹免疫证据的探视者,不应直接进入确诊或疑似麻疹病人的房间。无并发症的轻症病人可居家隔离,以减少传播和继发院内感染。

五、管理医疗机构工作者

根据美国疾病预防控制中心的建议,对所有可能接触麻疹病人的医务工作者进行麻疹相关知识的培训,包括呼吸保护装置的使用;确保在进入麻疹工作环境之前,所有工作人员具有麻疹免疫相关证明;对于没有麻疹免疫证据的工作人员麻疹暴露后,不管是否有预防措施,第一次接触麻疹后的第 5 d 至最后一次接触后的第 21 d,不得参加工作;暴露前接受过 1 剂麻疹疫苗者可继续工作,但应于第 1 剂后至少 28 d 接受第 2 剂麻疹疫苗;并且在接触麻疹后 21 d 内,每日监测其麻疹相关症状和体征。对于确诊或疑似麻疹的医务人员,皮疹出现后 4 d(出疹当日为第 0 d)内不得上班;对于有免疫抑制的医务人员患麻疹,患病期间不应上班。

六、加强麻疹监测

麻疹监测的目的是了解麻疹的流行病学特征、评价免疫等预防控制措施的效果、为制定有效的麻疹控制策略提供依据。对麻疹疑似病例要注意流行病学调查和必要的实验室检查,及时报告疫情并采取针对性措施进行隔离观察,预防和控制疫情的发生和扩散。

总之,各级各类医疗机构要按照《医疗机构传染病预检分诊管理办法》的有关要求,要做好具有发热、出疹等症状的病人的预检分诊;严格执行《医院感染管理规范》和《消毒管理办法》,收治麻疹病人的医院必须具备相应的隔离条件,独立设区,病房内保持通风良好;认真落实消毒措施,加强医务人员的个人防护,规范医疗行为,避免发生麻疹的医院感染,切实保护好医疗卫生等工作人员,以及来院就诊的病人及家属。

（姚开虎　周　凯　孟庆红　单鸣凤　黄瑞欧）

◆ 参考文献 ◆

[1] Laksono BM, Vries R, Duprex WP, et al. Measles pathogenesis, immune suppression and animal models [J]. Curr Opin Virol, 2020,41 (2):31 - 37.

[2] Cherry JD, Lugo D. Measles virus [M].//Feigin and Cherry's Textbook of Pediatric Infectious Disease. 8th ed. Philadelphia: ELSEVIER Inc, 2019:1159 - 1178.

[3] Ludlow M, Mcquaid S, Milner D, et al. Pathological consequences of systemic measles virus infection [J]. J Pathol, 2015,235(2):253 - 265.

[4] Diane G. The immune response in measles: virus control, clearance and protective immunity [J]. Viruses, 2016,8(10):282.

[5] Ayasoufi K, Pfaller CK. Seek and hide: the manipulating interplay of measles virus with the innate immune system [J]. Curr Opin Virol, 2020,41:18 - 30.

[6] Permar S, Moss W, Ryon J, et al. Prolonged measles virus shedding in human immunodeficiency virus — infected children, detected by reverse transcriptase — polymerase chain reaction [J]. J Infect Dis, 2001,183 (4):532 - 538.

[7] Riddell MA, Moss WJ, Hauer D, et al. Slow clearance of measles virus RNA after acute infection [J]. J Clin Virol, 2007,39(4):312 - 317.

[8] Lin WHW, Kouyos RD, Adams RJ, et al. Prolonged persistence of measles virus RNA is characteristic of primary infection dynamics [J]. Proc Nat Acad Sci USA, 2012,109(37):14989 - 14994.

[9] Griffin DE. Measles immunity and immunosuppression [J]. Curr Opin Virol, 2021,46:9 - 14.

[10] Mina MJ, Kula T, Leng Y, et al. Measles virus infection diminishes preexisting antibodies that offer protection from other pathogens [J]. Science, 2019,366(6465):599 - 606.

[11] Wesemann DR. Game of clones: How measles remodels the B cell landscape [J]. Sci Immunol, 2019,4(41):eaaz4195.

[12] 李晓华,张凯宇,娄丽新,等. 以肺炎为主要表现的 21 例成人非典型麻疹临床分析[J]. 中华临床感染病杂志,2015,8(2):152 - 154.

[13] Anluwalia J, Gangar P, Friedlander SF. et al. [M]//Hoeger P, Kinsler V, Yan A, edit. Harper's Textbook of Pediatric Dermatology. 4th edition USA: Jonh Wiley & Sons Ltd. 2020:660 - 680.

[14] Evans LM，Grossman ME，Gregory N. Koplik spots and a purpuric eruption associated with parvovirus B19 infection [J]. J Am Acad Dermatol，1992,27(3):466 - 467.

[15] Roose J，Rohaert C，Jadoul A，et al. Modified measles：A diagnostic challenge [J]. Acta Derm Venereol，2017,98(2):289 - 290.

[16] 陈小华,许洁,臧国庆. 成人麻疹 112 例流行病学和临床特征[J]. 中华传染病杂志,2006,24(3):183 - 185.

[17] 连志勇,安向东,于文博,等. 高校一起成人非典型麻疹暴发疫情的调查分析[J]. 疾病预防控制通报,2015,30(2):76 - 78.

[18] 张晋红,王永新,王晓昆. 一起军人麻疹暴发疫情的流行病学及临床分析[J]. 国际流行病学传染病学杂志,2017,44(3):210 - 211.

[19] 林爱清,高全山. 潜伏期为 3 天的成人麻疹 1 例[J]. 中国计划免疫,2000,6(1):64.

[20] 徐福根,张燕琴,陈丽娟,等. 杭州市两所大学麻疹流行病学的调查报告[J]. 中华流行病学杂志,1985,6(3):178.

[21] 王永珍,姜红,白利民,等. 一起大年龄人群麻疹爆发的调查报告[J]. 中华流行病学杂志,1994,15(2):70.

[22] 于光婉,王宪利,王明久,等. 一起成人麻疹暴发的调查[J]. 解放军预防医学杂志,1995,13(6):485.

[23] Forthal DN，Sandra A，Jeanne B，et al. Degree and Length of Viremia in Adults with Measles [J]. J Infect Dis，1992(2):421 - 424.

[24] 李若旭,刘春堂,刘占辉. 胸部影像对成人麻疹合并肺感染的诊断价值[J]. 河北医药,2020,42(17):2622 - 2625.

[25] 许东海,周安,吕志彬,等. 人工智能 HRCT 在成人麻疹肺炎中的应用价值[J]. 医学影像学杂志,2020,30(9):1628 - 1631.

[26] Giladi M，Schulman A，Kedem R，et al. Measles in adults：a prospective study of 291 consecutive cases [J]. Br Med J，1987,295(6609):1314.

[27] Jespersen CS，Littauer J，Sagild U. Measles as a cause of fetal defects. A retrospective study of tem measles epidemics in Greenland. [J]. Acta Paediat Scand，1977,66(3):367 - 372.

[28] 徐春晖,译. 麻疹和风疹病毒[M]//(美)凯伦·C. 卡罗尔. 临床微生物学手册. 2 版. 王辉,等译. 北京:中华医学电子音像出版社,2021:1481 - 1494.

[29] 江永红. 中国疫苗百年纪实[M]. 北京:人民卫生出版社,2020:190 - 210.

[30] Rauh LW, Schmidt R. Measles immunization with killed virus vaccine: serum antibody titers and experience with exposure to measles epidemic [J]. Am J Dis Child, 1965,109(2):232 - 237.

[31] Cherry JD, Feigin RD, Lobes LA Jr, Shackelford PG. Atypical measles in children previously immunized with attenuated measles virus vaccines [J]. Pediatrics, 1972,50(5):712 - 717.

[32] Zahradnik, John M. Atypical measles acquired abroad [J]. JAMA, 1979,241(16):1711 - 1712.

[33] Polack FP, Auwaerter PG, Lee SH, et al. Production of atypical measles in rhesus macaques: Evidence for disease mediated by immune complex formation and eosinophils in the presence of fusion-inhibiting antibody [J]. Nat Med, 1999,5(6):629 - 634.

[34] Perry RT, Halsey NA. The clinical significance of measles: a review [J]. J Infect Dis, 2004,189 Suppl 1:S4 - S16.

[35] Kohn J L, Koiransky H. Successive roentgenograms of the chest of children during measles [J]. Arch Pediatr Adolesc Med, 1929,38(2): 258 - 270.

[36] Gremillion DH, Crawford GE. Measles pneumonia in young adults: An analysis of 106 cases [J]. Am J Med, 1981,71(4):539 - 542.

[37] Field CE. Bronchiectasis in childhood I. Clinical survey of 160 cases [J]. Pediatrics, 1949,43(1):306 - 312.

[38] Patterson MC. Neurological complications of measles (rubeola) [J]. Curr Neurol Neurosci Rep, 2020,20(2):2.

[39] Laboccetta AC, Tornay AS. Measles encephalitis. Report of 61 cases. [J]. Am J Dis Child, 1964,107(3):247 - 255.

[40] Ziegra SR. Corticosteroid treatment for measles encephalitis [J]. J Pediatr, 1961,59(3):322 - 323.

[41] Douglas, JW. Ability and adjustment of children who have had measles [J]. Br Med J, 1964,2(5420):1301 - 1303.

[42] Fisher DL, et al. Measles-induced encephalitis [J]. QJM, 2014,108 (3):177 - 182.

[43] Dawson JR. Cellular inclusions in cerebral lesions of lethargic encephalitis [J]. Am J Pathol, 1933,9(1):7.

[44] Bellini WJ, Rota JS, Lowe LE, et al. Subacute sclerosing panencephalitis: more cases of this fatal disease are prevented by measles immunization than was previously recognized [J]. J Infect Dis, 2005,

192(10):1686 - 1693.

[45] Connolly JH, Allen IV, Hurwitz LJ, et al. Measles-virus antibody and antigen in subacute sclerosing panencephalitis [J]. Lancet, 1967, 1 (7489):542 - 544.

[46] Fujinami RS, Oldstone M. Alterations in expression of measles virus polypeptides by antibody: molecular events in antibody-induced antigenic modulation [J]. J Immunol, 1980, 125(1):78 - 85.

[47] Kweder H, Ainouze M, Brunel J, et al. Measles virus: identification in the M protein primary sequence of a potential molecular marker for subacute sclerosing panencephalitis [J]. Adv Virol, 2015, 2015:1 - 12.

[48] Drysdale HC, Jones LF, Oppenheimer DR, et al. Measles inclusion-body encephalitis in a child with treated acute lymphoblastic leukaemia [J]. J Clin Pathol, 1976, 29(10):865 - 872.

[49] Watanabe S, Shirogane Y, Sato Y, et al. New insights into measles virus brain infections [J]. Trends microbiol, 2018, 27(2):164 - 175.

[50] de Ory F, Minguito T, Balfagón P, et al. Comparison of chemiluminescent immunoassay and ELISA for measles IgG and IgM [J]. APMIS, 2015, 123(8):648 - 651.

[51] Alvarado-Facundo E, Audet S, Moss WJ, et al. Development of a high-throughput assay to measure measles neutralizing antibodies [J]. PLoS One, 2019, 14(8):e0220780.

[52] Albarello F, Cristafaro M, Busi Rizzi E, et al. Pulmonary measles disease: old and new imaging tools [J]. Radiol Med, 2018, 123(12): 935 - 943.

[53] Praveen-Kumar S, Sinha S, Taly AB, et al. The spectrum of MRI findings in subacute sclerosing panencephalitis with clinical and EEG correlates [J]. J Pediatr Neurol, 2011, 9(2):177 - 185.

[54] Oztürk A, Gürses C, Baykan B, et al. Subacute sclerosing panencephalitis: clinical and magnetic resonance imaging evaluation of 36 patients [J]. J Child Neurol, 2002, 17(1):25 - 29.

[55] 关冲霄, 朱颖, 肖江喜, 等. 亚急性硬化性全脑炎的 MRI 特征[J]. 实用放射学杂志, 2021, 37(1):112 - 115.

[56] Yilmaz K, Yilmaz M, Mete A, et al. A correlative study of FDG PET, MRI/CT, electroencephalography, and clinical features in subacute sclerosing panencephalitis [J]. Clin Nucl Med, 2010, 35(9):675 - 681.

[57] Lee KY, Cho WH, Kim SH, et al. Acute encephalitis associated with

measles：MRI features［J］. Neuroradiology，2003,45(2):100 - 106.

[58] Yilmaz K，Sahin DA. Midazolam or diazepam administration during electroencephalography helps to diagnose subacute sclerosing panencephalitis(SSPE)[J]. J Child Neurol，2010,25(8):994 - 999.

[59] Garg RK，Mahadevan A，Malhotra HS，et al. Subacute sclerosing panencephalitis［J］. Rev Med Virol，2019,29(6):e2058.

[60] 李兰娟,任红. 传染病学[M]. 9 版. 北京:人民卫生出版社,2019:82 - 83.

[61] 中华人民共和国国家卫生和计划生育委员会. 麻疹诊断[J]. 传染病信息,2017,30(4):181 - 189.

[62] Choe YJ，Eorn HS，Bae GR. Vaccine-associated measles in the low-incidence country of Korea over a 10 - year period［J］. Jpn J Infect Dis，2014,67(3):180 - 183.

[63] Kondamudi NP，Waymack JR. Measles［M］. In：StatPearls. Treasure Island. FL：StatPearls Publishing，2021.

[64] World Health Organization Regional Office for Europe (WHO Europe). Guidelines for measles and rubella outbreak investigation and response in the WHO European Region［M］. WHO Regional Office for Europe，Un City：Denmark，2013.

[65] Krawiec C，Hinson JW. Rubeola (Measles) ［M］//In：StatPearls. Treasure Island. FL：StatPearls Publishing，2021.

[66] Leung AK，Hon KL，Leong KF，et al. Measles：a disease often forgotten but not gone［J］. Hong Kong Med J，2018,24(5):512 - 520.

[67] Authors N. Case definitions for infectious conditions under public health surveillance. Centers for Disease Control and Prevention［J］. MMWR Recomm Rep，1997,46(RR - 10):1 - 55.

[68] 刘泉波,朱朝敏,李奇志,等. 维生素 A 对小儿麻疹治疗的疗效观察[J]. 中华实用儿科杂志,2002,17(11):690 - 691.

[69] 贾小红. 维生素 A 佐治小儿麻疹肺炎 32 例[J]. 郑州大学学报(医学版),2005,40(6):1188 - 1189.

[70] WHO. Guide for clinical case management and infection prevention and control during a measles outbreak ［M］. Geneva：World Health Organization，2020.

[71] Plemper RK，Snyder JP. Measles control — can measles virus inhibitors make a difference ［J］. Curr Opin Investig Drugs，2009,10(8):811 - 820.

[72] Liyanage H，Faizal M，Kanankearachchi K. Management of severe

measles related pneumonia, acute respiratory distress syndrome and pleural effusion with intravenous methyl prednisolone, immunoglobulin and oral vitamin A [J]. Sri Lanka J Child Health, 2016, 45(3): 215 - 217.

[73] 秦清艳,王建军. 人血免疫球蛋白联合维生素 A 治疗麻疹并发肺炎 60 例[J]. 山东医药,2005,45(23):81 - 82.

[74] Rafat C, Klouche K, Ricard JD, et al. Severe measles infection: the spectrum of disease in 36 critically ill adult patients [J]. Medicine (Baltimore), 2013, 92(5):257 - 272.

[75] 单小鸥,陈益平,严纯雪,等. 麻疹并发低氧性呼吸衰竭[J]. 中华传染病杂志,2002,20(4):244 - 246.

[76] Ferren M, Horvat B, Mathieu C. Measles encephalitis: towards new therapeutics [J]. Viruses, 2019, 11(11):1017.

[77] Hashimoto K, Hosoya M. Advances in antiviral therapy for subacute sclerosing panencephalitis [J]. Molecules, 2021, 26(2):427.

[78] Gutierrez J, Issacson R, Koppel B. Subacute sclerosing panencephalitis: an update [J]. Dev Med Child Neurol, 2010, 52(10):901 - 907.

[79] CDC. Measles (rubeola), for healthcare professionals [EB/OL]. (2019 - 06 - 29)[2023 - 02 - 24]. https://www. cdc. gov/measles/hcp/index. html.

[80] CDC. Measles (rubeola), Complications of measles [EB/OL]. (2019 - 06 - 29)[2023 - 02 - 24]. https://www. cdc. gov/measles/about/complications. html.

[81] 朱启镕. 全国实施麻疹疫苗强化免疫接种的重大意义[J]. 中华儿科杂志,2011,49(6):408 - 410.

[82] Gastañaduy PA, Emily B, Chas DB, et al. Public health responses during measles outbreaks in elimination settings: Strategies and challenges [J]. Hum Vaccin Immunother, 2018, 14(9):2222 - 2238.

[83] CDC. Interim infection prevention and control recommendations for measles in healthcare settings [EB/OL]. (Updated July 2019)[2023 - 02 - 24] https://www. cdc. gov/infectioncontrol/guidelines/measles/index. html.

第四章
麻疹疫苗的研制与生产

第一节　麻疹疫苗研究简介

　　麻疹是一种古老的疾病。预防麻疹是医学界一直研究的一个重要课题。国内外学者曾多次试图用一种安全有效的人工方法，使人获得对麻疹的自动免疫。迄今为止，人工免疫预防麻疹的研究已有 200 余年历史，其发展大致可分为 3 个阶段。

　　第 1 阶段(1748—1910 年)：试图根据接种牛痘预防天花的原理，采用"接种麻疹"的方法，用麻疹病人的血液或分泌物在人体上盲目接种，促使受种者发生轻型麻疹，从而获得免疫。清代医学家叶霖所著《沙疹辑要》中，即有一种疹法的记载。将轻疹病人的疹子刺破后，以棉花蘸其血，贴敷于未患麻疹的人之臀部或塞于鼻腔内，后者发病后，病情较轻。1749 年，Home 将麻疹病人的血液或呼吸道分泌物给易感儿做皮上划痕接种，使划痕者产生了免疫力，却未发生如同麻疹病人一样的临床表现。1905 年，Hektoen 给易感儿皮下注射发疹后 30 h 内麻疹病人的血液，注射后易感儿仅出现了轻型麻疹。因此，在人工自动免疫预防方法未问世前，利用病人血液对易感儿接种，是一种通常应用的方法。早期应用病人的全血、血浆或血清，或用胎盘血对处于潜伏期的易感儿接种；以后则制成丙种球蛋白用于麻疹的被动预防,取得了较好的效果,并且为研究人工免疫提供了基础。

第2阶段(1911—1938年):20世纪初期,许多学者开始致力于疫苗的研究。1923年,Savini、Carania和Sidoni等采用琴纳和巴斯德用减毒或灭活病毒制成疫苗的原理,分别用加温处理的麻疹病人血液,或经酚处理的认为是麻疹病毒生长的"野口型(Noguchi-type)"培养液接种儿童,但这些疫苗的保护作用未能得到证实。1933年,McKhann及诸福棠等应用胎盘球蛋白预防麻疹。1936年,СМИРНОВ. ПВ等曾研制出组织培养灭活疫苗。据对少量儿童的观察,有一定的免疫预防效果,但未作进一步研究。由于对麻疹病毒缺乏适当的培养方法和可靠评估生长的方法,病毒学研究在相当长时间内进展缓慢,疫苗研制也无明显进展。

第3阶段(1939年后):1939年开始,疫苗制备随着科学手段的进步获得突破。1940年,O'Neil等曾对36名儿童鼻腔接种适应鸡胚的麻疹病毒,仅有4名出现轻型麻疹。随后几年,对这种疫苗进行了一些试验。Maris等总结479名儿童的接种结果认为,虽然很多儿童在接种后出现了轻微症状,但对预防麻疹来说,作用甚微。1941年,Ritossa和Mole报告用鸡胚培养病毒成功,并用此种病毒接种,可引起轻型麻疹。1948年,Aeakawa报告用麻疹病毒接种幼鼠脑腔取得适应,通过小鼠连续传代后,发现除少数受种者外,该病毒对受种者仅引起轻微临床症状,或毫无症状,因此建议可制备成疫苗。1956年,苏联学者用连续在人胚肾细胞中(15～30代)培养的麻疹病毒在鼻腔内接种4 000多名儿童,发现对麻疹的保护作用甚小。同时,苏联学者曾用小狗、幼猫和其他小动物来进行实验,虽然可以发生病毒血症,也可产生麻疹特异抗体,但无法成功制备为疫苗。直到1954年Enders和Peebles成功分离麻疹病毒,才为制备疫苗奠定了基础,以后麻疹疫苗的研制工作迅速进展。

1958年,Krugman等用Edmonston强毒株,在猴肾细胞上培养繁殖后,用福尔马林灭活病毒,再经一系列处理及检定后制成灭活疫苗。该疫苗在人体上使用,所需抗原量大,且需要间隔 1 个月连续注射 3 剂次灭活疫苗,或 2 剂次的灭活疫苗与 1 剂次的减毒活疫苗,尽管不良反应少,但发现免疫维持时间较短,仅能起到缩短病程、减轻症状的作用。随后又发现受种者暴露于麻疹野病毒时,有发生严重异型麻疹(atypical measles),即甲醛灭活麻疹疫苗导致的抗体依赖增强作用(antibody-dependent enhancement, ADE)的风险,于 1967 年停止使用。

1959 年,Katz 将适应于鸡胚细胞传代的不同代次的麻疹病毒给猴接种,结果显示传代次数较少的病毒可造成猴子的病毒血症,发生典型麻疹;传代次数较多的病毒接种后不会造成猴子的病毒血症,也不引起临床发病,但两组猴体内产生的抗体却相似。1960年 Enders 等首先将从名叫 David Edmonston 的儿童中分离的麻疹病毒在鸡胚成纤维细胞中适应并传代至可接受的减毒水平,制成 Edmonston B 原始麻疹减毒活疫苗(简称 Ed B 株),并在美国给易感儿童皮下注射。大多数受种儿童发生与轻症麻疹病人相似的临床经过,96％的受种者产生高水平抗体。但该疫苗接种后反应较重,发热率高达 80％,其中高热占 20％～60％,半数受种者出现皮疹,少数还可引起急性脑炎和亚急性硬化性全脑炎(SSPE),常需同时使用丙种球蛋白,以减轻反应,故不易推广。

1960 年,Smorodintsev 等用鸡胚细胞或人羊膜细胞培养麻疹病毒制成活病毒疫苗,经皮内及皮下接种 113 名易感儿童,同时观察与接种儿童密切接触的 130 名未接种疫苗的易感儿童,证明麻疹易感儿接种疫苗后能发生轻型麻疹临床症状,且有血清抗体升高和良好的预防效果,但无传染性。同年,Enders、Katz、Kempe、Black、Lepow、Krugman 和 Haggerty 等报告用鸡胚组织培养的减毒疫苗由口腔、鼻腔或眼结膜途径接种 31 名易感儿,由皮下、皮内接种 272 名易感儿,进一步证实了 Smorodintsev 的研究结果。ЖДАНОВ 等报告,麻疹病毒在人羊膜细胞传 4 代后接种于易感儿童,临床反应很轻。在此期间,还有通过鸡胚、狗及小白鼠适应的减毒活疫苗在人群中免疫,但未得到肯定的预防效果。

20世纪60年代中后期,世界各国都相继选育了一些新疫苗株(图4-1-1)。Sever将Edmonston A病毒在鸡胚成纤维细胞,32℃条件下(而不是36～37℃)培养,再传85代,首次完成进一步减毒,获得Schwarz株。将Edmonston B病毒在鸡胚成纤维细胞32℃培养再传40代进一步减毒获得Moraten株。Schwarz株疫苗反应较Edmonston B株疫苗为轻,抗体阳转率为85%～99%,并且不需同时使用丙种球蛋白。美国分别于1965年和1968年审批通过了Schwarz株和Moraten株疫苗的使用。1957年,Smorodintsev等

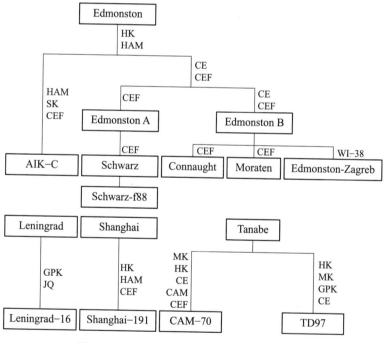

图4-1-1 麻疹疫苗病毒毒株的来源及关系图

注:CAM,鸡绒毛尿囊膜;CE,鸡胚羊膜囊内腔;CEF,鸡胚成纤维细胞;GPK,豚鼠肾;HAM,人羊膜;HK,人肾;JQ,日本鹌鹑;MK,猴肾;WI-38,人二倍体细胞系。

也报告在列宁格勒分离了 L4 麻疹病毒,并逐步通过人胚肾细胞、人羊膜细胞、鸡胚细胞的适应和连续传代,而后用此制成疫苗。

我国的麻疹研究起步于解放初。1957 年汤飞凡、吴绍源等利用 2～7 个月胎儿的肾脏组织(3 个月内用全肾,3 个月以上仅用肾皮质组织)和猴肾单层细胞两种组织培养,成功培养出 1 株麻疹病毒,在多次细胞传代中都有细胞病变,并通过麻疹急性期和恢复期双份血清的中和试验(neutralization,Nt)和补体结合试验(complement fixation,CF),证实这株病毒是我国第一次分离出的麻疹病毒。早期用这株病毒在人肾组织培养传 21 代,试制成灭活疫苗,但未推广使用。1958 年,张菁在上海根据民间传说猪可以发生麻疹,在猪身上进行麻疹感染实验获得成功。他用麻疹患儿血液标本接种小猪和鸡胚,然后取猪肺和鸡胚分别制成麻疹活病毒疫苗,在儿童中进行了初步观察,但免疫效果不确切,但为研究麻疹疫苗提供了思路。

20 世纪 60 年代初期,我国麻疹疫苗的研制工作主要是循着两条道路进行。

一是自己分离新麻疹病毒和适应组织培养。张菁在 1960 年冬季麻疹流行中,应用人胚肾细胞分离出 30 余株病毒,通过实验室初步鉴定,挑选 4 株病毒(沪 191、沪 193、沪 195、沪 210),并继续在人胚肾细胞上传代,以选择适合的疫苗毒株,最后选取沪 191 株。

二是对已有毒株进行驯化,并在培养的不同阶段试制各种活疫苗,观察其临床反应和免疫原性。如用 L4 株进一步传代而获得的长 47、京 55 等。我国于 1962 年在北京、上海、长春先后研制出麻疹减毒活疫苗京 60 株和高度减毒的沪 191 株、长 47 株、京 55 株、杭 M13 株等,先在少量人群中试用,证明反应轻,高热反应率为 1.6%～4.4%;抗体阳转率为 91.5%～98.7%,保护率为 94.5%～100%。随即在国内各地推广使用,并不断总结使用效果,最终批准投入使用的有沪 191 株、长 47 株、京 55 株等。

20 世纪 60 年代早期研制的疫苗是使用初步减毒株接种于人

羊膜细胞制备而成的。发现疫苗株与野病毒株有明显的不同：疫苗株能在鸡胚细胞中繁殖而且引起病变；疫苗株对易感猴并不引起明显疾病或确证的病毒血症；疫苗株可通过在脑腔接种，病毒不能在这些动物的中枢神经系统中繁殖，也不能在上呼吸道中持续存在；疫苗株减毒株仍保持良好的免疫原性。

以后又经人体接种观察得出以下结论：疫苗株接种后无立即异常反应；疫苗株受种者对周围易感者无传染性；疫苗株接种后抗体阳转率可达95%；疫苗株免疫后对自然麻疹有较高的抵抗力；疫苗株接种后临床不良反应太强，高热率为80%以上，热程持续1～3 d；出疹率达50%。

上述结果表明，早期减毒活疫苗虽然免疫效果十分理想，但临床不良反应太重，无法推广使用。以后采用进一步减毒的疫苗株接种鸡胚细胞，使其生长到一定程度后收取病毒液制造疫苗。除使用鸡胚细胞疫苗外，还有一些其他细胞系统制备的疫苗也同时推广使用，如捷克的狗肾细胞疫苗、日本的羊肾细胞疫苗（AIK - C）、苏联的豚鼠肾细胞疫苗及南斯拉夫的人二倍体细胞疫苗等。

目前各国所使用的疫苗，大多采用20世纪60年代末以来适应的进一步减毒的毒株制备（图4 - 1 - 1）。此类进一步减毒的病毒在许多性状上与野病毒不同。前者可以在鸡胚细胞上增殖并诱导产生干扰素，其蚀斑的形态也与野病毒也不同。从临床上看，接种此类疫苗可使85%的易感者经历不显性感染，即使出现发热或皮疹也是一过性的，几乎没有神经和细菌性的并发症。日本政府批准使用3种疫苗，即Schwarz疫苗、Biken CAM疫苗及AIK - C疫苗。AIK - C疫苗为Edmonston病毒适应于羊肾细胞获得，其反应性较Schwarz疫苗为弱，接种者腋温达37.5 ℃以上者为23.6%，而Schwarz疫苗为51.3%。

自1963年第一次批准使用麻疹疫苗至今，随着免疫效果和临床接种不良反应数据的积累，临床使用的麻疹毒株集中在当时研发的少数几株减毒活疫苗上：应用最广泛的为Edmonston株的衍

生株,包括 Schwarz、Edmonston-Zagreb、ALK - C 以及 Moraten
株,核酸序列分析表明这些毒株之间差异极小(<0.6%)。其他非
Edmonston 麻疹病毒毒株,例如 CAM - 70、TD - 97、列宁格勒-
16 和沪 191 株等,基因序列略有差异。以上毒株均属于 A 基因型,
没有证据表明这些减毒活疫苗病毒毒株在效果和不良反应方面存
在差异,因此它们都可以作为麻疹疫苗株在单一抗原或者联合抗原
中使用,并且对所有野生基因型麻疹病毒具有同等的防护作用。

第二节　减毒活疫苗株的选育

　　长期以来,对制备麻疹疫苗的减毒株有明确的要求,即应减少
病毒的致病性而保持良好的免疫原性:要求接种后 95% 以上的受
种者可以产生抗体,且滴度达到一定的水平,免疫持久性好;同时
反应要小,常规要求高热率(腋温≥38.5 ℃)在 5% 以下,少数人有
皮疹及卡他症状,但均为一过性,应与典型麻疹有明显区别。因
此,选择免疫原性好而反应性低的减毒疫苗株,是制备疫苗首先要
解决的问题,也是因为该要求,所以麻疹毒株的选用会出现前述的
集中趋势。
　　麻疹减毒活疫苗的一般减毒过程是从自然感染麻疹的患儿血
液或咽拭子分离病毒后,将此病毒经人胚肾细胞(HK)→原代人羊
膜细胞(HAM)→鸡胚组织(CE)→鸡胚细胞(CEC),连续传代而
获得减毒株;亦可由人羊膜细胞毒株直接适应于鸡胚细胞;以上过
程中在鸡胚细胞阶段,均需要将培养温度由 37 ℃ 逐步降为 33 ℃;
通过非敏感细胞的适应传代和降温培养,使毒株逐步减毒,从而获
得疫苗减毒株。
　　一般认为,通过以上减毒过程,可使野病毒株性能发生以下改
变:丧失引起口腔黏膜斑的能力;失去致感染者出疹的能力;降低
感染者的发热反应;随传代次数增加,免疫原性逐步下降,直到完

全消失。

由于病毒传代代次多少不一,减毒程度不同,因此病毒毒株的免疫原性和临床反应性也就有所不同。一般认为麻疹病毒通过减毒后对人体反应的影响,首先是口腔黏膜斑消失,其次是皮疹消失,最后是发热反应减轻。用以制备疫苗的毒株应具有高度的免疫原性而尚有轻度的临床反应性为宜,目前大量使用的麻疹疫苗株都可以归为高度减毒的毒株。

黄祯祥等曾对不同代次及不同剂量的人羊膜细胞减毒活疫苗的致病性及免疫性进行研究,研究对象中的一株来自 1960 年的麻疹患儿并用人肾细胞分离的 M60 - 5 株,经 HK 传 6 代,再经 HAM 传 5 代后制备的疫苗;另一株是 L4 株(已在 HK 传 26 代、HAM 传 30 代)再在 HAM 传 7 代制备的疫苗。M60 - 5 疫苗分皮内和皮下接种,皮内注射剂量为 0.1 ml,皮下注射 0.5 ml;L4 株疫苗采取皮下注射 0.5 ml。11 名儿童接种 M60 - 5 疫苗,7 名儿童接种 L4 疫苗,结果显示两种疫苗在接种 6 个半数组织感染量($TCID_{50}$)或更小剂量时均能刺激机体产生抗体;研究者还提出 6 月龄前的婴儿可以进行免疫。随后又进行了胎盘球蛋白对人羊膜细胞减毒活疫苗的致病性及免疫原性影响的研究,表明接种疫苗后再注射胎盘球蛋白,不仅可以降低发热反应,亦可获得不显性感染。

余鼎新、余贺、张菁等也进行了麻疹弱毒活疫苗的临床、血清学和流行病学效果的初步观察,采用由 L4 株培育而得 6013 - 2 株(HK 26 代、HAM 38 代、CF 2 代,21 $TCID_{50}/0.1$ ml)、6018 - 1、2 株(HK 26 代、HAM 40 代,246 $TCID_{50}/0.1$ ml)、6025 株(HK 26 代、HAM 40 代、CE 2 代,2 $TCID_{50}/0.1$ ml)的 4 株疫苗接种 2.5 月~10 岁(多为 1~3 岁)健康易感儿,使用了皮下注射 0.1 ml、滴眼(球结膜与睑结膜之间)0.05 ml 和口服 0.25 ml 3 种方法免疫。未发现即刻不良反应,6013 - 2 和 6018 - 1 批疫苗皮下注射组的发热率为 74.7% 和 71.6%,热程平均 2.6~3.2 d,约 2/3 体温为 39.1~40.0℃;出疹率为 43.3% 和 29.3%,最早于接种后第 3 d 出

现,最晚第 14 d,平均 9.6～9.8 d,疹程为 1.3～2 d;口腔黏膜斑不典型,卡他症状不明显,未见合并症;血清抗体阳转率,以皮下注射法较好,为 73.3%～85.7%。

国内目前使用的沪 191 株活疫苗系高度减毒的活疫苗。沪 191 株是 1960 年 11 月 8 日在上海麻疹大流行期间,由上海生物制品研究所张箐等采集 1 名 2 岁病人前驱期全血标本接种于 HK 分离而得。1962 年将此毒株适应于 HAM,后经 HK 33 代→HAM 39 代→CEC 减毒。当传至 CEC 第 2 代时能测出病毒,第 4 代时半数细胞感染量($CCID_{50}$)达 3.25 lg/0.1 ml,HE 染色可见细胞浆内及核内嗜伊红性包涵体。第 5 代后将病毒分成 2 系,一系仍在 (36 ± 1)℃中培养(B 系),另一系在 (31 ± 1)℃中培养(C 系),C 系再传 5 代即获得沪 191 疫苗株。然后对疫苗株进行猴体试验和外源因子等检查后,证明符合疫苗生产要求。

曾使用沪 191 株在 CEC 传至 7～15 代间不同代次的疫苗对易感儿进行临床反应和免疫原性观察,证明在 CEC 传至第 10 代左右的疫苗,免疫原性良好,反应轻微,高热率(肛温>39.6℃)3%左右。具体数据见表 4-2-1。

表 4-2-1　沪 191 株疫苗经鸡胚细胞传至 10 代前后的临床反应和抗体效应

试验年份	疫苗代次	观察人数	发热反应		高热反应		皮疹		血凝抑制抗体	
			人数	%	人数	%	人数	%	阳转率	GMT
1963～	CEC7、8	123	80	65.0	32	26.0	16	13.0	92.7	1:206
1964	CEC10、15、16、17	1 487	330	22.2	48	3.2	30	2.1	92.7	1:333

随后决定用此毒株制成疫苗,1965 年 5 月经卫生部批准正式使用。自 1969 年开始改用大瓶培养法生产,并将原来放−25℃冰箱收获冻存改为放 4℃释放,从 1971 年开始稳定剂全部改用球蛋白。其后上海生物制品研究所生产用毒种的传代代次控制在

CEC 15～20 代,保存在－40～－20℃环境中。

1991 年在 WHO 中国疫苗项目期间,上海生物制品研究所委托荷兰国立公共卫生和环境保护研究所对本所的沪 191 株 18 代冻干病毒进行纯化,去除鸡白血病病毒(ALV),纯化后的主种子批 20 代病毒(批号 9101)经荷兰和中国药品生物制品检定所检测,证实 ALV 阴性。2000 年起,上海生物制品研究所以此毒株为基础建立了三级种子库,将疫苗代次固定为 26 代,并使用至今。

到目前为止,国内外主流毒株采用的减毒方法汇总如下。

沪 191 株病毒:1960 年分离而得,减毒顺序为 HK 细胞 33代→HAM 39 代→CEC 5 代→CEC。

Edmonston 株:1954 年分离而得,减毒顺序为 HK 24 代→HAM 28 代→CEC 6 代→CEC。

Schwarz 株:1962 年由 Edmonston 株于 32℃下在 CEC 传 80至 90 代,高热率明显下降。

Moraten 株:由 Edmonston 株于 32℃下传 40 代,是一株高度减毒株,反应较 Edmonston 株轻微。

L4 株:1958 年分离,减毒顺序为 HK26 代→ HAM35 代→CEC。

L16 株:1960 年直接用豚鼠肾细胞分离而得。

目前全球使用的均是含麻疹成分的冻干减毒活疫苗,具有以下一般性状。

1. 将病毒接种在组织培养细胞上,能生长繁殖,并可产生特异性病变,也能迅速传代。

2. 将疫苗给易感者接种,可在人体内繁殖,使人发生一次隐性感染,病毒刺激机体能产生相应抗体,从而获得免疫力。

3. 疫苗不耐热,液体状态受热后很快灭活,所以一般要求冻干疫苗溶解后尽快使用。有数据显示冻干疫苗与稀释剂混合后放置在 20℃的环境内 1 h,效力约丧失 50%;放置在 37℃的环境内1 h,丧失全部效力。

4. 疫苗冻干后仍惧光,最好保存在阴暗处,如放在阳光下照射,会受到紫外线和热的作用,使活病毒很快死亡,导致疫苗失效。

WHO规范要求冻干疫苗应和其稀释剂一起保存在2～8℃的避光条件下。生产研究单位可以采用－60℃以下储存液体疫苗原液,或－70～－20℃以下储存冻干疫苗的方式长期维持疫苗效力。研究表明,液体疫苗原液在－60℃以下保存12个月以上,冻干疫苗－20℃以下保存5年以上,其效力仍高于最低规定要求。

第三节　麻疹减毒活疫苗的生产过程

目前,WHO及我国对麻疹疫苗生产均要求使用无特异性病原(SPF)健康鸡群的鸡胚。

我国现行版药典中规定SPF级实验动物是指不携带普通级和清洁级实验动物的病原体,并且不携带主要潜在感染或条件致病和对科学研究干扰大的病原体的实验动物。SPF鸡胚是指由SPF鸡所产的受精卵,在符合生物制品生产条件下,经孵化后所生成的鸡胚。

SPF鸡群要求对鸡群进行病毒菌群的定期检测,需排除如下微生物的感染:分枝杆菌、鸡痘病毒、禽逆转录病毒、新城鸡瘟病毒、其他禽副流感病毒、禽脑脊髓炎病毒、传染性喉气管炎病毒、禽网状内皮组织增生病毒、马立克病病毒、传染性法氏囊病病毒、禽呼吸道肠道病毒、禽腺病毒、禽流感病毒、副鸡嗜血杆菌、鸡沙门菌、鸡白痢沙门菌、鸡败血症支原体以及鸡滑液囊支原体等禽类致病菌。

一些国家,在饲养SPF鸡群初期会对每只鸡进行抽血检查,之后每个月抽取鸡群总数量的5%个体进行抽血检查。并且对采集的血清样本进行相关的病原体抗体筛选。假如鸡群中发生死亡个例,需要调查清楚其原因。

来自封闭且没有特定病原体的健康鸡群的鸡蛋,即为SPF鸡蛋(specific pathogen free egg),其蛋体必须达到零激素、零药残、零病史、零污染、零抗生素、零特定病原的要求。这样从细胞基质层面保证了所生产的麻疹疫苗的安全性。

以沪191株麻疹疫苗生产为例,具体流程为:选用所规定日龄鸡胚,经胰蛋白酶消化、分散细胞,用适宜的培养液(含新生牛血清)与规定接种量的毒种混合,将其置于适宜温度下进行培养。当细胞出现一定程度病变时,倒去培养液,用洗液洗涤细胞表面,并换以维持液继续培养。当细胞病变达到规定程度时,进行第一次收获病毒液,获得第一次单次病毒收获液。之后换以维持液继续培养,当细胞病变达到再次收获的规定程度时,进行第二次病毒收获,获得第二次单次病毒收获液。依照以上流程,可以进行多次收获,同一批细胞生产的多个单次病毒收获液可以合并为一批原液。

将原液按规定的同一病毒滴度制成单价麻疹,或者与其他病毒原液合并进行多联疫苗的配制,加入适宜稳定剂,即为半成品。半成品分批后,按照规定的流程进行分装与冻干,最终包装,制成临床使用的麻疹减毒活疫苗或含麻疹成分联合疫苗。

沪191麻疹疫苗株是我国自己培育的麻疹疫苗减毒株,由于该毒株的细胞病变典型,易于掌握,且病毒滴度稳定,故生产适用性好。自20世纪80年代中期以来,上海、北京、武汉、兰州、成都几大生物制品研究所均曾经或仍旧使用沪191株生产麻疹系列疫苗,当时每年产量已经达到1亿人份以上,已成为我国麻疹疫苗生产的主要毒株。其生产工艺和质量也随着疫苗生产技术的不断提升而持续得到改进。

1985年全国麻疹疫苗由液体剂型全部改为冻干制品,稳定性有了明显提高。1989年将疫苗的热稳定性正式作为我国《生物制品规程》中衡量疫苗质量的重要指标之一,1991年开始按WHO要求实现疫苗滴度双通过。1991年通过前述国际协作,将沪191株纯化为无鸡白血病病毒污染的纯化毒株,于1993年使用SPF鸡胚细胞生产疫苗。2000年前后各生产单位按药监部门要求,各自建立沪 191 株三级种子库,固定了各生产单位的麻疹疫苗代次,进一步提高了疫苗的安全性。2008 年国家扩大免疫规划落地,实行 8 月龄接种首剂次,18～24 月龄接种第二剂次的接种程序。而为消除麻疹所进行的全国或地区范围麻疹疫苗补充免疫亦均使用沪 191 株含麻疹成分疫苗,如 2010 年进行的全国范围的麻疹强化免疫,在 1 年内,使用沪 191 株生产的疫苗接种超过 1 亿剂次,未发现严重不良反应,当年麻疹发病率明显下降,充分显示了该疫苗株安全性、有效性及适用性。

由沪 191 株生产的麻疹减毒活疫苗至今已在我国应用近 60 年,超过 20 亿剂,是世界上产量最大的疫苗株之一,为我国控制和消除麻疹做出了巨大贡献。随着经济水平发展,麻疹预防已经转向使用含麻疹成分的联合疫苗,2016 年,国家《国家免疫规划儿童免疫程序及说明(2016 年版)》中已将接种程序改为 8 月龄首剂次接种麻疹风疹二联疫苗,18～24 月龄第二剂次接种麻腮风三联疫苗,这使麻疹单价疫苗生产及使用迅速萎缩,2018 年以后,国内已经没有麻疹单价疫苗的生产以及供应,2020 年中国麻疹防疫再次提升,8 月龄年龄组接种也开始使用麻腮风三联疫苗,在使用层面与国际接轨。目前各主要生产单位麻疹疫苗生产工艺已经由转瓶工艺提升为细胞工厂培养,至此,我国的麻疹疫苗完全达到 WHO 规程的要求。我国沪 191 株麻疹疫苗生产工艺的主要变迁可见表 4-3-1。

表 4-3-1　沪 191 株麻疹疫苗生产的主要变迁

时间 (年)	生产方式	剂型	疫苗滴度要求 ($\lg CCID_{50}$ / 0.1 ml)	疫苗效期	主要原材料、 工艺、质量改变
1966～	2L 小瓶 静止培养	2 ml 液体	$\geqslant 2.5$	2～3 个月	部分国产 4.1 综合培养基离子交换水,1978 年后改为蒸馏水

（续表）

时间 （年）	生产方式	剂型	疫苗滴度要求 （lg CCID$_{50}$/ 0.1 ml）	疫苗效期	主要原材料、 工艺、质量改变
1983	1970 年代起 10 L 大瓶静止培养				
1984～	10 L 大瓶静止培养	1 ml 冻干	≥2.5	冻干 8 个月	逐步应用进口培养基，采用蒸馏水
1990					应用 SPF 鸡胚及牛血清
1991～	10 L 大瓶静止培养	1 ml 冻干	37℃，7 d，≥2.5	18 个月	纯化，沪 191 毒种试用
2000～	10 升大瓶转瓶培养	1 ml 冻干	37℃，7 d，≥3.3	18 个月	纯化，沪 191 毒种三级种子库
2005～	10 升大瓶转瓶培养	1 ml 冻干	37℃，7 d，≥3.3	18 个月	多次收获及原液超低温冻存，其间生产由麻疹单价疫苗转换为含麻疹成分的联合疫苗
2021～	细胞工厂工艺	1 ml 冻干	37℃，7 d，≥3.3	18 个月	多次收获及原液超低温冻存

第四节　国产麻疹减毒活疫苗的制造及检定要求

一、毒种

（一）毒种来源及种子批建立

生产毒种为麻疹病毒沪 191 株、长 47 株或经批准的其他麻疹病毒减毒株。

应符合"生物制品生产用菌毒种管理及质量控制"规定。沪 191 株主种子批应不超过第 28 代,工作种子批应不超过第 32 代,生产的疫苗应不超过第 33 代;长 47 株主种子批应不超过第 34 代,工作种子批应不超过第 40 代,生产的疫苗应不超过第 41 代。

(二) 种子批毒种的检定

主种子批应进行以下全面检定,工作种子批应至少进行以下 1~5 项检定。

1. **鉴别试验**　将稀释至 $500 \sim 2\,000\ \lg CCID_{50}/ml$ 的病毒液与适当稀释的麻疹病毒特异性免疫血清等量混合后,置 37 ℃水浴 60 min,接种 Vero 细胞或 FL 细胞,在适宜的温度下培养 7~8 d 判定结果。麻疹病毒应被完全中和(无细胞病变);同时设血清和细胞对照,均应为阴性;病毒对照的病毒滴度应不低于 $500\ \lg CCID_{50}/ml$。

2. **病毒滴定**　将毒种做 10 倍系列稀释,每稀释度病毒液接种 Vero 细胞或 FL 细胞,置适宜温度下培养 7~8 d 判定结果。病毒滴度应不低于 $4.5\ \lg CCID_{50}/ml$。应同时进行病毒参考品滴定。

3. **无菌试验**　按 2020 年版《中国药典》的通则 1101 进行,应符合药典规定。

4. **分枝杆菌检查**　以草分枝杆菌(CMCC 95024)或牛分枝杆菌菌株 BCG 作为阳性对照菌。取阳性对照菌接种于罗氏固体培养基,于 37 ℃培养 3~5 d 收集培养物,以 $0.85\% \sim 0.90\%$ 氯化钠溶液制成菌悬液,采用细菌浊度法确定菌含量,该菌液浊度与中国细菌浊度标准一致时活菌量约为 $2 \times 10^7\ CFU/ml$。稀释菌悬液,取不高于 100 CFU 的菌液作为阳性对照。

供试品小于 1 ml 时采用直接接种法,将供试品全部接种于适宜固体培养基(如罗氏培养基或 Middlebrook 7H10 培养基),每种培养基做 3 个重复;并同时设置阳性对照。将接种后的培养基置于 37 ℃培养 56 d,阳性对照应有菌生长,接种供试品的培养基未见分枝杆菌生长,则判为合格。

供试品大于 1 ml 时采用薄膜过滤法集菌后接种培养基。将供试品以 0.22 km 膜过滤后,取滤膜接种于适宜固体培养基,同时设阳性对照。所用培养基、培养时间及结果判定同上。

5. 支原体检查　按 2020 年版《中国药典》的通则 3301 进行,应符合规定。

6. 外源病毒因子检查　按 2020 年版《中国药典》的通则 3302 进行,应符合规定。

7. 免疫原性检查　建立或变更主种子批时应确认主种子批的免疫原性,必要时应根据药品注册管理的相关要求开展相应的临床试验。

8. 猴体神经毒力实验　主种子批或工作种子批毒种应进行猴体神经毒力实验,以证明无神经毒力。每次至少用 10 只麻疹抗体阴性的易感猴,每侧丘脑注射 0.5 ml(应不低于 1 个人用剂量的病毒量),观察 17～21 d,不应有麻痹及其他神经症状出现。注射后 48 h 内猴死亡数不超过 2 只可以更换实验猴;如死亡超过 20%,即使为非特异死亡,实验也不能成立,应重试。观察期末,每只猴采血测麻疹病毒抗体,阳转率应不低于 80%,并处死解剖,对大脑和脊髓的适当部位做病理组织学检查,应为阴性。每次实验同时有 4 只易感猴作为对照,待实验猴处死后 10 d,第 2 次采血,对照猴麻疹抗体仍为阴性。

(三)毒种保存

冻干毒种应于 −20 ℃ 以下保存;液体毒种应于 −60 ℃ 以下保存。

二、疫苗制造

(一)细胞制备

选用来自 SPF 鸡群的 9～11 日龄鸡胚,经胰蛋白酶消化、分散细胞,用适宜的培养液进行培养。来源于同一批鸡胚、同一容器内消化的鸡胚细胞为一个细胞消化批;源于同一批鸡胚、于同一天制备的多个细胞消化批为一个细胞批。

（二）培养液

采用适宜的培养液进行培养。如培养液含新生牛血清,则需根据 2020 年版《中国药典》中的通则 3604 进行检测,其质量应符合要求。

（三）对照细胞外源因子检查

按 2020 年版《中国药典》中的通则 3302 进行检查,应符合规定。

（四）病毒接种和培养

毒种和细胞混合后,置适宜温度下进行培养,病毒接种量及培养条件按批准的执行。当细胞出现一定程度病变时,倾去培养液,用不少于原培养液量的洗液洗涤细胞表面,并换以维持液继续培养。

（五）病毒收获及单次病毒收获液检定

观察细胞病变达到适宜程度时,收获病毒液。根据细胞生长情况,可换以维持液继续培养,进行多次病毒收获。检定合格的同一细胞批生产的同一次病毒收获液可合并为单次病毒收获液。

单次病毒收获液应进行病毒滴定(病毒滴度不低于 4.5 lg $CCID_{50}$/ml),按 2020 年版《中国药典》中的通则 1101 进行无菌检查、通则 3301 进行支原体检查,均应符合规定。

（六）单次病毒收获液合并及原液检定

检定合格的同一细胞批生产的多个单次病毒收获液可合并为一批原液。

原液应进行病毒滴定(病毒滴度不低于 4.5lg $CCID_{50}$/ml),按 2020 年版《中国药典》中的通则 1101 进行无菌检查、通则 3301 进行支原体检查,均应符合规定。并按照通则 3411 进行牛血清白蛋白残留量检测,应不高于 50 ng/剂。

（七）半成品及检定

将原液按照规定的同一病毒滴度进行配制,加入适宜稳定剂,即为半成品。多批检定合格的原液可制备成一批半成品。

半成品应按 2020 年版《中国药典》中的通则 1101 进行无菌检

查,应符合规定。

（八）成品

除另有规定外,待分装、冻干的半成品,须经质量管理部门确认或批准后,方可进行分装、冻干,最后包装为成品。均应符合"生物制品分包装及贮运管理"规定。

三、成品检定

除水分测定外,应按标示量加入所附加灭菌注射用水,复溶后进行以下各项检定。

（一）鉴别试验

将稀释至 $500\sim2\,000\,lg\,CCID_{50}/ml$ 的病毒液与适当稀释的麻疹病毒特异性免疫血清等量混合,然后置于 37 ℃水浴 60 min,接种 Vero 细胞或 FL 细胞,在适宜的温度下培养 $7\sim8\,d$ 判定结果。麻疹病毒应被完全中和(无细胞病变);同时设血清和细胞对照,均应为阴性;病毒对照的病毒滴度应不低于 $500\,lg\,CCID_{50}/ml$。

（二）外观

应为乳酪色疏松体,复溶后应为橘红色或淡粉红色澄明液体,无异物。

（三）水分

依据 2020 年版《中国药典》中的通则 0832 进行检查,应不高于 3.0%。

（四）pH

依据 2020 年版《中国药典》中的通则 0631 进行检查,应符合批准的要求。

（五）渗透压摩尔浓度

依据 2020 年版《中国药典》中的通则 0632 进行检查,应符合批准的要求。

（六）病毒滴定

取疫苗 3~5 瓶混合滴定,将毒种做 10 倍系列稀释,每稀释度病毒液接种 Vero 细胞或 FL 细胞,置适宜温度下培养 7～8 d 判定结果。病毒滴度应不低于 $3.3\lg CCID_{50}/ml$。应同时进行病毒参考品滴定。

(七) 热稳定性试验

由生产单位在成品入库前取样测定,应与病毒滴定同时进行。于 37 ℃ 放置 7 d 后,取疫苗 3～5 瓶混合滴定,将毒种做 10 倍系列稀释,每稀释度病毒液接种 Vero 细胞或 FL 细胞,置适宜温度下培养 7～8 d 判定结果。病毒滴度应不低于 $3.3\lg CCID_{50}/ml$,病毒滴度下降应不高于 $1.0\lg CCID_{50}/ml$。

(八) 牛血清白蛋白残留量

依据 2020 年版《中国药典》中的通则 3411 进行检查,应不高于 50 ng/剂。

(九) 抗生素残留量

生产过程中加入抗生素的应进行该项检查。依据 2020 年版《中国药典》中的通则 3429,采用酶联免疫吸附法,应不高于 50 ng/剂。

(十) 无菌检查

依据 2020 年版《中国药典》中的通则 1101 进行检查,应符合规定。

(十一) 异常毒性检查

依据 2020 年版《中国药典》中的通则 1141 进行检查,应符合规定。

(十二) 细菌内毒素检查

依据 2020 年版《中国药典》中的通则 1143 进行凝胶限度试验,应不高于 50EU/剂。

四、保存与效期

于 2～8 ℃ 的避光环境中保存和运输。自生产之日起,有效期为 18 个月。

第五节　麻疹疫苗的发展及含麻疹成分联合疫苗的应用

自 20 世纪 60 年代,以麻疹减毒活疫苗投入使用为开端,特别是随着分子生物学的发展,有关新型麻疹疫苗的研究一直持续至今,但进入 21 世纪后,随着麻疹流行得到逐步控制以及所使用毒株显示出的安全有效性,新型麻疹疫苗研究不再是关注的重点,反而出现了使用现有麻疹毒株作为载体,用于其他新现流行疾病防控的研究案例,进一步体现了现有毒株的安全性和有效性。因此,WHO 在其立场文件中认为,现有毒株安全有效,针对麻疹防控,现阶段需要解决的是进一步统计、完善其临床使用效果,推进疫苗接种,进而达到全球消除麻疹流行的目标。

自 20 世纪 70 年代以来,随着针对同一病毒属的流行性腮腺炎病毒(简称腮腺炎)、症状类似的风疹病毒以及发病时间段类似的水痘病毒的减毒活疫苗均相继投入使用,由于这些疾病的流行病学特征类似,毒株均为减毒活疫苗,免疫接种的时间点也非常接近,为进一步推进这些疫苗的使用,防控疾病流行,WHO 在 20 世纪 80 年代开始将开发联合疫苗作为麻疹防控的一项主要内容。联合疫苗的优越性在于:将多种单价疫苗的功能集于一个制品,发挥出一针防多病,减少针次,便于临床上推广使用,进一步提高计划免疫工作的效果,还可节约预防工作的间接成本。至今,国际趋势仍是开发使用更多功效的联合疫苗,如麻疹-腮腺炎-风疹-水痘联合疫苗(MMRV)、无细胞百日咳-白喉-破伤风-乙肝联合疫苗(DTaP-HB)等。

如前述,欧美国家于 20 世纪 60 年代初相继开发成功单价麻疹减毒活疫苗、单价腮腺炎减毒活疫苗和单价风疹减毒活疫苗后。至 70 年代初即初步掌握麻疹系列联合疫苗的生产技术,并在 70 年代末开始大规模使用麻疹-腮腺炎-风疹联合减毒活疫苗

(MMR)进行麻疹系列疾病的免疫。20世纪初,MMRV四联减毒活疫苗也在美国首先获批上市,至今国外已经有两家企业生产MMRV疫苗,并在20多个国家使用至今。

我国在20世纪主要使用麻疹单价疫苗,90年代开始布局联合疫苗研究生产,并逐步推进。国内生产单位从麻疹-腮腺炎联合疫苗和麻疹-风疹联合疫苗等两联疫苗起步,自21世纪初,才逐步解决三联疫苗技术问题,2002年国产MMR上市。随着有关工艺问题获得突破后2008年产量开始迅速爬升,并开始在国内市场获得主导地位,逐步替代进口MMR,2010年以后,国产含麻疹成分联合疫苗完全替代了进口产品。

国内现阶段使用的MMR均为国内企业生产,其安全性及有效性在临床研究及实际使用中没有显示出与国外产品的差异。

2010年9月11日至10月20日,上海市进行了补充免疫活动,给814 023名6~14岁儿童接种了1剂MMR,在此过程中评估了该疫苗在大规模人群接种中的安全性。结果显示MMR接种后出现一般反应者占77.27%,异常反应14.77%,心因性反应3.41%,偶合反应4.55%;一般反应发生率为20.87/10万剂,异常反应发生率为3.99/10万剂。所报告的疑似接种不良反应(AEFI)主要是常见不良反应,如发热、局部肿胀等。罕见的不良反应多为过敏性皮疹。全国范围统计到的MMR接种97.75万人次数据也显示AEFI类型主要是常见的不良反应,如发热、局部肿胀等,少见的不良反应为过敏性皮疹。可以认为在麻疹强化免疫活动中接种MMR是安全的,以常见不良反应最多,这与国外的情况基本一致。

其后,浙江省组织观察了进口与国产MMR的AEFI数据。在这项观察研究中,301 384名18~24月龄的儿童接种进口或国产MMR。本研究首先对301 384例接种MMR的受试者进行一个月内的AEFI主动监测,共报告306例,其中国产MMR 185例/229 603剂,发生率为0.08%,进口MMR 111例/71 781剂,发生率为 0.15%。接种 MMR 一个月后，主动监测到的反应包括发热 159 例，占 51.96%（发热在 38.6℃以上 15 例，占 9%），接种部位肿胀 50 例，过敏反应 33 例，咳嗽 32 例，腹泻 14 例，呕吐 6 例，接种部位局部硬化 4 例，其他不适 8 例。其后，跟踪当地医院（县级以上）18～24 月龄儿童住院病例和死亡病例，搜索疾病主要包括与 MMR 可能相关的热性惊厥、血小板减少症、无休克的急性超敏反应、过敏性休克和脑病等疾病。共搜索住院患儿 110 例，其中热性惊厥 89 例，血小板减少性紫癜 2 例，脑病 18 例，过敏性皮疹 1 例。排查是否接种过国产或进口 MMR，以及接种疫苗和发病时间后，排除 104 例，剩余 6 例。对这 6 例进一步调查，5 例在出院前已明确临床诊断，与接种疫苗无关，仅 1 例在接种疫苗后第 6 d 出现热性惊厥，不能排除是否与接种疫苗有关，且该病例经治疗后痊愈出院。比较结果表明，两种疫苗的安全性均较高，AEFI 发生率低，反应主要是一般反应，并且大多是轻微的，没有相关的严重不良反应或死亡报告。

总之，MMR 是非常安全的，它能有效预防麻疹、流行性腮腺炎和风疹。疫苗和任何药物一样，也会有不良反应，但大多数是一过性的轻微反应。

接种 MMR 引起的相关常见不良反应如下。

（1）接种后 24 h 内出现注射部位疼痛，大多数情况下 2～3 d 消失。

（2）接种疫苗后 1～2 周内可出现发热。对于轻度发热，一般持续 1～2 d，通过必要的适当休息即可缓解，无需任何治疗。多喝水，注意保暖，防止继发感染；如果是中度发热或发热持续 48 h 以上，可进行物理降温或药物对症治疗。

（3）乏力和皮疹：少数受试者在注射后 6～12 d 可能出现散在的皮疹。这些反应不会超过 2 d，可自发缓解。不需要特别的治疗。必要时可采取对症治疗。

（4）可能发生轻度腮腺炎和唾液腺肿大（腮腺炎减毒活疫苗

的常见不良反应），一般 1 周内可自然缓解。必要时可采取对症治疗。

在免疫原性研究方面，联合疫苗也显示出了良好的效果，汇总 MMR 上市前后的免疫原性数据显示，麻疹血清阳性率在免疫接种前和免疫接种后一个月对比：8 月龄首剂和 18 月龄第二剂（国内免疫规划接种时间）接种组的免疫接种前血清阳性率为 0.7%；GMC 为 26.7。免疫接种后一个月血清阳性率达到 100.0%；GMC 为 2805.8。12 月龄首剂和 22 月龄第二剂（国外免疫规划接种时间）接种组的面前：血清阳性率为 1.8%；GMC 为 27.9。免疫接种后一个月血清阳性率达到 100.0%；GMC 为 2506.5。

另外，汇总国内前期 MMR 研究数据（18 月龄首次接种 MMR），麻疹、腮腺炎、风疹抗体阳性率均较高（>86%），其中麻疹抗体由于已经在 8 月龄接种过含麻疹疫苗，所以其阳性率为 100%，免后 10 个月，麻疹、风疹抗体阳性率仍较高（95%）。但观察到再次接种 MMR，对腮腺炎抗体阳性率提高明显（提高近 55%），与国外观察到的情况类似。

以上数据进一步解释了 WHO 现阶段不断推进联合疫苗使用的缘由，所以自 20 世纪 90 年代末开始，国外主要的 MMR 生产企业开始布局生产 MMRV，由于其工艺成熟，很快就有产品上市。截至目前，国外有两家上市的 MMRV，分别是 Merck 于 2005 年上市的 ProQuad 以及 GSK 于 2006 年上市的 PRIORIX - TETRA，这两家也是西方国家含麻疹成分联合疫苗的主要供应商。

ProQuad 是首个上市的 MMRV 联合减毒活疫苗，其临床试验通过观察 480 个健康的 12～23 月龄的儿童随机接受 MMRV 和 MMR＋水痘疫苗对比的形式展开，评估了首剂次和两剂次接种该疫苗的安全性及免疫原性，并特别关注了四联苗中高滴度水痘的免疫效果。结果显示除首剂次接种 MMRV 的不良反应（麻疹样皮疹、发热）发生率较高外，其他不良事件的发生率在各组间相似；而免疫原性方面，首剂次接种 MMRV 显示了较高的麻疹和腮腺炎的抗体几何平均滴度升幅,第二剂 MMRV 接种试验组观察对象血清水痘抗体滴度大幅增加。总体认为 12～23 个月龄婴儿使用 MMRV 替代 MMR＋水痘疫苗的接种模式,有良好的耐受性和类似的安全性、免疫原性。同时在大年龄组(4～6 岁)人群进行的试验结果和以上小年龄组第二剂次接种类似,在麻疹、腮腺炎、风疹抗体滴度小幅增加的前提下,MMRV 也显示了水痘抗体滴度的显著增加,总体上的安全性和免疫原性没有差异。根据以上临床试验,美国 CDC 推荐将 ProQuad MMRV 替代 MMR＋水痘疫苗的模式用于 12～23 月龄以及 4～6 岁的免疫接种。因疫苗的保存条件为－15～－50 ℃,这极大限制了该疫苗的生产和临床使用,所以美国及其他国家更能接受的是 GSK 在 2～8 ℃保存的 PRIORIX‐TETRA。在首批次疫苗供应市场后,根据美国 CDC 的公开资料,由于产能及运输问题 ProQuad 曾停止供应市场数年。而从其他资料显示的数据分析,MMRV Ⅳ 期临床结果对该疫苗在小年龄组儿童的使用安全性问题是导致该产品暂停上市的实际原因,四期临床数据显示,使用 MMRV 的 83 107 个儿童和使用了 MMR＋水痘疫苗的 376 354 个儿童对比,相对于 MMR＋水痘疫苗接种,平均每 2 300 剂 MMRV 接种会增加 1 例热性惊厥。

结合前述 ProQuad MMRV Ⅲ 期临床试验中的第一剂接种的安全性数据,在明确了 MMRV 不良反应较高的情况仅发生于小年龄组,大年龄组在异常反应发生率上没有差异后,美国 CDC 修改了对 ProQuad MMRV 的推荐,改为推荐使用于 4～6 岁的第二剂次免疫接种,此后该产品在美国得到了广泛的推广应用。随着 MMRV 安全性数据的进一步完善,最新版美国 CDC 的推荐已经改为 MMRV 可以用于 12 月龄至 12 岁的儿童,第一剂推荐接种时间为 12～15 月龄,第二剂则在 4～6 岁阶段使用。出于安全角度考虑,美国 CDC 进一步提醒了在小年龄组(12 个月到 4 岁前)接种第一剂量麻疹系列疫苗,在可选择使用 MMR 和水痘疫苗或

MMRV 时,需平衡接种 MMRV 好处和风险。除非父母或疫苗接种机构明确要求使用 MMRV,美国 CDC 还是建议在该年龄段组的第一剂量分别接种 MMR 和水痘疫苗。

GSK PRIORIX-TETRA 疫苗迟于 ProQuad 在欧洲、北美和大洋洲多个国家上市,该疫苗由于采用了无明胶冻干稳定剂,在各种病毒滴度配比上较为传统,所以仍旧保持了 2~8 ℃保存的模式,能够为各个国家所接受,应用范围较广。

同样地,各地组织的临床试验及上市后观察显示,在 9~27 月龄儿童,给予第一剂 PRIORIX-TETRA MMRV 后,与 MMR 和水痘疫苗联合使用相比,接种后 42 d 内发热的发生率高约 1.5 倍。当 PRIORIX-TETRA MMRV 作为第二剂量给予 24 月龄以上或 4~6 岁婴幼儿或儿童时,42 d 内发生的全身反应(包括发热)与对照组没有差异。

汇总多个研究的回顾性数据库分析显示,9~30 月龄儿童接受第一剂 PRIORIX-TETRA MMRV 后 5 至 12 d 的高风险期间,发热惊厥的风险增加了 2.4 倍。而 4~6 岁儿童在使用 MMRV 作为第二剂量复种免疫后,发生高热惊厥的风险与对照组相比没有差异,且因汇总数据显示第一剂次 PRIORIX-TETRA MMRV 接种后麻疹的免疫效果更好,所以该研究认为首剂次不良反应上的差异是由较高的麻疹免疫反应所致。

从多个国家临床试验及大规模使用的经验来看,根据各国免疫规划项目,PRIORIX-TETRA MMRV 既可用于首剂次和第二剂次的疫苗,又可作为在分离使用 MMR 和/或水痘疫苗免疫后儿童的第二剂复种疫苗,其主要作用是将水痘疫苗引入了各国非常完善的含麻疹成分疫苗接种体系,为水痘的预防提供了更加便利的方法。

随着 2008 年 MMR 被纳入国家免疫规划,2016 年起,国内有能力的企业在投入生产 MMR 的基础上也开始进一步开发 MMRV。但目前国内尚无 MMRV 上市,仅中国生物技术股份有限公司(以下简称中国生物)下属的上海生物制品研究所有限责任公司及北京生物制品有限责任公司在研此产品,且目前国内仅有这两家公司同时具有这四种单价疫苗和 MMR 减毒活疫苗的生产文号,根据现有法规,也仅有这两家具备研发和生产 MMRV 的基本条件。

总的来说,我国在联合疫苗的研究开发方面已经处于落后状态。目前,以百白破为骨架的四联、五联及六联疫苗和以 MMR 为骨架的四联疫苗均已在国外上市。由于国内有能力开发联合疫苗的公司十分有限,加上起步较晚,至今尚无同类产品获得注册。但国内已有多联疫苗的应用,此类疫苗可以大大减少接种剂次,简化接种程序,受到广泛欢迎。

MMRV 作为一种在现有上市疫苗基础上研发的新型联合疫苗,根据国外使用经验,将在不影响我国含麻疹成分疫苗应用的同时,减少接种剂次,提高 MMR 和水痘疫苗,特别是后者的接种率,提升对四种疾病的预防水平,符合整个免疫规划发展的趋势。

(杨文震　许乐燕　许　晚　季杨琳)

◆ **参考文献** ◆

[1] Enders JF, Peebles TC. Propagation in tissue cultures of cytopathogenic agents from patients with measles. [J]. Proc Soc Exp Biol Med, 1954, 86(2):277 - 286.

[2] Krugman S. Present status of measles and rubella immunization in the United States: a medical progress report [J]. J Pediatr, 1977,90(1):1 - 12.

[3] ACIP Immunization Practices advisory committee(USA) [J]. Measles Provention. MMWR, 1989,38(5 - 9):1 - 12.

[4] 夏兰芳,王华庆.病毒病疫苗的抗体依赖增强作用及其对疫苗研究的启示[J].中国疫苗和免疫,2020,26(6):725 - 736.

[5] Fulginiti VA, Eller JJ, Downie AW, et al. Altered reactivity to measles virus. Atypical measles in children previously immunized with inactivated

measles virus vaccines. [J]. JAMA, 1967, 202(12):1075 - 1080.

[6] 兰州生物制品研究所资料组. 免疫与接种的近期趋势[J]. 生物制品参考资料, 1973, 10:66 - 78.

[7] 林传家. 麻疹减毒活疫苗的正确使用[J]. 赤脚医生杂志, 1972, (00):16 - 18.

[8] 谈良瑾, 摘译. 传染病的预防接种[J]. 国外医学参考资料(流行病学传染病学分册), 1975, 2(2):64 - 65.

[9] Smorodintsev AA, Boichuk LM, Shikina ES, et al. Clinical and immunological response to live tissue culture vaccine against measles [J]. Acta Virologica, 1960, 4:201 - 204.

[10] Enders JF, Katz SL, Milovanovic MV, et al. Studies on an attenuated measles-virus vaccine. I. Development and preparations of the vaccine: technics for assay of effects of vaccination [J]. N Engl J Med, 1960, 263 (4):153 - 159.

[11] Katz SL, Enders JF, Holloway A. Studies on an attenuated measles-virus vaccine. II. Clinical, virologic and immunologic effects of vaccine in institutionalized children [J]. N Engl J Med, 1960, 263(4):159 - 161.

[12] Kempe CH, Ott EW, Vincent ST, et al. Studies on an attenuated measles-virus vaccine. III. Clinical and antigenic effects of vaccine in institutionalized children [J]. N Engl J Med, 1960, 263(4):162 - 165.

[13] Black FL, Sheridan SR. Studies on an attenuated measlesvirus vaccine. IV. Administration of vaccine by several routes [J]. N Engl J Med, 1960, 263(4):165 - 169.

[14] Lepow ML, Gray N, Robbins FC. Studies on an attenuated measles-virus vaccine. V. Clinical, antigenic and prophylactic effects of vaccine in institutionalized and home-dwelling children [J]. N Engl J Med, 1960, 263(4):170 - 173.

[15] Krugman S, Giles JP, Jacobs AM. Studies on an attenuated measles-virus vaccine. VI. Clinical, antigenic and prophylactic effects of vaccine in institutionalized children [J]. N Engl J Med, 1960, 263(4):174 - 177.

[16] Haggerty RJ, Meyer RJ, Lenihan E, et al. Studies on an attenuated measles-virus vaccine. VII. Clinical, antigenic and prophylactic effects of vaccine in home-dwelling children [J]. N Engl J Med, 1960, 263(4):178 - 180.

[17] Maris EP, Gellis SS. Vaccination of children with various chorioallantoic passages of measles virus: a follow-up study [J]. Pediatrics, 1949, 4(1):1 - 8.

[18] Chang CT. On the use of Arakawa vaccine in the prevention of measles [J]. Yokohama Medical Bulletin, 1960, 11(2):21 - 32.

[19] Sever JL. Persistent measles infection of the central nervous system: subacute sclerosing panencephalitis [J]. Clini Infect Dis, 1983, 5:467 - 473.

[20] Hilleman, Maurice R. Development and evaluation of the moraten measles virus vaccine [J]. JAMA, 1968, 206(3):587 - 590.

[21] 汤飞凡,吴绍沅,黄元桐,等. 麻疹病原的研究 I. 病毒分离[J]. 中华医学杂志,1958,44(8):729 - 736.

[22] 朱既明. 关于麻疹疫苗的两个问题[J]. 中华医学杂志,1966,52(1):28.

[23] WHO. Measles vaccines: WHO position paper — April 2017[J]. Wkly Epidemiol Rec, 2017, 92(17):205 - 227.

[24] 章以浩,吴绍沅,卢宝兰,等. 麻疹病毒减毒过程的观察[J]. 微生物学报, 1966,12(1):15 - 23.

[25] 黄祯祥,贾秉义,诸福棠,等. 麻疹减毒活疫苗的研究:Ⅰ. 不同代数及不同剂量的人羊膜细胞减毒活疫苗的致病性及免疫性[J]. 中华医学杂志, 1961,47(6):341 - 345.

[26] 黄祯祥,诸福棠,贾秉义,等. 麻疹减毒活疫苗的研究:Ⅱ. 胎盘球蛋白对人羊膜细胞减毒活疫苗的致病性及免疫性的影响[J]. 中华医学杂志, 1961,47(6):346 - 351.

[27] 余鼎新,余贺,张菁,等. 麻疹弱毒活疫苗(组织细胞培养)的研究:Ⅰ. 临床、血清学和流行病学效果的初步观察[J]. 中华医学杂志,1962,48(4): 207 - 213.

[28] 余鼎新,余贺,张菁等. 麻疹弱毒活疫苗(组织细胞培养)的研究:Ⅲ. 婴儿期自动免疫的探索[J]. 中华医学杂志,1962,48(4):218 - 221.

[29] 张箐,陈志慧. 沪191麻疹疫苗株的研究[C]//卫生部上海生物制品研究所,华东区计划免疫协作委员会. 沪191株麻疹减毒活疫苗研制和应用30周年论文选编,1995:3.

[30] WHO. Requirements for measles, mumps and rubella vaccines and combined vaccine (live) [M]. WHO Technical Report Series, 1994, 840:Annex 3.

[31] Shinefield H, Black S, Digilio L, et al. Evaluation of a quadrivalent measles, mumps, rubella and varicella vaccine in healthy children [J].

Pediatr Infect Dis, 2005,24(8):665 - 669.

[32] Reisinger KS, Hoffman Brown ML, Xu J, et al. A Combination measles, mumps, rubella, and varicella vaccine (ProQuad) given to 4- to 6-year-old healthy children vaccinated previously with M-M-RII and varivax [J]. Pediatrics, 2006,117(2):265 - 272.

[33] K lein NP, Fireman B, Yih WK, et al. Vaccine safety datalink. measles-mumps-rubella-varicella combination vaccine and the risk of febrile seizures [J]. Pediatrics, 2010,126(1):e1 - e8.

[34] CDC. Use of combination measles, mumps, rubella, and varicella vaccine: recommendations of the Advisory Committee on Immunization Practices (ACIP) [J]. MMWR, 2010,59(No. RR - 3):1 - 12.

[35] FDA. PROQUAD [EB/OL]. (2021 - 04 - 16)[2023 - 02 - 24]https://www. fda. gov/vaccines-blood-biologics/vaccines/proquad.

[36] Czajka H, Schuster V, Zepp F, et al. A combined measles, mumps, rubella and varicella vaccine (Priorix-Tetra):immunogenicity and safety profile [J]. Vaccine, 2009,27(47):6504 - 6511.

第五章
含麻疹成分疫苗的应用

第一节　疫苗的免疫机制

一、含麻疹成分疫苗的免疫反应

无论使用单成分麻疹疫苗还是其他含麻疹成分疫苗,对所有野生型麻疹病毒基因型都具有等效的保护作用。总的来说,含麻疹成分疫苗接种后引起的免疫应答与自然感染过程基本类似,包括非特异性免疫应答和特异性免疫(体液免疫、细胞免疫)等方面。

(一)非特异性免疫应答

非特异性免疫应答也称固有免疫应答,是机体与生俱有的抵抗体外病原体侵袭、清除体内抗原性异物的一系列防御能力,主要发生在疾病前驱阶段,以抗原非特异性方式识别和清除病原体。参与非特异性免疫应答的物质主要包括:组织屏障、固有免疫细胞和固有免疫分子。其中,自然杀伤细胞(NK 细胞)和巨噬细胞及其分泌的细胞因子发挥重要的抗病毒功能。

麻疹病毒和含麻疹成分疫苗均可激活机体非特异性免疫应答,有助于控制麻疹病毒的复制,主要通过活化 NK 细胞和促进抗病毒细胞因子的分泌起作用。通常情况下疫苗株病毒比麻疹流行株能更加有效地诱导机体产生干扰素。感染初期,机体白细胞介素-8(IL-8)水平急剧上升,当特异性免疫应答被激活后,活化的T细胞分泌IFN-γ和IL-12,进一步促进淋巴细胞分化增殖,诱导巨噬细胞成熟,增强其吞噬能力,而后期淋巴细胞则开始分泌IL-4、IL-10和IL-13。

参与非特异性免疫应答的免疫细胞和免疫分子中,起到关键作用的是细胞因子和抗原提呈细胞(APC),前者如浆系来源的树突状细胞(DC)分泌的Ⅰ型干扰素(IFN-Ⅰ),不仅发挥激活树突状细胞(DC)并提高其抗原提呈能力的作用,还促进T、B细胞的分化和成熟,亦与保护性抗体的生成有关。如果缺失IFN-Ⅰ虽然能够产生抗原特异性B细胞,但是B细胞不能进一步活化产生中和抗体;后者包括树突状细胞和巨噬细胞等,可将摄取到的病毒蛋白加工成分子量更小的抗原肽,提呈给T细胞,为特异性免疫应答的激活和活化做好准备。

(二) 特异性免疫应答

特异性免疫应答是机体在长期与外源性病原微生物接触过程中,对特定病原微生物(抗原)产生识别与后续效应,最终将其清除的防御功能,具有特异性、多样性、记忆性、特化作用、自我限制和自我耐受等特征。特异性免疫应答中发挥关键作用的成分为B细胞、T细胞及其产物,依据参与成分和功能的不同,特异性免疫应答可分为体液免疫应答和细胞免疫应答。

1. 体液免疫应答

体液免疫应答主要由B细胞介导,由B细胞合成和分泌的抗体执行,在抵抗麻疹病毒感染中发挥着至关重要的作用。临床资料显示婴儿的母传抗体、暴露后注射麻疹血清免疫球蛋白(IgG)对麻疹病毒感染具有保护作用,证实了麻疹病毒特异性抗体的保护效果。人感染麻疹病毒后产生量最大、时间最早的抗体为针对核蛋白N的抗体,缺乏此抗体是判断麻疹病毒抗体缺乏最准确的指标。抗N、P蛋白抗体在麻疹出疹时就能检测到。抗H蛋白抗体能阻止病毒吸附于易感的宿主细胞,皮疹出现时即可检出,2～3周滴度明显上升。抗 F 蛋白抗体能阻止病毒在细胞间扩散,其血液中抗体滴度始终稳定在较低水平。H 血凝抑制抗体和 F 血溶抑制抗体有助于中和病毒,与防止麻疹病毒感染最具有相关性。在麻疹病毒的刺激下,机体最早产生的特异性抗体为 IgM,约两周内达到高峰后迅速下降。与此同时,IgG 开始上升,第 4～6 周达到高峰后稍有下降,随后多年可维持在较高水平。IgA 抗体多发现于黏膜分泌物中。特异性抗体能使病毒失去传染性,消除血液中的病毒,阻止病毒与易感细胞的受体结合,抑制病毒扩散。此外,麻疹病毒-抗体结合物与补体结合后,补体被激活,使病毒感染的细胞溶解,在补体的协助下,抗体中和感染性病毒的作用能扩大1～100 倍。

2. 细胞免疫应答

细胞免疫应答,即 T 细胞介导的免疫应答。其作用可分为三个阶段:T 细胞特异性抗原识别阶段;T 细胞活化、增殖和分化阶段;效应 T 细胞的产生及效应阶段。Andre 等的研究证实细胞免疫应答在麻疹患病后免疫中起着更为重要的作用,因此存在细胞免疫缺陷的患儿在感染麻疹病毒后往往比先天不能产生抗体的丙种球蛋白缺乏症的患儿更易发展为严重甚至致命的疾病。麻疹急性期淋巴细胞(主要是 T 细胞)数量的减少及功能减弱的程度可能影响着病程和预后。Coovadia 等对出疹后 48 h 内末梢血淋巴细胞显著减少和正常的病人进行观察,发现末梢血淋巴细胞显著减少的病人病程延长,且预后差。麻疹病程中淋巴细胞大多暂时显著减少,如果持续减低到出疹后 15 d 以上,往往预后较差。死于麻疹的病人,病理检查常常见到胸腺萎缩,因而生前末梢血中 T 细胞的补充会受到影响。

细胞受到麻疹病毒感染后,会在膜表面表达麻疹 F/H 蛋白或者没有活性的病毒粒子,使细胞周期停留在 G1 期,病毒蛋白可以通过经典的主要组织相容性复合体-Ⅰ(MHC-Ⅰ)和 MHC-Ⅱ类途径同时激活参与清除病毒和导致出疹的过程的 $CD4^+$ 和 $CD8^+$ T 细胞。$CD4^+$ T 细胞被激活后,可分化为 $Th1$、$Th2$、$Th3$ 细胞,其中 $Th1$ 细胞可通过分泌细胞因子 $IFN-\gamma$、$IL-2$ 等增强吞噬细胞介导的抗感染作用,主要介导细胞免疫;$Th2$ 细胞通过分泌 $IL-4$、$IL-5$、$IL-6$、$IL-9$、$IL-10$、$IL-13$ 等细胞因子,辅助 B 细胞的增殖、分化和抗体的生成,主要辅助体液免疫;$Th3$ 细胞主要通过分泌 $TGF-\beta$ 抑制 $Th1$ 细胞、B 细胞、CTL 细胞和 NK 细胞的增殖和功能。

$CD4^+$ T 细胞在维持和激活效应 $CD8^+$ T 细胞的免疫记忆中发挥着关键作用。$CD8^+$ T 细胞被激活后广泛分布于外周血中,在儿童麻疹急性感染期,血浆中 $CD8^+$ T 细胞和可溶性的 β_2 微球蛋白均升高,主要功能是特异性地直接杀伤靶细胞。动物(猕猴)模型研究发现,暴露于麻疹野病毒后 $CD8^+$ T 细胞缺乏的猴子比对照组产生了分布更为广泛的皮疹,麻疹复制高峰时病毒载量更高,病毒血症持续时间更长,进一步证明了细胞免疫应答对于麻疹病毒清除的重要性。Pueschel 等研究表明 $CD8^+$ T 细胞在呼吸道麻疹病毒的清除中发挥重要作用,而 $CD4^+$ T 细胞不参与肺部麻疹病毒的清除,不具有保护作用,仅在小鼠脑炎模型研究中表现出保护作用。虽然 $CD4^+$ T 和 $CD8^+$ T 细胞被同时活化,但是 $CD4^+$ T 细胞的激活时间更长。在急性期,血清细胞因子分布表现为 $IFN-\gamma$ 水平增加,随后在恢复期转换为高水平的 $IL-4$ 和 $IL-10$。最初占主导的 Ⅰ 型反应(以 $IFN-\gamma$ 为特征),是病毒清除的基础,其后的 Ⅱ 型反应(以 $IL-4$ 为特征)则促进了麻疹病毒特异性抗体的产生。

针对麻疹病毒的细胞免疫反应亦可以先天获得。Gallagher 等对婴儿的脐带血标本进行研究,发现被麻疹病毒抗原致敏的淋巴细胞在婴儿出生前就已存在。这可能是由于麻疹病毒抗原通过胎盘使其胎儿的淋巴细胞致敏、母体 T 细胞的免疫可溶性介质或母体的致敏淋巴细胞或其亚细胞成分经胎盘传递给了婴儿等原因。由母体传给婴儿的这种先天获得性麻疹特异的细胞免疫反应,在少数婴儿可维持到出生 20 周以后。

3. 细胞免疫与体液免疫之间的关系

细胞免疫对抗体反应可产生一定的影响,死于麻疹的感染者大多由于细胞免疫功能低下,而这些病人生前血清中的抗体水平也很低。Gallgher 等对麻疹病人和疫苗接种者的血清抗体和淋巴细胞转化反应进行研究发现,细胞免疫反应的发生和特异性抗体的产生过程基本是一致的,且充分的细胞免疫反应是维持麻疹终身免疫的前提。

抗体依赖细胞介导的细胞毒作用(ADCC)是需要效应细胞和抗体同时参与的一种特殊的免疫反应。效应细胞主要包括巨噬细胞、NK 细胞、中性粒细胞等,其细胞膜上带有 Fc 受体。能引起这种反应的抗体称为淋巴细胞依赖抗体(LD 抗体),这种抗体多为 IgG,有时也可以是 IgM。这些效应细胞上 Fc 受体与特异性抗体的 Fc 段结合成特异性的抗原-抗体复合物,导致靶细胞破坏。Whittle 等采用 Cr 释放试验证明在患麻疹的不同时期,末梢血单核细胞在抗体参与下对感染麻疹病毒的 Hela 细胞的杀伤作用无明显改变。

自体血浆对其单核细胞的 ADCC 功能有抑制作用(尤其在急性期),这可能与循环免疫复合物结合于 NK 细胞的 Fc 受体有关。麻疹病人血清与末梢血单核细胞对麻疹病毒感染的 Hela 细胞的 ADCC 效应,导致绝大多数麻疹病人在出疹 4～6 d 后效应细胞功能低于正常人,但随着病程的恢复,此功能逐渐恢复。对于具有 ADCC 活性的 LD 抗体,研究发现大多数病例于出疹早期 LD 抗体就迅速上升,出疹 4 d 后全部病人均可测得 LD 抗体。将麻疹病人和未患麻疹或曾患麻疹的健康者的血清 LD 抗体、中和抗体和补体结合抗体进行比较,LD 抗体和中和抗体几乎同时出现于出疹早期,病程中两种抗体的水平也大致相平行,中和抗体和补体结合抗体之间则无一致关系。LD 抗体比补体结合抗体出现早,阳性维持时间也长。出生后 7 个月内尤其是出生 3 个月内的婴儿,血清中检出特异 LD 抗体的阳性率很高,这无疑是来自母体的被动抗体,这种先天获得的特异 LD 抗体在麻疹的防御机制中起着重要作用。

二、与自然麻疹感染的免疫学比较

一般认为,自然麻疹感染的免疫学进程为:首先,麻疹病毒侵入细胞直接引起细胞病变。然后,发生全身性迟发型超敏性细胞免疫反应,表现为皮肤血管内皮细胞中 T 细胞诱导病毒抗原发生迟发超敏反应。当麻疹病毒在淋巴样器官不断增殖时,使 T 细胞和 B 细胞致敏,当血中的 T 细胞与麻疹病毒感染的血管内皮细胞及其他组织相互作用,引发迟发型超敏反应,破坏感染细胞,并释放淋巴因子,在局部形成纤维素样坏死和血管炎,表现为周身性发疹并伴有全身反应。最后,各脏器、血液内的麻疹病毒含量随体内的特异性抗体的上升而迅速下降,直至消失,逐渐进入恢复期。

截至目前,研究已发现麻疹病毒受体主要有 CD46、SLAM 和 Nectin - 4 等。自然感染的麻疹病毒侵入机体后,主要通过 SLAM、Nectin - 4 受体进入人体细胞;而疫苗株减毒病毒可同时通过三种受体进入人体细胞。未受到感染的情况下,CD46 在初始 T 细胞表面以 CD3 分子作为共刺激分子,激活胞内信号调节激酶(ERK),同时还促进细胞的形态学变化和肌动蛋白重定位,在胞内募集一系列信号分子复合物,激活 T 细胞,改变 T 细胞应答的极化。而主要分布于免疫细胞表面的 SLAM 除了激活 ERK 外,可能还可以诱导 p21 活化激酶(PAK)。

(一) 含麻疹成分疫苗与自然感染的非特异性免疫应答比较

含麻疹成分疫苗与麻疹自然感染激活机体产生的非特异性免疫应答基本相同,但疫苗接种不会出现像自然感染一样产生两次病毒血症,即疫苗接种后没有病毒在局部病灶上繁殖侵入淋巴组织所致的第一次病毒血症和在网状内皮组织及脏器淋巴组织大量繁殖所致的第二次病毒血症;且疫苗接种后非特异性免疫应答出现时间比自然感染提早 2～3 d,这也是麻疹感染后的实施应急接种预防发病的依据。

接种含麻疹成分疫苗为什么不出现病毒血症的确切机制至今尚无定论,有可能是减毒株和野生株差异所致,麻疹病毒是 RNA 病毒,培养过程中具有高突变性和细胞的多选择性,获得的减毒株病毒蛋白均有不同程度的突变。以 Edmonston 株为亲代的疫苗株为例,均在血凝素 H 蛋白上出现 N481Y 和(或)S546G 突变(该蛋白突变后可能和减毒株能以 CD46 作为入侵细胞的途径有关),突变后的减毒株除了以细胞表面 SLAM 为受体外,还能以 CD46(补充调节分子家族中的一员)作为入侵细胞的途径。由于 SLAM 广泛表达于激活的淋巴细胞和抗原提呈细胞上,自然感染的麻疹病毒通过第一次病毒血症到达全身淋巴组织,便以 SLAM 为受体进入免疫细胞并大量增殖;而 CD46 表达于人体所有有核细胞表面,当减毒株通过血液到达淋巴组织后可能由于受体分布和亲和性原因,无法像野生株那样大量增殖形成第二次病毒血症,因而也不会像自然感染那样出现明显的临床症状。

(二)含麻疹成分疫苗与自然感染的特异性免疫应答比较

含麻疹成分疫苗可以像麻疹自然感染一样引发特异性体液和细胞免疫应答,但是与自然感染引起的反应相比,其强度低、持续时间短。接种含麻疹成分疫苗后,若机体免疫能力下降也可感染发病(称为临床型再感染),表现为继发性抗体反应,在发病初期 IgM 不出现,或虽然出现,但滴度低、时间短、一过性。反之,IgG 出现比较早,滴度也较高。而接种疫苗失败,感染麻疹后,仍与未接种者一样,表现为原发性抗体反应,首先出现较高的 IgM,而后再出现 IgG。但患麻疹后能长期保持抗麻疹病毒的免疫力,其机制至今未完全阐明,有人认为与患病后曾反复再接触麻疹病毒有关,再接触麻疹后往往不发生明显症状而呈隐性感染,但体内抗体滴度可再次上升,增强特异性免疫应答。此外,麻疹病毒产生的细胞免疫在预防麻疹再感染中也发挥着重要作用,即使在抗体水平下降到最低时也能保护机体不发生再感染。麻疹自然感染与含麻疹成分疫苗接种的异同见表 5-1-1。

表 5-1-1　麻疹自然感染与含麻疹成分疫苗接种的异同点

比较指标	自然感染	疫苗接种
病毒的毒力	强	弱,野病毒株的减毒株
感染途径	呼吸道自然感染	皮下注射进入机体
病毒剂量	不确定、较小	固定剂量、较大
潜伏期	9～14 d	6～10 d
进入机体结合的受体	SLAM、Nectin-4 受体	CD46、SLAM、Nectin-4 受体
临床反应	较重	很轻
病毒血症	多见	少见
发热期、皮疹期、干扰素	有	有、少
传染性	有,较强	无
上呼吸道感染症状	常见	罕见
并发症	常合并	无
引起机体免疫抑制*	会	会
血清抗体持续时间	较长	较长,但比自然感染弱
细胞免疫、免疫记忆	产生	产生

注:*详见下文本章第二节第四部分内容描述。

第二节　含麻疹成分疫苗的使用

一、初次免疫的月龄

20 世纪 80 年代,Orenstein 等提出麻疹疫苗初次免疫时间的确定由两个因素决定:感染麻疹的风险和接种疫苗后血清阳转率,权衡结果必须是疫苗的保护效果尽可能达到最好。首剂含麻疹成分疫苗的接种月龄会因不同国家或地区的麻疹流行特点和疫苗覆盖率不同而不同,并且随着研究的深入、数据的丰富及国家策略的改变,初免月龄不是一成不变。例如,美国在 1963 年麻疹疫苗通过审批时,建议的常规接种年龄为 9 月龄,1965 年将推荐年龄推迟至 12 月龄,1976 年推迟至 15 月龄,1994 年又更改为 12～15 月龄;而巴西在 1973 年建立了全国免疫规划,对 8 月龄儿童实施麻疹疫苗常规接种,1976 年改为 7 月龄,1982 年又变为 9 月龄。

由于发展中国家的婴儿体内母传抗体消失较早,麻疹流行强度较大,婴儿较早发生麻疹暴露的概率较大,因此 WHO 在麻疹疫苗立场文件中建议,在麻疹持续传播的国家,如多数发展中国家,将接种麻疹疫苗的初始月龄定为 9 月龄;而在麻疹发病率和感染风险低的国家,则建议将麻疹疫苗的初始月龄推迟到 12 月龄。20 世纪 60 年代,我国麻疹有较高程度的流行,推荐对 8 月龄儿童进行初次免疫,以便于确保婴儿易感期获得最佳的保护效力。WHO 发布的儿童接种月龄与接种标准麻疹疫苗后出现血清应答率(血清抗体阳转)间的关系如下图 5-2-1。

Gans 等对不同月龄(6 月龄、9 月龄和 12 月龄)婴儿进行首剂麻疹疫苗接种,发现 6 月龄婴儿接种麻疹疫苗 5～10 年后的 IgG 水平、IgG 亲和度和细胞免疫水平等指标均弱于 9 月龄接种婴儿,而 9 月龄接种婴儿的上述指标弱于 12 月龄接种婴儿。Defay 等对一起麻疹暴发进行回顾性调查发现,与 >15 月龄接种第一剂次麻疹疫苗儿童相比,12 月龄接种第一剂次麻疹疫苗的儿童在暴发中罹患麻疹发病风险要增加 2～4 倍。秦伟等对初免时间为 6 月龄和 8 月龄的麻疹疫苗免疫效果进行 Meta 分析,结果显示,8 月龄初免的麻疹抗体阳转率比 6 月龄高 5%,且 GMT 水平也比 6 月龄儿童要高将近 50%。以上信息提示,首剂次接种的月龄不同,机体对麻疹疫苗免疫应答不同,且过早接种疫苗并不能产生较佳的

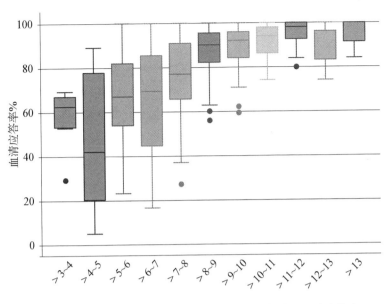

图 5-2-1　儿童接种月龄与接种标准麻疹疫苗后出现血清应答率
（血清抗体阳转）间的关系

免疫效果。

　　此外，马瑞等对宁波市母婴麻疹抗体水平进行调查时发现，母亲自然感染麻疹后所生婴儿与母亲接种麻疹疫苗后所生婴儿在0～8月龄期间的抗体阳性率无统计学差异，虽然母亲自然感染后婴儿体内的麻疹抗体滴度要显著高于母亲疫苗接种后的婴儿。Leuridan等研究认为，通过接种麻疹疫苗获得免疫力的母亲所生婴儿在6月龄时仅有约4％为抗体阳性。不论是在麻疹自然流行年代还是为母亲接种麻疹疫苗的疫苗时代，所生婴儿体内的母传麻疹抗体率阳性均在6月龄时显著下降，成为易感儿。对于婴儿体内存在母传抗体时接种麻疹疫苗较难产生有效体液免疫应答的状况，Mitragotri等提出新型麻疹疫苗，如DNA疫苗、亚单位疫苗、重组病毒载体疫苗等，如具备在体内残留母传抗体的条件下可激发有效的体液免疫应答和细胞免疫，将可能使婴儿6月龄之前得以接种并获得有效保护。

我国目前实施的含麻疹成分疫苗接种初始月龄为 8 月龄,为世界上接种首剂麻疹疫苗月龄最小的国家。接种月龄越小,意味着接种麻疹疫苗后的免疫应答率可能更低。因此,即便目前我国麻疹流行特点转变为<8 月龄婴儿所占比率增大,国内专家们依然认为正常情况下不应再将免疫程序的初始接种月龄提前。

二、接种后的再免疫问题

(一)第二剂次的接种

大多数人首次接种含麻疹成分疫苗后出现原发性免疫应答,即首先产生 IgM 抗体,随后产生高水平的特异性 IgG 抗体。如果婴儿初免月龄太小,其免疫系统尚未发育完善,则可能出现低水平的免疫应答。对于<12 月龄首次接种未产生保护性抗体的儿童,在 1 岁以后应进行复种,大部分都可以获得保护性抗体。因此,再次免疫对于初免失败(包括无法检出保护性抗体以及抗体滴度过低的群体)的个体仍是一项补救措施。

理论上,初免后获得稳定免疫力的人群是不需要进行第二剂次的疫苗免疫,但是由于麻疹的传染力很强,传播系数 R_0 为 12.5~18,如要达到消除麻疹的目的,需要 95% 以上的人群具有免疫力,仅仅通过一剂次的疫苗免疫完全达不到要求,除非初免率达到 100%,并且推迟初免的月龄,待婴儿免疫系统功能发育完善后再进行接种。

再次接种疫苗引发的机体免疫反应取决于首次接种疫苗的效果。首次接种未产生免疫反应的人群再次接种疫苗后会产生典型的原发性免疫反应,即抗体滴度显著增高并产生 IgM 抗体。如果为已经有一定免疫力的人群再次接种疫苗,与首次接种相比,抗体水平会在接种后更短的时间里增高 4 倍或以上,但不会出现临床感染症状,再次接种后 5~6 d IgG 抗体先出现,并于 12 d 达到峰值;IgM 抗体通常不会出现。与自然感染引发的免疫相同,上述现象正是免疫记忆反应的典型表现。对于既往抗体滴度较低甚至难以检测到的人群,这种免疫增强效应更可能发生。然而,体内抗体水平较高的人群,就不会发生这种免疫增强效应。

世界上没有一个国家能通过一剂次麻疹疫苗接种维持人群高水平免疫力,达到消除麻疹的目的。因此,2000 年 WHO 建议各国应为儿童接种两剂次麻疹疫苗。目前,许多国家已经实施了麻疹疫苗的两剂次常规接种策略。发达国家麻疹疫苗首剂接种年龄常为 12 月龄,第二剂次接种年龄可能各不相同。我国首剂麻疹疫苗首剂接种年龄为 8 月龄,第二剂次接种年龄为 18 月龄。

(二)强化免疫

1987 年,古巴率先提出,不论既往患病史和接种史如何,对 9 月龄至 14 岁儿童开展一次性全国范围的大型麻疹疫苗强化免疫接种活动,目的是快速减少大年龄儿童的易感人群比例,阻断麻疹病毒传播,并预防 9 月龄以下婴儿的麻疹病例(家庭中较大年龄的哥哥、姐姐经常是小月龄婴儿麻疹感染的来源),这次活动被证实非常有效,因此被纳入泛美卫生组织提出的消除麻疹策略。1994 年,北美和南美国家的卫生部确立了 2000 年底西半球消除麻疹的目标,并建立了一套策略。

(1)强化免疫:不论既往患病史和接种史,1~14 岁儿童均接种一剂次麻疹疫苗。

(2)维持免疫:每个后续出生队列的疫苗接种率均达到 90%以上。

(3)后续强化免疫:不论既往患病史和接种史,每 3~5 年对 1~5 岁儿童开展后续强化免疫。强化免疫后,多数国家将麻疹疫苗接种年龄延长至 12 月龄以提高疫苗有效性。

据统计,2000—2005 年全世界范围内约 3.62 亿儿童通过强化免疫接种了麻疹疫苗,全球 1 剂次麻疹疫苗常规接种率从 71%提高至 77%。这些措施使 2005 年底全世界麻疹死亡病例数下降了 60%,达到了预定目标。其中,非洲区下降幅度最大(75%)。

强化免疫的策略在全球已经推广,多数发展中国家在提高常规免疫服务外,开展了周期性大规模的强化免疫活动,以促进全球消除麻疹的目标。

近年来,我国含麻疹成分疫苗常规免疫覆盖率保持在95％以上,但从全国范围来看,仍有麻疹局部暴发和流行,且病人主要集中在＜8月龄的婴儿与＞15岁的成人组。2004—2009年在中央财政和国际组织经费支持下,先后有27个省份开展了全省范围的麻疹疫苗初始强化免疫活动,其中5个省开展了后续强化免疫,共接种约1.86亿人次,各省报告接种率均在95％以上。2010年9月,由卫生部组织在全国同时、统一开展了针对适龄儿童的麻疹疫苗强化免疫活动,各省目标年龄组为:没有开展过强化免疫的北京、上海、河南、广西和黑龙江5省市目标儿童为8月龄至14周岁;河北省根据该省疫情高发的情况将目标人群调整为8月龄至14岁;吉林、海南和青海3省为8月龄至6周岁;其他省份目标人群以8月龄至4岁为主。但有些省结合本省情况,允许省内地市之间的目标人群有所不同。这次强化免疫活动,全国共报告实际接种1.03亿人,报告接种率为97.5％。2010年全国强化免疫以后,各地主要采用针对性查漏补种或重点人群接种的形式,来进一步提高人群免疫屏障。2011年,全国又有26个省开展了针对重点人群含麻疹成分疫苗的查漏补种或局部补充免疫活动,共完成了1935万人的接种。这些举措对减少免疫空白人群,提升人群的免疫水平,减少麻疹发病率,起到重要作用。

喻文雅等报告河北省石家庄市2007年开展的大规模的麻疹疫苗强化免疫工作,强化免疫人数达139万,其中在校学生83.9万人,2008年和2009年当地麻疹发病率大幅下降,但到了2010年,该市又再次出现麻疹大暴发,病人数达1900多例,发病率达20.61/10万人年;赵艳荣等报告浙江省于2005年曾发生过麻疹大流行,2005年开展了全省大规模的麻疹强化免疫活动,共接种399万人次,其中流动儿童99.8万人次,当年与其后两年中,麻疹的发病率显著降低,但 2008 年浙江省再次出现麻疹流行,发病人数达 12 695 例,发病率达 25.26/10 万人年,表明麻疹疫苗的加强免疫与强化免疫虽然具有短期提高人群免疫水平的效果,但可能无法在人群中建立长期有效的免疫屏障。Hayley 等研究也发现这种现象,受种者再次接种疫苗后的几个月至几年内,抗体水平会逐渐回落至再次接种前的水平。有研究显示为体内麻疹抗体水平较低的儿童再次接种疫苗 6 个月后,抗体滴度就开始下降,然而淋巴细胞增殖试验结果显示,再次接种疫苗后的细胞免疫却持续存在。

此外,抗体量下降并不意味着这些人群成为易感者,因为再次免疫已经使机体建立了免疫记忆,当再次感染麻疹时,机体将在短时间内迅速产生高亲和力的 IgG。免疫记忆是免疫系统所具有的一个重要特性,是机体再次遇到初次致敏抗原时,会出现二次增强性应答,包括体液免疫和细胞免疫。这一应答由长寿命的记忆性淋巴细胞承担。记忆淋巴细胞的形成和维持,是产生免疫记忆的关键。麻疹病毒的免疫记忆既包括麻疹病毒特异性抗体的持续产生,也包括麻疹病毒特异性 $CD4^+$、$CD8^+$ T 细胞的循环。这为机体免受微生物感染提供了重要保障。

三、应急免疫

发现麻疹病例后,是否能够进行应急免疫以控制疫情蔓延,主要涉及麻疹的潜伏期和接种麻疹疫苗后产生抗体应答的最早时间。目前已证实从麻疹病人血清中测出抗体的时间为感染后第 14~16 d,而接种疫苗产生抗体的时间略早,大概最早时间为 11 d。因此,在麻疹流行开始后,应急接种疫苗可以使已处于潜伏早期的病人不发病或减轻临床症状,从而减少传染源;即使晚期接种也不会导致病情加重,同时可使易感人群获得免疫力。实践证明,当易感人群应急接种率在 95% 以上时,在 15 d 内可以终止流行。

美国麻疹暴发时,由于 1 岁内的儿童发生病毒暴露的概率增大，要求应为满 6 月龄的儿童接种单成分麻疹疫苗，如果没有单成分疫苗，也可用 MMR 疫苗代替。1 岁内接种麻疹疫苗的儿童应该在其满 12 月龄时再次接种疫苗（且距 12 月龄前接种时间至少间隔 28 d），并且其入学时要求的 1 剂疫苗仍需接种。我国也有类似工作要求，在麻疹暴发疫情需应急免疫时，如遇不满 8 月龄儿童，麻疹疫苗免疫接种月龄可提前至 6 月龄，但无需计入预防接种记录。尽管 6 月龄接种麻疹疫苗后引发的细胞免疫可能不具有保护性，抗体滴度可能较低，但可为下一次疫苗接种引发的体液免疫打下基础，具有重要的临床意义。

各种含麻疹成分疫苗均可用于应急接种。数据显示，如果在暴露后 72 h 内接种麻疹减毒活疫苗，接种疫苗可刺激机体产生免疫力，可预防麻疹或减轻症状。陈超等报告 2006 年吉林省局部地区发生麻疹暴发，为遏制疫情，对全省 8 月龄至 14 岁儿童进行麻疹疫苗应急免疫，调查接种率达 98.20%，抗体阳性率为 97.62%，迅速控制了疫情上升的态势。随后的跟踪研究发现麻疹应急免疫后 2 年（2007—2008 年），麻疹发病率较应急免疫前平均发病率下降 86.5%；2009 年麻疹发病开始回升，发病率为 8.7/10 万人年；2007—2009 年，年平均发病率为 4.1/10 万人年，较应急免疫前平均发病率低 67.5%。

需要注意的是，麻疹病毒在前驱期就已经具有传染性，而病人常在出疹后才被诊断出来，许多暴露者在暴露后 72 h 后才被认定，所以美国对于疫苗接种禁忌、病毒暴露 72 h 内未能接种疫苗的易感人群及家庭内易感的密切接触者，推荐肌内注射人免疫球蛋白，可提供足够的麻疹抗体以预防疾病发生或改善临床症状。除非发生显性的感染，如出现症状的轻型或典型的麻疹，免疫球蛋白的免疫效果是暂时的，持续 3~4 周，所以免疫球蛋白不适用于控制麻疹暴发。实际工作中，在个案调查阶段即应启动针对密切接触者的应急接种，并在个案调查开始后的 24 h 内完成，不应等到实验室确诊后再开展。

四、疫苗使用中的特殊问题

(一) 疫苗使用禁忌证和注意事项

1. 禁忌证

(1) 对该疫苗所含任何成分过敏者,或以往接种过含相同组分的疫苗后出现过严重过敏反应者。

(2) 正患急性疾病,严重慢性疾病,或处于慢性疾病的急性发作期和发热者。

(3) 免疫缺陷、免疫功能低下或正在接受免疫抑制治疗者。

(4) 曾患或正患多发性神经炎、格林巴利综合征、急性播散性脑脊髓炎、脑病、癫痫等严重神经系统疾病者,或其他进行性神经系统疾病者。

(5) 已怀孕妇女、哺乳期妇女或在 6 个月内有怀孕准备的育龄期妇女。

2. 疫苗使用注意事项

(1) 已注射免疫球蛋白者,应间隔 3 个月以上方可接种含麻疹成分疫苗,接种后 2 周内避免使用免疫球蛋白。

(2) 疫苗对温度和光线抵抗力较弱,可迅速灭活,应注意避光保存。

(3) 冻干疫苗经溶解成液体状态后,可迅速导致效价降低,必须在半小时内用完,用不完应废弃。

(4) 开启安瓿和注射时切勿使消毒剂接触疫苗,用 75％乙醇消毒皮肤,待干后再注射。

(5) 对患有恶性肿瘤或骨髓移植的儿童应在免疫抑制治疗停止 6 个月后接种疫苗,如果受种者患有严重疾病,应当推迟接种时间。活动期结核病病人要等到治疗结束后接种。

(二) 特殊人群的使用建议

1. HIV 感染者

HIV 感染者如果感染麻疹病毒,发生重度并发症的概率较高,对于非重度免疫功能受损者,尚无证据表明接种含麻疹成分疫苗后会增加严重或罕见不良反应的发生率。因此,所有无症状的HIV感染者,如果没有出现重度免疫功能受损且无其他接种禁忌,均可接种含麻疹成分疫苗,且不需要提前进行实验室检测。HIV感染且出现临床症状的病例,如果没有出现重度免疫功能受损且无其他接种禁忌,均可接种含麻疹成分疫苗。

2. 免疫功能受损病人的密切接触者

为减少免疫功能受损病例(包括 HIV 感染者)的病毒暴露风险,病例的家庭成员及密切接触者如果没有免疫功能受损且无其他接种禁忌,都应接种 2 剂 MMR。没有证据显示疫苗受种者可以将麻疹疫苗病毒传给他人,从而提示通过此种方式,免疫功能受损者发生疫苗病毒暴露概率较低,可以得到适当保护。

3. 化疗、器官移植和骨髓移植病人

当考虑进行肿瘤化疗或其他损伤机体免疫功能的治疗时,理想情况下,含麻疹成分疫苗应至少在化学治疗或免疫抑制治疗开始 2 周前接种。如果被诊为白血病的病人无麻疹免疫力,则其应在病情缓和时接种。免疫功能严重受损是含麻疹成分疫苗接种的禁忌。因此,至少应在化疗结束 3 个月后才能接种。免疫功能受损病人发生麻疹暴露或易发生病毒暴露时,不论其既往免疫状况如何,均应注射免疫球蛋白。接受造血干细胞移植的病人,不论其造血干细胞提供者既往免疫状况如何,均应常规接种含麻疹成分疫苗。如果接受者的免疫功能尚可,未接受免疫抑制剂治疗或发生移植排斥反应,可在移植手术 24 个月后接种首剂含麻疹成分疫苗,6～12 个月后可接种第 2 剂。

4. 血小板减少性紫癜或血小板减少症病人

有血小板减少性紫癜或血小板减少症的病人接种含麻疹成分疫苗后会增加发生临床血小板减少症的风险,但目前尚无接种疫苗后诱导血小板减少症病人死亡病例报告。对这些病人是否需要接种含麻疹成分疫苗取决于可能感染麻疹、风疹、腮腺炎等的风险,以及接种疫苗后血小板减少症复发的风险。一般情况下,接种疫苗的益处通常比潜在风险更重要,因为感染麻疹或风疹后并发血小板减少症的风险更大,因此仍有必要接种。然而,如果接种疫苗6周内发生血小板减少症,是否推迟随后的含麻疹成分疫苗接种必须谨慎,需要寻求这些人以前接种疫苗后是否获得成功来考虑要不要再接种。

(三)免疫抑制现象

1908年Pirquet首先注意到麻疹患儿对结核菌素(PPD)试验的反应性降低,以后许多研究者也观察到麻疹病人或麻疹疫苗接种者对纯化结核菌素、念珠菌抗原和植物血凝素(PHA)的皮肤试验均可能暂时转阴。在麻疹病程的前两周,病人末梢血中的淋巴细胞对麻疹病毒抗原和PHA、纯化结核菌素抗原刺激的淋巴细胞转化反应均明显受到抑制,且同时期淋巴细胞计数和T细胞相对百分比均有减少。原患有结核病的病人,在麻疹感染期间,结核病可能复发或者加重。麻疹患病期间对单纯疱疹病毒感染的敏感性增加。以上情况表明麻疹感染有抑制机体细胞免疫反应的作用。

自然感染和预防接种均会引起机体发生短暂的免疫抑制,在体外表现为淋巴细胞激活反应被抑制,在体内表现为各种抗原引发的迟发型超敏反应被抑制。Karp等提出以下假设理论说明减毒株导致机体免疫抑制的可能途径:麻疹减毒株由于基因突变,其血凝素H蛋白可以和细胞表面CD46分子结合,通过单核细胞的CD46分子交联下调IL-12的分泌量,从而抑制细胞免疫反应。体外实验也证实,IL-12对于形成Th1型免疫应答至关重要,同时对于迟发型超敏反应产生也必不可少。在感染麻疹的病人体内也同样发现这个情况。另外,受到感染的单核细胞分泌肿瘤坏死因子(TNF-α)量大幅下降,可能使淋巴细胞对丝裂原的刺激敏感性下降,从而增殖缓慢。Coutsoudis等研究中发现,给予2岁内感染麻疹的孩子维生素A支持治疗,可以显著减少死亡率,受损的免疫应答可得到改善,淋巴细胞的数量和麻疹特异性 IgG 抗体的含量得到提高。

五、影响免疫应答的因素

疫苗能否成功诱导机体识别外来抗原,并产生中和抗体和/或激发细胞免疫反应,是疫苗免疫对抗微生物感染是否成功的关键。疫苗免疫后能否产生足够的中和抗体与母源抗体的抑制、免疫系统的成熟,以及疫苗剂量和疫苗毒株等因素相关。此外,遗传因素,如人类免疫应答基因($TAP2$、HLA、$DQA1$)的核苷酸多态性也与之相关。基因与其他因素的相互作用(比如环境、宿主等)在疾病易感性、抵抗性和发生发展上也具有显著作用。

(一)宿主因素

1. 接种年龄

接种年龄是影响受种者对麻疹疫苗产生免疫应答效果的重要因素。在胚胎期,母体的麻疹 IgG 抗体可以通过胎盘主动转运到胎儿体内。与自然感染相比,麻疹疫苗接种后母体内的抗体水平低,且持续时间短。

婴儿在出生初期的几个月内,由于体内有母传抗体的保护而免受麻疹感染。母传抗体虽然具有保护性,但也会抑制疫苗病毒的复制,影响麻疹疫苗的免疫效果。对母传抗体阴性或具有较低麻疹抗体水平的婴儿进行麻疹疫苗接种,免疫成功率较高,而对母传抗体阳性的婴儿进行麻疹疫苗接种,免疫成功率低。另外,麻疹疫苗免疫效果在一定范围内随免疫月龄的增加而增强,如对 8～9 月龄儿童接种第一剂次麻疹疫苗后,血清抗体阳转率不到 90%;对 11～12 月龄儿童接种血清抗体阳转率大约为 99%;对 15 月龄接种时会比 12 月龄接种更加有效;但在 15 月龄之后接种的保护作用不会进一步提高。

2. 身体状况

一般认为,受种者在疫苗接种的时候患病,尤其是上呼吸道感染或营养不良,会影响麻疹疫苗保护性抗体的产生。

Halsey 等研究发现,接种疫苗后的急性感染患儿和健康儿童比较,血清阳转率无差异;Kizito 等研究指出,营养不良或患有疟疾儿童接种麻疹疫苗后,均表现出比正常儿童较低的免疫反应。Krober 等研究发现,上呼吸道感染患儿血清阳转率 80%,而健康儿童为 98%,说明上呼吸道感染患儿对麻疹疫苗的免疫反应可能受疾病影响,接种后抗体阳转比例低于健康儿童。Patel 等对移民儿童研究发现,患有哮喘的儿童接种麻疹疫苗后产生的麻疹特异性抗体水平与正常儿童无统计学显著差异。

3. 免疫抑制和 HIV 感染

接种麻疹疫苗前 1 个月内如果使用免疫球蛋白或其他含抗体的血液制品可能会中和麻疹疫苗的效力(时间可长达 11 个月),而导致免疫失败。一般情况下,不建议对免疫抑制病人接种减毒麻疹疫苗。通常,无症状 HIV 感染的儿童接种疫苗后所产生的保护力比有症状的 HIV 感染者相对较高,这可能与机体的免疫功能有关。

WHO 全球疫苗安全咨询委员会(Global Advisory Committee on Vaccine Safety, GACVS)对含麻疹成分疫苗的安全性和免疫原性进行了系统性回顾和 Meta 分析,结果显示 HIV 阳性感染儿童接种后产生严重不良反应的危险度并不比未感染 HIV 儿童高。对接种后麻疹抗体滴度的血清学分析显示,HIV 感染和无感染的 6 月龄儿童接种含麻疹成分疫苗后均可达到同等的免疫保护水平;HIV 感染的 9 月龄儿童接种后,免疫成功率低于无 HIV 感染的儿童。与正常儿童相比,HIV 感染儿童接种疫苗后具有抗体水平较低、衰减速度较快、再次免疫接种的效果较差等特点。

另外,HIV 暴露但未感染的 10～11 月龄儿童接种麻疹疫苗后的麻疹抗体阳转率高于 8.5～10 月龄的 HIV 暴露未感染儿童。但是也有不一致的研究结果,比如,HIV 感染患儿体内的麻疹抗体并不低于健康儿童；如果 HIV 感染的患儿发育不良的话，麻疹抗体水平相对较低；因此，可选择提高 HIV 感染患儿儿童期营养水平，而在疫苗策略方面不应有所改变。

4. 遗传因素

尽管目前接种的麻疹减毒活疫苗安全有效，但接种两剂次麻疹疫苗的人群中仍有 2%～10% 的原发性免疫失败者。

接种 1 剂次的麻疹疫苗后，约 10% 的受种者免疫无效果，约 10% 的个体免疫效果好，剩余 80% 的接种者体内的保护性抗体滴度会随着时间延长而衰退，最终有的也会发生麻疹感染。

宿主特定类型的人类白细胞抗原（human lymphocyte antigen，HLA）等位基因与麻疹疫苗接种后机体体液免疫反应和细胞免疫反应强度、水平有关联。

接种 1 剂次麻疹疫苗后，低水平的体液免疫效果与 B * 8、B * 13、B * 44、DRB1 * 03 和 DQA1 * 0201 等位基因相关；而 HLA Ⅰ 型等位基因 B * 7 和Ⅱ型等位基因 DQA1 * 0104 和 DPA1 * 0202 与超高水平的体液免疫效果有关。HLA Ⅰ 型和Ⅱ型等位基因是纯合子的儿童，麻疹疫苗接种后表现出低水平；而杂合子的儿童，则表现为高水平的免疫效果。接种 MMR 疫苗后，高加索儿童比其他种族儿童表现出更高水平的免疫效果，且女童的免疫水平比男童高。另外，Dhiman 等研究中显示，MMR 疫苗接种的体液免疫水平还与受种者的细胞因子及细胞因子受体 SNPs 的多态性相关。以上研究结果均提示：含麻疹成分疫苗的免疫效果具有高度的遗传性。

此外，含麻疹成分疫苗的免疫原性和反应性可能有性别差异，即女孩接种后抗体水平较高，女孩出现发热和皮疹的比例也较高。然而，在大多数关于标准滴度含麻疹成分疫苗免疫原性的研究中，血清转化率的性别差异没有报道。尽管可能涉及基因、表观遗传修饰和激素的组合，但其性别差异的免疫学机制尚不清楚。

（二）疫苗因素

1. 疫苗株因素

不同疫苗毒株之间的免疫效果不同。国外最广泛用于生产减毒株活疫苗的毒株为 Edmonston 株。20 世纪 80 年代，Sabin 等通过气雾途径给 6 月龄儿童接种了两种不同病毒毒株（Edmonston-Zagreb 和 Schwarz）的麻疹疫苗。该接种调查结果显示，与 Schwarz 株相比，Edmonston-Zagreb 株具有较高的血清抗体阳转率。后续 Tsai 等研究中发现了相似的结果，即给 6 月龄儿童通过肌内注射途径接种了以上两种不同病毒毒株的麻疹疫苗，Edmonston-Zagreb 株表现出比 Schwarz 株更高的免疫原性。AIK 株的麻疹疫苗在较小的婴幼儿中具有比 Edmonston-Zagreb 株和 Schwarz 株高的免疫原性。

我国建立的麻疹减毒株中，北京 55 株的免疫原性较弱，抗体持久性较短；沪 191 株的免疫成功率在 95％以上，抗体持久性长，接种后的不良反应较低，且免疫效果与 Schwarz 株效果相近，因此，我国大部分地区均使用沪 191 株。

2. 疫苗接种剂量

小剂量疫苗可以有效免疫较大婴儿和儿童，但是对于较小的婴儿来说，接种的疫苗剂量非常重要，直接关系到免疫效果成败和其他感染性疾病的发病风险。Whittle 等研究发现，Edmonston-Zagreb 株疫苗剂量从 1 万提高到 4 万空斑形成单位（Plaque-forming unites，PFU）时，4～6 月龄婴儿的血清阳转率也会从 73％提高到 100％。墨西哥对 6 月龄婴儿疫苗接种的剂量提高 100 倍后，Schwarz 株和 Edmonston-Zagreb 株的血清阳转率均有所提高，其中 Schwarz 株从 66％提高到 91％，Edmonston-Zagreb 株从 92％提高到 98％。显然，Schwarz 株比 Edmonston-Zagreb 株提高的幅度更大。因此，1991 年 WHO 建议对婴幼儿麻疹发病率仍然较高的国家或地区的 6 月龄婴儿接种较高剂量（最初将较高剂量定义为＞10 万 PFU，后来改为＞5 万 PFU）的 Edmonston-

Zagreb 株疫苗。但是,接种高滴度疫苗($>4.7\lg CCID_{50}/0.1 ml$)后,女孩的麻疹发病率比那些接种正常剂量的发病率要高。随后,部分发展中国家也报道了使用高剂量麻疹疫苗的安全性问题,尽管后来这个问题并未在发达国家中出现,但 WHO 已不建议使用高滴度疫苗。

3. 疫苗效价和稳定性

由于麻疹疫苗是减毒活疫苗,所以其存活的病毒量是决定疫苗质量和免疫效果(包括抗体阳转率和抗体持久性)的关键因素。并且,进入机体的抗原量还必须是最适宜的量(滴度范围一般为 $2.5\sim4.0\lg CCID_{50}/0.1 ml$),过高或过低均不能产生最佳的免疫效果。麻疹疫苗不耐热,反复冻融和长时间放置于室温均可显著降低麻疹疫苗的效价,因此冷链系统的广泛使用对保证麻疹疫苗的稳定性至关重要,当冷链系统不能完全保证时,麻疹疫苗的滴度也难以保证。

(三)其他因素

除宿主和疫苗因素外,接种实施中操作技术因素也可造成原发性免疫失败,如接种时疫苗液使用注射器吸取的接种剂量不足;接种部位用酒精等消毒后尚未擦干,或将皮下注射错误操作为肌内注射等操作都可能会影响到疫苗的免疫效果。

六、卫生经济学研究

WHO 提出,疫苗接种极大地降低了全球麻疹死亡率,2000—2018 年在全球范围下降了 73%,但麻疹在许多发展中国家仍然很常见,尤其在非洲和亚洲的部分地区。尽管全世界已有安全并具有成本效益的含麻疹成分疫苗,但 2018 年全球仍有 14 万人死于麻疹,其中大多数是 5 岁以下儿童。超过 95% 麻疹死亡发生在人均收入低和卫生基础设施薄弱的国家。2000—2017 年,含麻疹成分疫苗接种约防止了全世界 2110 万例死亡,成为公共卫生领域最受欢迎的产品之一。

若无疫苗接种,美国 1994 年麻疹的疾病成本预计包括 22 亿美元的直接成本和 16 亿美元的间接成本。美国如果将 MMR 疫苗替代单成分麻疹疫苗进行预防接种,成本-效益比将由 17.2 提高到 21.3;基于 2001 年货币价值的最新经济分析显示,两剂次 MMR 接种程序的直接和社会成本-效益比分别为 14.2 和 26。开展麻疹免疫策略的经济学评价发现,采用 2 针次的 MMR 疫苗接种策略,依然产生很高的经济学效益,每花费 1 美元便可以减少 14 美元直接经济损失和 10 美元的间接经济损失。通过数学模型预测大规模的麻疹流行将会发生时,开展一次美国全国范围的强化免疫活动可避免麻疹流行,其成本-效益为花费 1 美元可节省 2.5 美元。约翰斯·霍普金斯大学一项基于 6 个国家(乌干达、埃塞俄比亚、孟加拉国、塔吉克斯坦、哥伦比亚和巴西)的消除麻疹、控制麻疹效果的流行病学和卫生经济学模型测算表明,2020 年实现消除麻疹比控制麻疹发病具有更高的成本效益,尤其在中低收入国家。如果实现消除麻疹目标,全球各种收入水平国家都具有较高的成本效益。2010—2050 年,如实现消除麻疹需要花费 78 亿美元,可以减少 3.46 亿伤残调整生命年(DALY)的损失。

我国也有多项研究表明接种含麻疹成分疫苗在预防控制疾病的过程中可以获得较高的成本效果比和成本效益比。陈慧英等研究认为育龄期女性孕前接种麻疹、风疹疫苗产生的社会效益和经济效益非常显著,每 10 万育龄期女性孕前接种疫苗后会减少麻疹病人 205 例,风疹病人 153 例,并预计可减少 200 例先天性风疹综合征病人,消耗 150 万元的成本,产生 336.46 万元的效益,成本-效益比达到了 1∶2.24,净效益为 1 864 614.55 元。李永秋等研究山东省免疫规划时期(2001—2014 年)防控麻疹成本为 254 727.55 万元,免疫规划时期与计划免疫前期(1951—1977 年)、计划免疫时期(1978—2000 年)分别进行比较,成本效果比和成本效益比均为正值,每投入 1 万元,可以分别减少发病 43.19 和 1.2 例,减少死亡 0.46 和 0.003 例;每投入 1 元,可以分别产生总经济效益 44.39 和 1.17 元,净效益 43.39 和 0.17 元。胡奇胆等研究莆田市计划免疫时期(1978—2000 年)投入成本 50.67 万元,产生效益 1 574.07 万元,成本效益比 1∶31.1;消除策略实施期投入成本 88.26 万元,产生效益 1 639.8 万元,成本效益比 1∶18.6;麻疹强化免疫期投入成本 176.52 万元,产生效益 1 735.71 万元,成本效益比 1∶9.8。

第三节 疫苗的免疫效果

一、疫苗的流行病学效果

疫苗问世前,世界各地均持续出现不同形式的麻疹疫情。美国麻疹流行经常发生,城市中心麻疹流行每 2～5 年发生一次,每次持续 3～4 个月。英格兰和威尔士在 1968 年疫苗引入之前,年报告病例数在 16～80 万,流行高峰每隔 2 年出现一次,年均死于麻疹的病例约 100 例。中国报告的麻疹病例数没有间隔 2～3 年高发的特征,而是呈多年的累积升高之后出现高峰,两个比较明显的高峰分别发生在 1959 年和 1965 年,发病率分别为 1 432/10 万人年和 1 266/10 万人年,1965 年引入疫苗后发病数明显下降。

疫苗应用后,麻疹的流行特征发生了显著改变,主要表现为发病率、死亡率明显下降;成人和婴儿发病比例增加;流行周期延长或消失;病例以散发为主,局部的暴发疫情对全局的流行水平影响加大。我国 2004—2014 年麻疹流行病学特征见下页表 5-3-1。

表5-3-1　中国2004—2014年麻疹流行病学特征

年份	报告发病率（/10万人年）	发病率较高地区	人群构成及发病率
2004	5.3	西部地区	<15岁病例所占比例高，<1岁以下所占病例逐年增加
2005	9.5	东部地区和东三省	
2006	7.67	西南地区和流动人口较高的地区	
2007	8.29	西北地区和流动人口较高的地区	<5岁年龄段发病率最高，20～34岁年龄组发病率出现一小高峰，1岁以下儿童麻疹发病率高于其他年龄组
2008	9.95	中部地区及东北部地区	
2009	3.95	北部及东北地区	
2010	2.86	北部和中部地区	以五岁为一年龄组统计，<5岁儿童发病率最高。10岁以内儿童中<1岁儿童发病率最高
2011	0.74	西部地区	
2012	0.46	西部地区	以五岁为一个年龄组统计，<5岁儿童发病率最高。2岁以下儿童中，<8月龄儿童发病率最高。同时20岁以下成人构成比增大
2013	2.04	西北及南部地区	
2014	3.88	东部地区	

二、对预防急性呼吸道感染的效果

麻疹的传染性很强。在麻疹疫苗使用前，几乎每个人在儿童期都感染过麻疹，家庭内接触的易感者中二代发病率高达90%。病人在出疹前4d至出疹后4d均具有传染性，此期病毒在血液和其他体液中浓度最高，咳嗽、鼻炎和喷嚏等症状也最重。造成麻疹病例死亡的原因，一般认为一方面是病毒直接作用，另一方面则是引发继发性细菌感染的结果，特别儿童容易继发肺炎而导致死亡。

肺炎是5岁以下麻疹患儿最常见的并发症和死亡原因，占麻疹患儿死亡原因的90%以上。此外，麻疹病毒本身可导致整个呼吸道炎症。

通过接种含麻疹成分疫苗可阻止麻疹病毒在鼻咽部的复制并

避免病毒传播,或避免在潜伏期发生病毒血症。大多接种疫苗者因体内对麻疹病毒有一定的免疫力,对预防呼吸道感染症状效果较显著,临床症状可表现为轻症。轻型麻疹潜伏期可延长至4周,发病轻,前驱期短而不明显,呼吸道卡他症状较轻,科氏斑不典型或不出现,全身症状轻微,不发热或仅有低中度热。皮疹也稀疏色淡,病程较短,很少出现并发症。

三、疫苗的血清学效果

2020年发表的一篇关于麻疹保护效果和免疫原性分析的综述中,分别纳入41项和67项研究从6月龄到≥15月龄组,随着年龄的增加单剂疫苗接种者抗体反应增强和麻疹保护提高。接种MCV1中,与12~14月龄相比,麻疹RR在<9月龄时为3.56(95%CI:1.28~9.88),在≥15月龄时麻疹RR为0.48(95%CI:0.36~0.63)。与12月龄相比,血清转化率在9~11月龄时为0.93(95%CI:0.90~0.96),≥15月龄时为1.03(95%CI:1.00~1.06)。第二次疫苗接种后,血清学研究显示,无论MCV1接种年龄大小,血清阳性率都很高,而基于少数研究的流行病学数据表明,接种MCV1的年龄越早,保护作用越低。总的来说,有充分的证据表明,接种MCV1的年龄(从6月龄增加到≥15月龄)因素可改善抗体反应和麻疹保护水平。在第二次疫苗接种后不久,血清学研究显示,无论MCV1接种的年龄如何,其血清阳性率都很高,只有两个试验报告在<9月龄MCV1的血清阳性率较低。两剂疫苗接种是阻断麻疹传播的至关重要的因素。

一直以来,由于没有标准化的细胞免疫检测方法,关于麻疹减毒活疫苗接种后机体的细胞免疫水平报道较少,抗体检测仍是目前证实机体免疫力的最方便的实验检测方法。疫苗诱导的免疫结果可能大不相同,这主要取决于使用的抗体检测方法的敏感度。可以用血凝抑制试验、酶联免疫吸附试验或者补体结合试验等方法来检测特异性抗体,但检测中和抗体仍是衡量其临床保护力最重要的方法。初次接种麻疹减毒活疫苗的细胞免疫反应与自然麻疹感染过程相似，抗体反应的模式也相同。自然感染过程中，细胞免疫的作用非常重要，据此判断免疫接种应能够引起机体的细胞免疫反应。根据现有的研究结果，接种麻疹减毒活疫苗后，机体产生的细胞免疫与自然感染相同，但水平较低。

再次免疫时，血清 IgM 抗体通常检测不到，仅出现 IgG 抗体的增加或骤升，就像机体自然感染麻疹病毒之后诱导体内产生特异性体液免疫应答一样，麻疹疫苗诱导的特异性抗体浓度经过一段时间后会逐渐下降，甚至检测不到，但再次接种麻疹疫苗后，机体会产生免疫记忆反应，这种现象可在再次接种麻疹疫苗儿童体内的淋巴细胞增殖试验中观察到，表现为持续存在的细胞免疫反应。提示对多数接种过麻疹疫苗的个体来说，一旦日后暴露于麻疹病毒，都会出现免疫保护。

四、麻疹减毒活疫苗的免疫持久性

20 世纪 70 年代初，在对上亿儿童进行麻疹疫苗接种，有效控制麻疹流行的同时，人们开始关注单次疫苗接种能否获得与自然麻疹感染相似的免疫力，即疫苗的免疫持久性问题。麻疹疫苗接种后体内产生的抗体滴度水平比自然感染低，但是这种差异并不会降低其保护受种者免于麻疹感染的能力。曾有研究明确指出，接种麻疹疫苗后的免疫保护持续时间为 20 年以上，甚至达到 33 年。也有研究学者认为，疫苗诱导的抗体可随着时间衰退至一些方法检测不到的水平。因此，检测方法的选择对抗体持续时间的评价也很重要。当抗体滴度低至检测线以下时，受种者再次接种麻疹疫苗或在自然界感染到麻疹病毒后，大多数人仍会表现出对麻疹病毒相应的特异性免疫效果，显示其免疫持久性。

正确接种一定剂量的麻疹疫苗后，通常保护力都可持续终生。在麻疹疫苗免疫持久性观察中发现，接种麻疹疫苗后的免疫保护持续时间各有差异，一般比自然感染麻疹野病毒产生的免疫力持续时间短,但有的也可持续数十年。早期的研究表明,在一些麻疹不再流行的国家,抗体仍可持续数年。在麻疹流行国家或在早期麻疹疫苗接种率较低的国家的研究中,免疫应答可能会因再次暴露于麻疹野病毒而得到加强。疫苗诱导产生的抗体水平会随着时间而降低,但又有免疫记忆的存在,当再次接触麻疹病毒时,大多数接种过疫苗的人会产生麻疹特异性免疫应答,但不表现出临床症状。相关研究可以参阅前文第二章第三节血清流行病学部分(本书第 60～67 页)。

五、免疫策略

1989 年,世界卫生大会首先确定了全球控制和消除麻疹的目标。虽然,麻疹疫苗使用后,全球麻疹的发病率和死亡率急剧下降,但至 20 世纪 90 年代,麻疹仍是全球第 8 位致死性疾病,严重威胁着儿童的生命与健康。1990 年,联合国世界儿童问题首脑会议达成了《关于儿童生存、保护和发展的世界宣言》和《执行 90 年代儿童生存、保护和发展世界宣言的行动计划》,提出了与 WHO 相同的控制麻疹目标,随后,一系列消除麻疹工作策略与方法陆续确定并开展。

20 世纪末,美洲区率先实现了消除麻疹这一目标,WHO 根据美洲区消除麻疹的工作经验,推荐全球其他国家消除麻疹的策略主要是免疫接种、流行病学和实验室监测、疫情处置与病例管理等,主要措施为借助常规免疫工作或适时开展的 SIAs,实现 2 剂次 MCV 的高接种率(>95%)。1990 年,联合国世界儿童问题首脑会议提出,保持高水平的麻疹疫苗接种率,是消除麻疹长期工作的核心步骤。

在麻疹流行并且婴幼儿因麻疹死亡危险仍然很高的国家,WHO 建议应在 9 月龄接种第一剂次 MCV。及时接种第一剂次MCV(MCV1),对于确保幼年易感时期就获得最佳保护力有重要公共卫生学意义。因为很多麻疹病例发生在>12 月龄未接种的儿童中,所以 MCV1 的常规接种不应只局限在 9～12 月龄儿童,应尽可能为所有＞12 月龄的未接种儿童提供 MCV1 接种。在麻疹发病率低(即几乎消除麻疹的国家)且婴幼儿患麻疹的危险较低的国家,应在满 12 月龄后接种 MCV1 以获得较高的血清抗体阳转率。接种第二剂 MCV(MCV2)的最佳时间宜根据接种能达到 MCV2 最大覆盖率,以实现最佳群体免疫效果来决定,一般认为 15～18 月龄儿童 MCV2 的接种有助于确保早期保护并减少易感儿童的累积。不同国家或地区由于经济水平、卫生资源状况和免疫规划工作的差异,落实麻疹疫苗免疫策略的具体措施和做法会有所不同,但对于提高接种率的目标和基本措施还是类似的,即通过常规免疫或补充免疫,及时为适龄儿童接种 2 剂次 MCV,消除免疫空白,提高群体免疫力。

马超等将我国麻疹防控策略主要分为 5 个阶段,不同阶段的特点总结如下。

1. 麻疹疫苗应用前(1964 年及以前)

在使用麻疹疫苗前,我国麻疹呈自然流行状态,每隔一年周期性出现麻疹流行高峰,高发年份麻疹发病率为 1 000/10 万～5 000/10 万人年。1956—1965 年,平均年报告发病 511 万例,至少造成 7.5 万儿童死亡。这时期,全国平均年发病率为 545.60/10 万人年,平均每年报告麻疹死亡 6.29 万例(范围是 1.05～26.23 万例)。

2. 麻疹疫苗应用初期(1965—1977 年)

1965 年,中国开始使用液体剂型麻疹疫苗,当年报告发病率为 1265.7/10 万。在麻疹疫苗应用初期,每年仅在温度较低的冬春季,在铁路、公路沿线安排"突击接种"。尽管如此,全国报告麻疹发病率连续下降,至 1968 年降至 208.9/10 万人年。此后连续五年持续回升,至 1973 年反弹至 532.0/10 万人年,虽然较 1968 年增加了一倍,但较 1965 年下降了 58%。此后,全国麻疹发病水平持续下降直至 20 世纪 80 年代末。这一时期,平均年发病率为

470.19/10 万人年,比疫苗使用前下降了 13.82%;平均每年报告麻疹死亡 2.14 万例(范围是 0.91~6.55 万),年平均死亡数下降了 65.98%。

3. 计划免疫初期(1978—1996 年)

1978 年,全国开始实施儿童计划免疫,8 月龄常规接种 1 剂麻疹疫苗。随后,全国这从 20 世纪 80 年代初开始普遍装备冷链系统,1986 年麻疹疫苗换用冻干疫苗,并实施 2 剂常规免疫程序(8 月龄、7 岁)。随着常规免疫工作质量的提高,全国报告麻疹发病水平持续、快速下降。20 世纪 60—90 年代平均年发病率分别为 572.0/10 万、355.3/10 万、52.9/10 万、7.6/10 万人年。

4. 加速麻疹控制时期(1997—2005 年)

1997 年,中国制定《加速麻疹控制规划指南》,对不同省份分类指导,提出以乡镇或街道为单位麻疹疫苗常规免疫接种率>90%,加强接种率监测及时甄别低接种率地区,适时开展 SIAs 的免疫策略。2005 年,常规免疫 MCV2 接种年龄从 7 岁降低至 18~24 月龄。但在加速控制麻疹阶段,除了新疆、贵州、宁夏、浙江在 2004—2005 年期间针对 8 月龄 14 岁儿童开展了初始 SIA 外,全国缺乏统一的控制麻疹行动,麻疹发病水平未进一步降低,1998—2004 年,全国麻疹发病率在 5/10 万人年左右波动,较使用麻疹疫苗前降幅>99.5%。

5. 消除麻疹时期(2006 年至今)

2006 年,中国所在的 WHO 西太平洋区设立了 2012 年消除麻疹目标,中国制定了《2006—2012 年全国消除麻疹行动计划》,提出的免疫策略与措施包括:提高常规免疫接种率,以县为单位两剂 MCV 接种率均>95%,努力提高及时接种率;适应 2005 年免疫程序调整的需要,一次性完成 2~7 岁儿童 MCV2 接种;适时开展 SIAs,初始 SIA 覆盖 8 月龄~14 岁,后续 SIAs 一般覆盖 8 月龄~4 岁;加强接种率监测,及时发现低接种率和免疫空白地区并采取措施;严格执行入托入学查验预防接种证制度,为未种儿童进行补种。在实施《2006—2012 全国消除麻疹行动计划》的前半段时间,即 2006—2008 年,由于疫苗供应量等因素的制约,只有少数省开展了麻疹疫苗初始 SIAs。2006—2008 年全国报告发病率仍持续上升。2009 年全国有 13 个省开展了麻疹疫苗初始 SIAs。2010 年 9 月全国统一组织同步开展了麻疹疫苗 SIAs。至此,各省均通过麻疹疫苗 SIAs 覆盖了 1995—2009 年所有出生儿童队列。不仅如此,2008 年以来的 MCV 常规免疫接种率达到并保持在 90% 以上。

随着上述措施的落实,我国从 2009 年开始全国麻疹病例报告发病水平持续、大幅度下降,至 2011、2012 年全国报告发病率均 < 1/10 万人年,为有麻疹监测数据报告以来的最低。但是,在经历了 2011—2012 年低报告发病水平后,2012 年底疫情开始明显回升,2013 年报告发病率为 2.04/10 万人年,全年报告麻疹 27 646 例、死亡 24 例,我国消除麻疹仍面临很大挑战。

六、联合免疫

麻疹病毒、风疹病毒、腮腺炎病毒均只有 1 个血型,抗原性稳定,可以研制减毒活疫苗;3 种疾病的保护性抗原均是血溶抗原,生产及检定方法相似;3 种疾病均为急性呼吸道传染病,无中间宿主及昆虫媒介,以显性感染为主,感染后可获得较持久的免疫,因此有制备联合疫苗的免疫学、生物学和流行病学基础。联合免疫不影响免疫应答,不增加不良反应;同时,具有减少接种剂次,家长易接受,减少费用,简化免疫程序,具有可同时预防多种疾病的优点。

含麻疹成分疫苗包括单成分麻疹减毒活疫苗(measles vaccine, MV)、麻疹-风疹联合减毒活疫苗(measles and rubella combination vaccine, MR)、麻疹-腮腺炎联合减毒活疫苗 (measles and mumps combination vaccine, MM)、麻疹-腮腺炎-风疹联合减毒活疫苗(measles, mumps, and rubella combination vaccine，MMR)、麻疹－风疹－腮腺炎－水痘联合疫苗（measles，mumps，rubella，and varicella combination vaccine，MMRV)等。

麻疹、腮腺炎以及风疹减毒活疫苗的使用已经有 40 多年的历史,经在全球 100 多个国家 5 亿多人次的使用实践证实,MMR 安全有效。接种后 1 个月,95%以上的受种者对 3 种疾病均可产生有效的免疫应答。接种 2 剂 MMR 者,麻疹免疫成功率为 99%,腮腺炎为 95%,风疹为 98%。接种 MMR 疫苗后免疫力可保持多年。国产与进口 MCV 的效果无差异。在 20 世纪 60 年代曾用沪191 株与 Edmonston 和 Schwarz 株麻疹疫苗进行比较,表明免疫原性和安全性相似。20 世纪 90 年代,国产 BRD－Ⅱ株与国际公认的 RA27/3 株风疹减毒活疫苗（RV)进行比较,也具有同样的免疫效果。在临床试验中,>12 月龄儿童接种单剂次 RV 后,95%以上可产生有保护水平的风疹抗体,>90%的 RV 受种者产生的免疫保护至少可持续 15 年。我国使用的腮腺炎 S79 株是由 JL 株经鸡胚细胞培养建立的,其性能和效果与 JL 株疫苗相似。经对国产MMR 和进口 MMR 比较,国产 MMR 的效果也非常理想。

近年来发现,接种 1 剂 MMR,麻疹和腮腺炎循环抗体水平会随时间延长逐渐降低。大多数腮腺炎暴发后开展的研究也表明,MuV 效果低于疫苗上市前研究的结果,并且抗体水平会在数年后出现下降的趋势。提示在缺乏重复自然暴露的情况下,无论是疫苗诱导还是自然感染获得的抗体均随时间而逐渐减少,从而导致人群中的易感者数量日益增多,如果病毒重新引入,就可导致暴发,特别是在年轻人中。因此,接种第二剂含麻疹成分疫苗对提高免疫效果有重要作用。Pebody 等观察接种 1 剂 MMR 的麻疹抗体阴性率或不确定率分别是 8.5%和 11.1%、腮腺炎分别为14.9%和 9.8%、风疹分别是 1.0%和 3.6%;接种第二剂 MMR后,麻疹抗体阴性率或不确定率分别是 0 和 1.4%、腮腺炎分别是1.4%和 0.9%、风疹抗体均为 0,而且接种 2 剂 MMR 后,3 种抗体GMT 均明显高于接种 1 剂。另对 389 名儿童观察,接种 1 剂

MMR,有 41％的儿童抗 1 种以上抗原的抗体阴性；接种第二剂 MMR 后,抗 1 种或多种抗原抗体的阴性率＜4％。Vandermeulen 对平均年龄(19.78±1.13)岁的 160 名比利时大学生进行观察,他们曾在 12 月龄时接种过 1 剂 MMR 或在 10～12 岁时进行第二剂复种或不复种,比较接种 2 剂和 1 剂 MMR 后的抗体阳性率,麻疹阳性率分别为 77.1％和 58.7％($P=0.05$)、腮腺炎分别为 67.5％ 和 5.6％($P=0.009$)、风疹分别为 99.2％和 71.4％($P=0.008$), 2 剂接种组的阳性率均显著高于接种 1 剂者。2 剂接种组的麻疹和腮腺炎抗体 GMT 也显著高于 1 剂接种组,风疹抗体 GMT 虽呈现相似趋势,但无显著性统计学意义。

胡家瑜等选择 8 月龄已接种 1 剂 MV、并在 12～18 月龄已接种 1 剂 MMR、无 RV 和 MuV 免疫史的健康儿童 110 人,在 4 岁时接种第二剂 MMR,并在免疫前和免疫后 1 个月,检测麻疹 IgG 抗体、腮腺炎血凝抑制(HI)抗体、风疹 HI 抗体。结果显示:观察对象在 4 岁时进行第二剂 MMR 免疫前,麻疹 IgG 抗体阳性率 100.00％,风疹 HI 抗体阳性率 100.00％,腮腺炎 HI 抗体阳性率 58.18％。经第二剂 MMR 免疫后,麻疹 IgG 抗体阳性率仍为 100％,几何平均滴度(GMT)为 1∶2 678,较免疫前≥4 倍增长率为 14.68％；风疹 HI 抗体阳性率仍为 100％,GMT 为 1∶611.90, 较免疫前≥4 倍增长率为 50.48％；腮腺炎 HI 抗体阳性率为 98.00％,GMT 为 1∶32.49,较免疫前≥4 倍增长率为 69.09％。结果表明 MMR 接种 2 剂的免疫效果较好。接种 MMR 对控制相应疾病的效果显著。使用 MMR 的国家,3 种疾病的发病率均下降 99％,同时由这 3 种疾病引起的并发症也随之下降。芬兰 20 世纪 70 年代麻疹年发病率为 366/10 万人年、腮腺炎 240/10 万人年、风疹 104/10 万人年,1982 年开始实施 2 剂 MMR 免疫方案, 1994 年已成功消灭芬兰本土麻疹、风疹、腮腺炎 3 种疾病。

2006 年 6 月美国免疫咨询专家委员会(ACIP)建议常规接种第 2 剂 MR 和同时接种水痘疫苗,因此,美国 2 剂麻疹疫苗都推荐使用 MMRV,因此有关接种 MMRV 或 MMR＋V 的报道也较多。Watson 等曾对 11 名平均年龄为 15.7 月龄的婴儿接种 MMRV(Ⅰ组)或在不同部位同时接种 MMR 和 VarV(Ⅱ组),于接种 6 周和 1 年后进行免疫原性观察。接种后 6 周,水痘抗体阳转率为 100％,但Ⅰ组的抗体滴度比Ⅱ组低,但接种后 1 年则无差异。接种后 1 年,2 组水痘抗体阳转率仍为 100％,有 22 人接触水痘病人均未发病。111 名儿童接种前麻疹、腮腺炎和风疹抗体阴性者,接种后 6 周抗体全部阳转,2 组抗体 GMT 无显著性差异。接种后 1 年,2 组麻疹、腮腺炎和风疹抗体滴度亦无显著性差异。吴艳梅研究结果表明,接种 MMRV 和 MMR＋V 的麻疹、腮腺炎、风疹抗体和水痘抗体的阳转率均无显著性差异,证实 MMR＋V 分开接种与 MMRV 具有同等的免疫效果。虽然接种四价疫苗后,水痘抗体滴度较低,但 4 种抗原的血清阳转率均达到或超过了 95％。第 2 剂疫苗接种 6～8 周后再接种第 2 剂 MMRV 后,4 种抗原的血清阳转率均≥98％,研究发现同时接种 MMRV、Hib/HepB 和 DTaP 后,机体也能产生较好的免疫应答。

　　随着生物制品生产种类日益增多,联合免疫更为必要。国内外对麻疹减毒活疫苗和其他疫苗的联合免疫进行了很多研究。在麻疹疫苗使用早期,北京生物制品研究所和山西省卫生防疫站于 1971—1972 年在晋东南地区进行了脊髓灰质炎疫苗Ⅰ、Ⅱ、Ⅲ型与麻疹减毒活疫苗和痘苗同时免疫的免疫学和临床反应观察,结果表明同时免疫并无病毒相互干扰的现象,接种后各种血清阳转率并未受影响,也未出现严重反应,而且脊髓灰质炎疫苗和麻疹减毒活疫苗同时免疫尚有增强或促进抗体阳转率的作用。另外,长春生物制品研究所也进行了百白破、麻疹、脊髓灰质炎疫苗Ⅰ、Ⅱ型同时免疫的观察;北京生物制品研究所和北京市卫生防疫站进行了百白破、麻疹、流脑疫苗同时免疫的观察,结果均证明同时免疫的血清学反应和临床反应与单独免疫无差异。湖北省卫生防疫站将儿童 6 种常用疫苗同时免疫,亦未发现血清学和临床反应与单独免疫有何差异。徐福根等对 94 名 8～11 月龄婴儿分为单独接种麻疹疫苗或风疹疫苗,以及同时接种麻疹、风疹疫苗 3 组,于免后 6 周测定麻疹 HI 抗体,结果表明 3 组抗体阳转率均在 95％以上。经统计学处理,3 组间的抗体阳转率和 GMT 均无显著性差异,表明麻疹疫苗与风疹疫苗可以同时免疫,而不相互产生免疫干扰。王翠珍等选择 342 名 8 月龄婴儿,分别单独接种风疹疫苗或麻疹疫苗,以及同时接种麻疹和风疹疫苗,于免后测定麻疹、风疹抗体,结果表明单独接种与同时接种均可产生较为满意的免疫应答。王鹏赋等报告使用甲肝疫苗与麻疹疫同时接种的反应性和免疫原性,选取 8～12 月龄抗- HAV 和麻疹 HI 抗体均阴性,肝酶正常的健康婴儿,分为接种甲肝疫苗组(H 组,142 人)、麻疹疫苗组(M 组,30 人)和同时接种组(HM 组,103 人)3 组。所有观察对象在整个观察期间,局部均无红、肿、热、痛等反应,除个别人体温有弱、中反应外,均无其他不良反应。免后 4、8 周肝酶无 1 例升高。免后 8 周抗- HAV 阳转率,HM 组为 92.27％,H 组为 93.66％;GMT 分别为 5.005±2.538 和 4.886±2.61,差异均无显著性。麻疹抗体阳转率,HM 组为 98.05％,M 组为 96.66％;GMT 分别为 16.22±2.29 和 13.93±2.59,差异亦无显著性。HUANG 等报告 12 月龄婴儿同时接种 MMR 和 HBV 后,麻疹阳转率为84％,风疹和腮腺炎均在 95％以上,89％的接种者乙肝抗体≥10 mU/ml。DEFOREST 等报告对 1 岁时曾接种过 3 剂 DTP 和 2剂 OPV、且对 MMR、DTP 和 OPV 无禁忌证的 14～23 月龄婴儿,同时接种 MMR、DTP 和 OPV,并设对照组观察几种疫苗同时接种后的免疫应答和临床反应性,结果表明两组儿童的免疫应答相似,局部和全身反应均较低。认为婴儿于出生后第 2 年同时接种 MMR、DTP 和 OPV,其安全性和血清学效果与这些疫苗分别接种相同。因而,WHO 扩大免疫规划(EPI)推荐对应种儿童同时接种麻疹疫苗与其他 EPI 疫苗,即麻疹疫苗与 DPT 和/或脊髓灰质炎疫苗,与黄热疫苗,以及与乙肝疫苗同时接种均有效。

七、疫苗接种后的不良反应

接种疫苗后的不良反应(AEFI)指的是受种者接种疫苗后,机体产生免疫反应的同时或之后发生的、与预防接种有关的对机体有损害的反应,该反应与接种疫苗产生免疫的初衷无关。根据反应的性质和程度不同,接种疫苗后的不良反应包括一般反应和异常反应。一般反应是由疫苗本身所固有的特性引起的,其临床表现和强度随疫苗而异。反应程度局限在一定限度内,除个别人因机体差异反应略重外,多属轻微;反应过程是一过性的而不持久;反应不会引起不可恢复的组织器官损害,或生理功能上的障碍;没有后遗症。异常反应是指合格的疫苗在实施规范接种过程中或者实施规范接种后所发生的概率极低的,造成受种者机体组织器官、功能损害,相关各方均无过错的药品不良反应。

越来越多的试验证实,接种麻疹减毒活疫苗之后的不良反应与疫苗减毒株的减毒程度有关。疫苗毒株的免疫原性(如抗体滴度水平与抗体阳转率水平)会随减毒水平增加而降低,不良反应率(如发热率、出疹率)也会随着减毒水平的增加而减少。例如,EDMONSTOM 为初步减毒株,其高热率、出疹率和抗体阳转率都较高,分别为:59.2%、51%、100%;SCHWARZ 株和 MORATEN 株为中等减毒株,高热率(16.2%、10%)、出疹率(28.4%、20%)和抗体阳转率(95%、98%)皆低于 EDMONSTON 株;沪 191 为高度减毒株,其高热率(6.3%)、出疹率(10.7%)和抗体阳转(98.6%)率低于 SCHWARZ 株和 MOMTEN 株;LENINGGRADL6 为超减毒株,高热率为 0.8%,出疹率 3.1%,抗体阳转率则<95%。鉴于麻疹减毒疫苗会因毒力水平不同产生不同的不良反应和免疫原性,这对疫苗株的筛选有一定的参考意义。根据 WHO 公布的监测数据,认为麻疹疫苗是非常安全的疫苗。麻疹疫苗常见不良反应发生情况详见下页表 5-3-2。

表 5-3-2　麻疹疫苗接种后的不良反应

不良反应*	发生时间	发生率
注射部位局部反应	0~2 d	~10%
发热	6~12 d	5%~15%
皮疹	6~12 d	~5%
热性惊厥**	6~12 d	330/1 000 000
血小板减少	15~35 d	30/1 000 000
严重超敏反应	0~2 h	~10/1 000 000
过敏反应	0~1 h	~1/1 000 000
脑病	6~12 d	<1/1 000 000

注：*在接种第二剂次麻疹疫苗的 95%的受种者中，一般不发生该类反应（除局部反应和过敏反应外）。**：热性惊厥的高危性主要取决于受种者的年龄。（数据来源：https：//www.who.int/vaccine_safety/en/AEFI_ measles_ campaigns, pdf）

（一）一般反应

1. 局部反应　一般反应主要表现为麻疹疫苗病毒复制带来的局部反应，这些反应普遍较轻并且是短暂的。在接种后 24 h 内，受种者可能感到注射部位发生轻微的疼痛和触痛，有时可伴有局部淋巴结肿大。大多数情况下，一般在 2~3 d 自动消失，不用进一步治疗。

2. 全身反应　接种麻疹疫苗后还可能发生轻度全身性反应，如发热和皮疹。5%~15%易感者在疫苗接种后 7~12 d 可能出现高热，通常多持续 1~2 d。有时这种发热会引起热性惊厥（发生率约为 1:3 000）；约 5%的受种者中可能发生皮疹，皮疹通常在接种后 6~12 d 发生，持续 2 d 左右。接种后的 2~3 周内，极少数（约 1/30 000）受种者发生血小板减少症（即血小板数降低，任何病毒感染时都可引起，临床表现为淤斑，通常很轻微，且呈自限性）。这些病例的临床症状通常表现为短暂和良性过程。

同成分麻疹疫苗一样，接种 MMR 疫苗和 MMRV 疫苗后的不良事件多数也是轻微和一过性的。我国研究者吴艳梅等采用

Cochrane 系统评价的方法评价接种 MMRV 或 MMR＋V 的安全性,结果表明接种部位疼痛、红肿、硬结、皮疹发生率的差异均无统计学意义,仅接种后发热率的差异有统学意义。儿童接种第 1 针 MMRV 后 7～10 d,热惊厥的发生率(7/1000～9/10000)为同时分开接种 MMR 和水痘疫苗的 2～3 倍。接种 MMR 或风疹疫苗后有时会发生短暂的淋巴结病。有超过 25％的易感妇女接种 MMR 后还发生了关节痛和其他不适的关节症状。以往研究显示,以前曾患免疫性血小板减少性紫癜者在接种后,发生 MMR 相关血小板减少症的风险更高,尤其是在接种第一剂次 MMR 后就多发生血小板减少性紫癜。而自然感染风疹或麻疹后发生血小板减少症的风险要比接种疫苗大得多。

(二) 异常反应

已经证实与接种 MCV 有关联的异常反应有过敏性休克、过敏性皮疹、过敏性紫癜、特发性血小板减少性紫癜等,但发生率极低。曾有报道 MCV 可增加永久性神经系统后遗症、GBS、亚急性硬化性全脑炎和炎症性肠病或自闭症的危险,但目前尚未证实存在因果关系。其中,MCV 接种导致自闭症的传言很快被发现有严重缺陷,并被发表研究报告的刊物撤回。

1. 过敏性反应

接种 MMR、MR 或 MCV 之后极少发生超敏反应,包括注射部位的荨麻疹。过敏性反应极为罕见。最近研究表明,对麻疹疫苗的过敏性反应不是由剩余卵清蛋白而是由其他疫苗成分,如新霉素、作为稳定剂使用的水解明胶或山梨醇引起。有报告显示,接种 MMR 后有过敏性反应的个体具有对疫苗生产中使用的一种稳定剂——明胶的免疫球蛋白 E 抗体。鸡蛋过敏者进行接种 MCV 发生严重不良反应的风险很低。

2. 神经系统反应

约千分之一麻疹野病毒感染感染者发生感染后脑脊髓炎。至少 50％的受感染者留下永久性中枢神经系统损伤。在极少情况下,使用 MCV 可引起热性癫痫发作。美国 NIH 研究认为,尚没有足够证据表明接受麻疹减毒疫苗与微静脉周脱髓鞘损伤和残留癫痫发作疾患之间存在因果关联。有个人或家庭癫痫发作史的儿童面临突发性癫痫的更大风险,但是,疫苗接种后热性癫痫发作并不增加这些儿童患癫痫或其他神经疾患的可能性。有惊厥史的儿童可能在麻疹、腮腺炎和风疹疫苗接种后发生热性惊厥的风险更大,但此种风险似乎极小。对美国在麻疹疫苗接种后声称患脑炎的分析发现,事件集中发生在接种后 8~9 d。它支持但并没有证实疫苗引起脑炎的可能性,其风险为每百万份疫苗不到 1 例,远比患麻疹风险低 1000 倍左右。英国对儿童期脑病研究 10 年随访的结果也不能确定麻疹疫苗接种后可能增加永久性神经异常的风险;在接种 MMR 后 6~11 d 因发热性惊厥而住院的病人中,有 67% 是由疫苗中的麻疹成分引起(风险为每 3000 份疫苗 1 例)。

自 20 世纪 70 年代,我国在小范围易感人群中接种麻疹减毒活疫苗开始到目前广泛使用的麻疹减毒疫苗,均系进一步减毒的疫苗毒株。在这个逐步减毒疫苗株的使用过程中,不良反应发生率也随着减毒的逐步进行而降低或减弱,具体表现为首先口腔黏膜斑的消失,然后是出疹的减少,最后是发热反应的减轻。

(三) AEFI 的预防处置和报告

预防接种后应告知受种者在接种麻疹疫苗后 6~12 d 内有可能出现麻疹轻度感染症状,包括告知家长如何处理常见的一般反应和如果遇到严重不良反应时应及时带孩子到医疗机构就诊。发热儿童还可用退热贴、温水浴和凉爽的服饰进行物理降温。足量的液体摄入对于发热儿童尤为重要。

我国 AEFI 的报告实行属地化管理。责任报告单位和报告人应当在发现疫苗不良反应后 48 h 内通过全国预防接种信息管理系统进行网络直报或填写疫苗不良反应个案报告卡,向受种者所在地的县级疾病预防控制机构报告;发现怀疑与预防接种有关的死亡、严重残疾、群体性疑似疫苗不良反应、对社会有重大影响的疑似疫苗不良反应时,在2h内填写疑似疫苗不良反应个案报告卡或群体性疑似疫苗不良反应登记表,以电话或网络等最快方式向受种者所在地的县级疾病预防控制机构报告。

八、接种麻疹疫苗后的发病问题

麻疹病毒主要通过飞沫传播,也可以通过直接接触感染者的鼻咽分泌物等传播,临床症状以发热、出疹、呼吸道卡他症状为主,常并发中耳炎、肺炎、支气管炎、脑炎等并发症,婴儿和成人麻疹病例死亡的风险大于儿童和青少年,死亡的原因往往是出现呼吸系统和神经系统并发症。

麻疹疫苗普种以前,麻疹症状典型,病后获得持久免疫力,第2次得病较为罕见,同时感染后几乎人人发病,一直认为基本上不存在隐性感染。而事实上有观察表明,即使在疫苗前时代,也有少部分人似乎不会罹患麻疹。如英国曾观察到与病例密切接触后,有15%的无麻疹患病史的孩子并未发病。东非1/4的1岁以上儿童从未发生麻疹临床症状,但可检测到抗体。有报道发现少数婴儿在6~12月龄时麻疹血凝抑制抗体突然升高,对该现象的一种解释是体内母传抗体尚未消失,暴露后发生了亚临床感染,通常发生在麻疹呈地方性流行的地区。

麻疹隐性感染指受感染者无任何麻疹临床症状,而实验室检测证明机体确实已被麻疹病毒感染过,麻疹的特异血清抗体从阴性转变为阳性,或抗体水平较感染之前产生4倍或以上升高。隐性感染者无任何临床症状和体征,完全依赖实验室检测做出诊断。麻疹发生隐性感染的前提是机体曾经受过麻疹病毒感染,可以是麻疹野病毒,也可以是麻疹疫苗病毒,或者是机体内存在被动免疫抗体。少数人(约占1%)患第二次麻疹,多见于发生第一次麻疹后的两年内,这可能是由于第一次出疹时,年龄较小或病初注射了丙种球蛋白或其他原因,未能激发机体产生足够而持久的免疫力,因而当再次遇麻疹野病毒株时,便会再次感染发病。当然免疫力低下不完全是二次麻疹发生的主要原因,可能还与病人免疫系统的某些缺陷有关,一般来说自然感染或接种疫苗后再次发生感染的可能性很小。

(栾 琳 刘 娜 汪 洋)

◆ **参考文献** ◆

［1］ Segal J，Schmidt BJ，Mendes FT，et al. Measles ［J］. Lancet，2012，379(9811):153 - 164.

［2］ Belnoue E，Fontannaz P，Rochat AF，et al. Functional limitations of plasmacytoid dendritic cells limit type I interferon，T cell responses and virus control in early life ［J］. PLoS ONE，2013,8(12):e85302.

［3］ Dhohyung K，Luis M，Changsun C，et al. Induction of type I interferon secretion through recombinant Newcastle disease virus expressing measles virus hemagglutinin stimulates antibody secretion in the presence of maternal antibodies ［J］. J Virol，2011,85(1):200 - 207.

［4］ Black，Francis L. Inapparent measles after gamma globulin administration ［J］. JAMA，1960,173(11):1183 - 1188.

［5］ Nahmias AJ. Thymic aplasia with lymphopenia, plasma cells, and normal immunoglobulins. Relation to measles virus infection ［J］. JAMA，1967,201(10):729 - 734.

［6］ Coovadia HM，Wesley A，Brain P. Immunological events in acute measles influencing outcome ［J］. Archi Dis Child，1978,53(11):861 - 867.

［7］ Erlenhoefer C，Wurzer WJ，Sieglinde Löffler，et al. CD150 (SLAM) is a receptor for measles virus but is not involved in viral contact-mediated proliferation inhibition ［J］. J Virol，2001,75(10):4499 - 4505.

［8］ Shedlock DJ，Shen H. Requirement for CD4 T cell help in generating functional CD8 T cell memory ［J］. Science，2003,300(5617):337 - 339.

［9］ Griffin DE，Ward BJ，Juaregui E，et al. Immune activation during measles: beta 2 - microglobulin in plasma and cerebrospinal fluid in complicated and uncomplicated disease ［J］. J Infect Dis，1992,166(5):1170 - 1173.

[10] Pueschel K，Tietz A，Carsillo M，et al. Measles virus-specific CD4 T-cell activity does not correlate with protection against lung infection or viral clearance [J]. J Virol，2007,81(16):8571 - 8578.

[11] Moss W，Ryon J，Monze M，et al. Differential regulation of interleukin (IL)- 4，IL - 5，and IL - 10 during measles in zambian children [J]. J Infect Dis，2002,186(7):879 - 887.

[12] Moss WJ，Ota MO，Griffin DE. Measles：immune suppression and immune responses [J]. Int J Biochem Cell Biol，2004,36(8):1380 - 1385.

[13] Gallagher MR，Welliver R，Yamanaka T，et al. Cell-mediated immune responsiveness to measles. Its occurrence as a result of naturally acquired or vaccine-induced infection and in infants of immune mothers [J]. Arch Pediatr Adolesc Med，1981,135(1):48 - 51.

[14] Whittle HC，Werblinska J. Cellular cytotoxicity to measles virus during natural measles infection [J]. Clini Exp Immunol，1980,42(1):136 - 143.

[15] Parks CL，Lerch RA，Walpita P，et al. Comparison of predicted amino acid sequences of measles virus strains in the Edmonston vaccine lineage [J]. J Virol，2001,75(2):910 - 920.

[16] Orenstein WA，Markowitz L，Preblud SR，et al. Appropriate age for measles vaccination in the United States [J]. Dev Biol Stand，1986,65：13 - 21.

[17] Gans HA，Yasukawa LL，Phillip S，et al. Measles humoral and cell-mediated immunity in children aged 5 - 10 years after primary measles immunization administered at 6 or 9 months of age [J]. J Infect Dis，2011(4):574.

[18] Defay F，Serres G，Skowronski D，et al. Measles in children vaccinated with 2 doses of MMR [J]. Pediatrics，2013,132(5):1126 - 1133.

[19] 秦伟,解少煜,李开春,等.初次免疫月龄对麻疹减毒活疫苗免疫成功率影响的 Meta 分析[J].预防医学情报杂志,2015,31(6):39 - 42.

[20] 马瑞,许国章,董红军,等.宁波市母婴麻疹抗体水平及相互关系[J].中国公共卫生,2008,24(6):747 - 748.

[21] Leuridan E，Damme PV. Passive transmission and persistence of naturally acquired or vaccine-induced maternal antibodies against measles in newborns [J]. Vaccine，2007,25(34):6296 - 6304.

[22] Mitragotri，Samir. Immunization without needles [J]. Nat Rev Immunol，2005,5(12):905 - 916.

［23］Wolfson LJ，Strebel PM，Gacic-Dobo M，et al. Has the 2005 measles mortality reduction goal been achieved? A natural history modelling study［J］. Lancet，2007，369(9557)：191－200.

［24］喻文雅,张晓燕,史春伟,等.2005—2011年石家庄市麻疹的流行病学特征［J］.职业与健康,2012,28(16)：2011－2012.

［25］赵艳荣,何寒青,陈恩富,等.浙江省麻疹流行特征研究［J］.浙江预防医学,2010,22(2)：1－3.

［26］Gans，Hayley，Yasukawa，et al. Immune responses to measles and mumps vaccination of infants at 6,9 and 12 months［J］. J Infect Dis，2001，184(7)：817－826.

［27］English AI. Measles vaccines：WHO position paper［J］. Wkly Epidemiol Rec，2009，84(35)：349－360.

［28］陈超,周剑惠,田鑫,等.吉林省2006年麻疹减毒活疫苗应急免疫效果评价［J］.中国计划免疫,2007,13(5)：429－432.

［29］陈超,周剑惠,田鑫,等.吉林省麻疹减毒活疫苗应急免疫前后麻疹流行病学特征分析［J］.中国疫苗和免疫,2010,16(6)：489－491＋503.

［30］Leuridan E，Damme PV. Passive transmission and persistence of naturally acquired or vaccine-induced maternal antibodies against measles in newborns［J］. Vaccine，2007，25(34)：6296－6304.

［31］Karp CL，Wysocka M，Wahl LM，et al. Mechanism of suppression of cell-mediated immunity by measles virus［J］. Science，1996，273(5272)：228－231.

［32］Coutsoudis A，Broughton M，Coovadia HM. Vitamin A supplementation reduces measles morbidity in young African children：a randomized，placebo-controlled，double-blind trial［J］. Am J Clin Nutr，1991，54(5)：890－895.

［33］Cuffs FT，Grabowsky M，Markowitz LE. The effect of dose and strain of live attenuated measles vaccines on serological responses in young infants［J］. Biologicals，1995，23(1)：95－106.

［34］Halsey NA，Boulos R，Mode F，et al. Response to measles vaccine in Haitian infants 6 to 12 months old. Influence of maternal antibodies，malnutrition，and concurrent illnesses［J］. N Engl J Med，1985，313(9)：544.

［35］Kizito D，Tweyongyere R，Namatovu A，et al. Factors affecting the infant antibody response to measles immunisation in Entebbe-Uganda［J］. BMC Public Health，2013，13(1)：619.

[36] Krober MS, Stracener CE, Bass JW. Decreased measles antibody response after measles-mumps-rubella vaccine in infants with colds [J]. JAMA, 1991,265(16):2095.

[37] Patel AR, Zietlow J, Jacobson RM, et al. Asthma and the immune response to MMR vaccine viruses in Somali immigrant children: A cross-sectional retrospective cohort study [J]. Prim Care Respir J, 2013,22 (3):278 - 283.

[38] Hilgartner MW, Maeder MA, Mahoney EM, et al. Response to measles, mumps, and rubella revaccination among HIV-positive and HIV-negative children and adolescents with hemophilia [J]. Am J Hematol, 2001,66(2):92 - 98.

[39] Gaston DS, Nicole B, Fannie D, et al. Higher risk of measles when the first dose of a 2 - dose schedule of measles vaccine is given at 12 - 14 months versus 15 months of age [J]. Clini Infecti Dis, 2012,(3):394 - 402.

[40] Hickman CJ, Hyde TB, Sowers SB, et al. Laboratory characterization of measles virus infection in previously vaccinated and unvaccinated individuals [J]. J Infect Dis, 2011,204 Suppl 1(suppl 1):S549 - 558.

[41] Glass K, Grenfell BT. Waning immunity and subclinical measles infections in England [J]. Vaccine, 2004,22(29 - 30):4110 - 4116.

[42] Jacobson RM, Ovsyannikova IG, Vierkant RA, et al. Human leukocyte antigen associations with humoral and cellular immunity following a second dose of measles-containing vaccine: persistence, dampening, and extinction of associations found after a first dose [J]. Vaccine, 2011,29 (45):7982 - 7991.

[43] Ovsyannikova I, Jacobson R, Ryan J, et al. HLA class II alleles and measles virus-specific cytokine immune response following two doses of measles vaccine [J]. Immunogenetics, 2005,56(11):798 - 807.

[44] Ovsyannikova IG, Jacobson RM, Vierkant RA, et al. Associations between human leukocyte antigen (HLA) alleles and very high levels of measles antibody following vaccination [J]. Vaccine, 2004,22(15 - 16): 1914 - 1920.

[45] Dhiman N, Ovsyannikova IG, Vierkant RA, et al. Associations between cytokine/cytokine receptor single nucleotide polymorphisms and humoral immunity to measles, mumps and rubella in a Somali population [J]. Tissue Antigens, 2010,72(3):211 - 220.

[46] Sabin AB，Flores AA，Fernandez DCJ，et al. Successful immunization of infants with and without maternal antibody by aerosolized measles vaccine：II. vaccine comparisons and evidence for multiple antibody response [J]. JAMA，1983，249(19)：2651.

[47] Tsai HY，Huang LM，Shih YT，et al. Immunogenicity and safety of standard-titer AIK‐C measles vaccine in nine-month-old infants ［J］. Viral Immunology，1999，12(4)：343‐348.

[48] Whittle HC，Eccles M，Jupp L，et al. Effects of dose and strain of vaccine on success of measles vaccination of infants aged 4‐5 months ［J］. Lancet，1988，331(8592)：963‐966.

[49] Markowitz LE，Sepulveda J，Diaz-Ortega JL，et al. Immunization of six-month-old infants with different doses of Edmonston-Zagreb and Schwarz measles vaccines ［J］. N Engl J Med，1990，322(9)：580‐587.

[50] Gay NJ，Pelletier L，Duclos P. Modelling the incidence of measles in Canada：an assessment of the options for vaccination policy ［J］. Vaccine，1998，16(8)：794‐801.

[51] 陈慧英,喻文雅,王志芬,等. 育龄期女性孕前接种麻疹和风疹疫苗卫生经济学评价[J]. 河北医药,2010,32(19):2754‐2755.

[52] 李永秋,张英洁. 山东省免疫规划时期麻疹免疫预防工作的卫生经济学评价[J]. 现代预防医学,2017,44(1):106‐109.

[53] 胡奇胆,刘千晓,高钟武. 莆田市消除麻疹免疫策略成本-效益分析[J]. 海峡预防医学杂志,2017,23(4):86‐88.

[54] Lau YL，Chow CB，Leung TH. Changing epidemiology of measles in Hong Kong from 1961 to 1990 — impact of a measles vaccination program ［J］. J Infect Dis，1992，165(6)：1111‐1115.

[55] 马超,郝利新,苏琪茹,等. 中国 2011 年麻疹流行病学特征与消除麻疹进展[J]. 中国疫苗和免疫,2012,18(3):193‐199.

[56] 余文周,税铁军,李黎,等. 全国 2004—2006 年麻疹流行病学特征和预防控制措施分析[J]. 中国计划免疫,2006,12(5):337‐341.

[57] 郝利新,马超,马静,等. 中国 2008—2009 年麻疹流行病学特征分析[J]. 中国疫苗和免疫,2010,4(4):293.

[58] 马超,郝利新,马静,等. 中国 2010 年麻疹流行病学特征与消除麻疹进展[J]. 中国疫苗和免疫,2011,17(3):242‐248.

[59] 马超,郝利新,苏琪茹,等. 中国 2014 年麻疹流行病学特征分析[J]. 疾病监测,2015,30(10):818‐823.

[60] Carazo S，Billard MN，Amélie Boutin，et al. Effect of age at vaccination

on the measles vaccine effectiveness and immunogenicity: systematic review and meta-analysis [J]. BMC Infect Dis, 2020,20(1):251.

[61] WHO. Proceedings of the Global Technical Consultation to assess the feasibility of measles eradication, 28 - 30 July 2010 [J]. J Infect Dis, 2011,204(Suppl 1):S1 - S569.

[62] 马超.中国麻疹流行病学与消除麻疹免疫策略研究[D].中国疾病预防控制中心,2014.

[63] Pebody RG. The seroepidemiology of herpes simplex virus type 1 and 2 in Europe [J]. Sexually Transmitted Infections, 2004,80(3):185 - 191.

[64] Corinne, Vandermeulen, Lieven, et al. Detection of mumps virus-specific memory B cells by transfer of peripheral blood mononuclear cells into immune-deficient mice [J]. Immunology, 2010,131(1):33 - 39.

[65] 胡家瑜,王建国,张金芳,等.麻疹 IgM 抗体阳性病例麻疹 IgG 抗体水平监测分析[J].中国计划免疫,2003,9(1):22 - 24.

[66] Watson JT, Ramirez E, Evens A, et al. Measles Immunization Coverage Determined by Serology and Immunization Record from Children in Two Chicago Communities [J]. Public Health Reports, 2006,121(3):262 - 269.

[67] 吴艳梅,李革,赵文龙.麻疹-腮腺炎-风疹-水痘四联疫苗免疫原性和安全性的系统评价[J].中国循证医学杂志,2010,10(7):862 - 868.

[68] 王翠珍,梅允森.婴儿麻疹风疹减毒活疫苗联合免疫效果观察[J].中国疫苗和免疫,1999,5(1):14 - 16.

[69] Huang LM, Lee BW, Chan PC, et al. Immunogenicity and safety of combined measles-mumps-rubella-varicella vaccine using new measles and rubella working seeds in healthy children in Taiwan and Singapore [J]. Human Vaccines, 2013,9(6):1308 - 1315.

[70] Deforest A, Long SS, Lischner HW, et al. Simultaneous administration of measles-mumps-rubella vaccine with booster doses of diphtheria-tetanus-pertussis and poliovirus vaccines [J]. Pediatrics, 1988,81(2):237.

[71] Santos B, Ranieri T, Bercini M, et al. An evaluation of the adverse reaction potential of three measles-mumps-rubella combination vaccines [J]. Rev Panam Salud Pública, 2002,12(4):240 - 246.

[72] Miller D, Wadsworth J, Diamond J, et al. Measles vaccination and neurological events [J]. Lancet, 1997,349(9053):730 - 731.

[73] Morley D. Severe measles in the tropics. II [J]. Br Med J, 1969,1 (5640):363 - 365.

第六章
麻疹的监测

在控制或消除麻疹过程中,除了制定合理的免疫策略,进行有效的免疫接种外,建立一个快速有效的监测系统,及时发现所有病例,是一项重要的措施。如果麻疹的漏报和误报现象较为严重,将影响掌握麻疹疫情的及时性和准确性,会干扰制订、评价相关的控制及消除措施。因此,开展麻疹监测工作非常有必要。

国务院《卫生事业发展"十二五"规划》提出要努力实现消除麻疹的目标。开展麻疹监测是消除麻疹的主要策略之一。我国制定《全国麻疹监测方案》,建立麻疹监测体系,制定标准的麻疹监测病例定义,对每例监测病例进行流行病学调查和实验室诊断,建立相关的质量控制指标,确保麻疹监测系统灵敏运行。

第一节　基本概念和要求

一、麻疹监测的概念

麻疹监测就是对所有麻疹监测病例进行及时报告、调查、诊断和处理,并系统地对资料进行收集、分析和反馈,以采取相应的控制策略和措施。

WHO 各区域对消除麻疹工作都制定了相应的监测方案,对病例定义、暴发定义、开展的血清学和病原学检测及病例分类标准进行判定。

我国自 1959 年建立了疾病监测信息报告系统（National Notifiable Disease Reporting System，NNDRS），麻疹作为乙类传染病通过该系统进行报告，但漏报现象较为严重。由于我国人口众多，地域辽阔、地理环境复杂，各地的自然条件、社会经济条件、卫生状况等存在一定差别，卫生部于 1997 年 5 月制定《加速控制麻疹规划指南》，并于 1998 年 6 月制定《全国麻疹监测方案（试行）》，将 31 个省分为"三类四组"进行分类指导，采取分阶段的控制或消除麻疹策略，并借鉴脊髓灰质炎的监测经验，首次提出根据 WHO 推荐的疑似麻疹病例定义作为监测系统要求报告的病例定义，所有的疑似麻疹病例都采用统一的调查表进行调查，并采集血标本进行血清学检验。至此，我国初步建立麻疹监测系统。此后，中国疾病预防控制中心多次修订《全国麻疹监测方案》，逐步调整了麻疹监测病例的定义和分类，将风疹纳入麻疹监测；逐步调整原有的"三类四组"分类标准，要求各省均能对麻疹监测病例进行报告和调查；逐步建成麻疹实验室网络，将麻疹病原学检测纳入麻疹监测项目；对麻疹监测系统的敏感性、及时性和特异性都提出了相应的指标要求。

二、麻疹监测目的与基本要求

1. 及时发现麻疹病例，采取针对性措施，预防和控制疫情。

2. 掌握麻疹、风疹流行病学特征，分析人群免疫状况，确定易感人群，加强风险评估和预警。

3. 了解麻疹病原学特征，追踪病毒来源、传播路径。

4. 评价麻疹、风疹预防控制效果，为适时调整疫苗免疫策略提供依据。

麻疹监测要求对麻疹的监测病例进行报告和及时调查，并开展病例的血清学（IgM 抗体）和病原学检测，这有利于确诊和排除麻疹病例。即使在本土麻疹病毒传播被阻断后也还要维护麻疹监测系统，以便及时发现输入的麻疹病例，迅速采取阻断传播的有效措施。只要麻疹病毒在自然界仍存在，麻疹监测工作就不能放松，这是对麻疹监测的基本要求。

三、开展麻疹监测的重要性

消除麻疹是全球共同致力于实现的目标，监测的目的最终是为引导行动决策而服务。消除麻疹需要有客观、外部的证实过程。WHO西太平洋区已经确立了消除麻疹证实标准和过程。消除麻疹的核心策略包括维持2剂含麻疹成分疫苗高水平接种率；开展高质量的麻疹病例监测；开展高质量的实验室监测；做好暴发应对准备；对麻疹暴发快速响应并开展麻疹病例管理。可见要进一步实现消除麻疹，需要不断提高麻疹监测的敏感性和特异性。

目前的麻疹监测病例定义为发热、出疹，伴咳嗽、卡他性鼻炎、结膜炎、淋巴结肿大、关节炎/关节痛症状之一者，或传染病责任疫情报告人怀疑为麻疹或风疹的病例。对麻疹监测病例都需要及时进行诊断、报告、采样、调查和处置。这样的监测病例定义表明，对麻疹病例的监测，不仅是监测症状典型的麻疹病例，更是类似开展了发热伴出疹病例监测，其目的是尽可能发现所有麻疹病例。

误诊率较高是麻疹监测存在的一个主要问题。随着麻疹疫苗的广泛应用，麻疹的流行特点和临床表现发生了一定变化，发病年龄"双向移位"，报告发病率最高的为0～4岁年龄段，我国不同地区各年龄段病例比例大不相同，2017—2018年广西、内蒙古、重庆等省份<5岁儿童病例占比>90%，上海、浙江、北京、天津、江苏等省份≥25岁成人病例占比>60%，轻型及隐性感染病例增多，同时由于其他出疹性疾病的流行，给临床准确诊断带来了很大困难，导致了较高的误诊率。风疹与麻疹的临床症状非常相似，容易引起误诊。2000 年郑州最初临床诊断为"麻疹"的病例中,经实验室检测后 10％确诊为"风疹",最初临床诊断为"风疹",经实验室检测后 9％确诊为"麻疹"。在目前的监测方案中,已将符合疑似麻疹和疑似风疹病例定义的病例均纳入麻疹监测,开展实验室检测予以确诊,已经大幅提升了麻疹监测的敏感性和特异性。在儿童病例中,川崎病与麻疹病例的临床体征较为相似,易出现误诊,在广东某医院儿科 2012 年 1 月至 2014 年 10 月收治的疑似麻疹患儿中,6％实际为川崎病或合并川崎病。由于麻疹发病早期的症状类似于呼吸道感染,轻症与早期就诊的病例易被误诊为上呼吸道感染,在江苏省某医院 2005—2010 年 35 例误诊的麻疹患儿中,25 例在发热期被误诊为上呼吸道感染、急性扁桃体炎、喉炎、急性支气管炎、鹅口疮、肠炎、咽结合膜热及支气管肺炎,10 例在出疹期被误诊为猩红热、风疹、药物性皮疹和病毒疹。

要降低误诊率,一方面需要临床医生掌握麻疹监测病例定义,严格按照监测病例定义进行诊治和病例报告,另一方面,也需要及时规范采集病例的标本,开展实验室监测。

第二节　我国麻疹的监测系统和要求

一、病例定义

麻疹监测与临床诊断不同,需要根据监测目的制定病例定义,尽可能识别每一例麻疹病例。麻疹有轻症和重症,在开展监测时通常都需要报告,有的国家和地区甚至要求报告所有发热、出疹的病例。而在临床诊断时医生可以根据他们的经验和当地的疾病流行情况作出诊断和鉴别诊断。尽管某些符合麻疹监测病例定义的病例不是真正的麻疹病例,但仍需要按照监测病例定义进行上报。所有的麻疹监测病例都应进行详细的病例调查、采集合格的标本,开展血清学和病原学检测,对病例进行分类。

(一) 监测病例

对任何一种疾病的监测,首先应制定统一的报告病例的定义。WHO 将麻疹疑似病例定义为:发热伴有斑丘疹(非疱疹)的病例,或任何临床医生怀疑为麻疹的病例。这样的监测定义对麻疹和风疹都非常敏感,同时也便于临床医生掌握和应用。然而这样的监测定义特异性很低,将报告大量的疑似病例,可能对医疗资源和监测系统均有较大的挑战。

我国于 2014 年将风疹监测纳入麻疹监测,将麻疹监测病例定义为"发热、出疹,伴咳嗽、卡他性鼻炎、结膜炎、淋巴结肿大、关节炎/关节痛症状之一者,或传染病责任疫情报告人怀疑为麻疹或风疹的病例"。风疹是我国的丙类法定报告传染病,传染病责任疫情报告人应当对其进行报告。纳入麻疹监测病例后,所有疑似风疹病例也需与疑似麻疹病例一样进行病例调查、开展血清学和病原学检测,在提高麻疹监测的敏感性的同时,也不会过多地增加监测系统的压力。

(二) 病例分类

我国的麻疹监测方案中,将麻疹监测病例按照流行病学调查和实验室检测结果,分为实验室确诊病例、临床诊断病例和排除麻疹风疹病例,其定义如下。

1. 实验室确诊病例

(1) 符合下面条件之一的监测病例,为实验室确诊麻疹病例:①血标本检测麻疹 IgM 抗体阳性者;②病原学标本检测麻疹病毒核酸阳性或分离到麻疹病毒者;③恢复期血清麻疹 IgG 抗体滴度比急性期有≥4 倍升高,或急性期抗体阴性而恢复期抗体阳转者。

(2) 符合下面条件之一的监测病例,为实验室确诊风疹病例:①血标本检测风疹 IgM 抗体阳性者;②病原学标本检测风疹病毒核酸阳性或分离到风疹病毒者;③恢复期血清风疹 IgG 抗体滴度比急性期有≥4倍升高,或急性期抗体阴性而恢复期抗体阳转者。

2. 临床诊断病例

(1)流行病学联系病例:流行病学联系麻疹病例,监测病例无标本或标本不合格,但与实验室确诊麻疹病例有流行病学关联;流行病学联系风疹病例,监测病例无标本或标本不合格,但与实验室确诊风疹病例有流行病学关联。

(2)临床符合病例:①临床符合麻疹病例,具备发热、出疹并伴有咳嗽、卡他性鼻炎或结膜炎症状之一,或传染病责任疫情报告人怀疑为麻疹的监测病例,无标本或标本不合格,与实验室确诊麻疹病例无流行病学关联,未明确诊断为其他疾病者;②临床符合风疹病例,具备发热、出疹并伴淋巴结肿大、关节炎/关节痛症状之一,或传染病责任疫情报告人怀疑为风疹的监测病例,无标本或标本不合格,与实验室确诊风疹病例无流行病学关联,未明确诊断为其他疾病者。

3. 排除病例

符合下面条件之一的监测病例,为排除麻疹风疹病例。排除麻疹风疹病例是监测系统敏感性的指标。①血标本检测麻疹和风疹 IgM 结果均为阴性,且无其他麻疹或风疹实验室检测阳性结果者。②无标本或标本不合格,与实验室确诊麻疹/风疹病例无流行病学关联,且明确诊断为其他疾病者。

(三)接种疫苗相关的发热出疹

接种含麻疹成分疫苗后的反应并排除麻疹野病毒感染,可判定为接种疫苗相关的发热出疹。其判定可参考以下条件:鉴定出麻疹疫苗株病毒,或同时符合以下 5 种情形:①有出疹,伴或不伴发热,无咳嗽等呼吸道症状;②接种含麻疹成分减毒活疫苗 7～14 d 后出疹;③血标本采集日期为接种含麻疹成分减毒活疫苗后8～56 d,且检测麻疹 IgM 抗体阳性;④充分的流行病学调查未发现该病例引起续发病例;⑤流行病学和实验室调查未发现其他可明确解释的原因。

（四）病例感染来源

按照监测方案定义，输入麻疹病例必须是麻疹的确诊病例，而且病例在可能的暴露期间（出疹前7~21d）到过有明确麻疹病毒传播的国家或到过发生麻疹病例的地方。要确定输入的麻疹病例必须要经过流行病学调查排除在当地暴露麻疹的可能性。为了支持病毒学监测，WHO建立了标准方法来监控全球麻疹和风疹病毒基因型分布并跟踪病毒的传播。

根据感染来源，麻疹病例可分为以下四类。

（1）本土病例：实验室或流行病学依据证实病例来源于中国大陆本土的麻疹病毒持续传播，或无证据表明为国（境）外输入病例或国（境）外输入病例的传播所致。输入病例造成的传播在境内持续超过12个月，此后发生的病例应视为本土病例。

（2）输入病例：有流行病学和/或病毒学依据证实，麻疹病例是在其他国家（地区）感染麻疹病毒。病例在出疹前7~21d有在其他国家（地区）的暴露史（如果期间部分时间在国内，应排除在国内感染的可能），且在进入境内后21d内出疹。

（3）输入相关病例：有流行病学和/或病毒学依据证实，在境内感染自国（境）外输入病例或其传播链的病例。如果病例检出非本土基因型病毒但暴露史不详，也视为输入相关病例。

（4）感染来源不详病例：在已证实消除麻疹的地区，调查无法确认输入病例或本土病例存在流行病学或病毒学联系的病例。

（五）病例分类

在完成病例调查和实验室检测工作后，原则上应在病例报告后10日内对监测病例进行最终分类。监测病例的分类示意图如下（下页图6-2-1）。

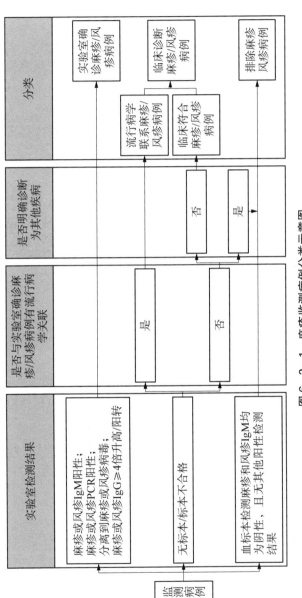

图6-2-1 麻疹监测病例分类示意图

二、麻疹病例报告与调查

麻疹疫情常规报告是麻疹监测系统的基础。我国的麻疹监测工作就是建立在传染病的疫情报告系统的基础上，充分利用了这种常规的报告系统，更深入地开展麻疹监测工作。实践证明，要开展监测工作，病例报告与调查是监测的基础性工作，必须予以高度重视。

（一）报告

我国将麻疹列为乙类传染病进行管理，执行职务的医疗保健人员、卫生防疫人员为责任疫情报告人。传染病法定责任报告单位和责任疫情报告人在发现麻疹疑似病例或接到报告后，应按照网络直报要求尽快报告，如不具备网络直报条件，应采取最快的方式进行报告。能否及时进行病例报告，取决于医疗卫生工作人员的认识和工作态度。要说服各级医务人员积极进行病例报告。同时还要开展培训工作，掌握麻疹疑似病例的诊断要点，尤其是对乡村医生的培训工作更是要制度化，确保监测工作能够在基层顺利进行。监测工作要有专人负责，要建立行之有效的监督制度，认真检查工作中存在的问题。当一个地方进行了零病例报告，这种报告必须要准确地反映当地不存在疑似病例的真实情况。

（二）调查

1. 调查要求

对麻疹监测病例在接到报告后的 48 h 内进行调查。在消除麻疹阶段，需要调查每一例麻疹病例潜伏期内的活动情况，建议进行面对面现场调查。在发现或接到暴发疫情报告后，应在 24 h 内启动现场调查工作，获得基本的人口和临床资料，对暴发疫情涉及的每一例疑似病例均应进行流行病学个案调查、血标本采集、实验室检测，并开展风险评估以采取控制措施。单个病例应使用《麻疹监测病例流行病学个案调查表》开展完整调查。

2. 调查表

县级疾病预防控制机构应按照《全国麻疹监测方案》对每一例麻疹疑似病例开展完整的个案调查,病例姓名、出生日期、性别、现住址、每一剂麻疹/风疹疫苗接种日期、出疹日期、报告日期、调查日期、标本采集日期、感染来源等10个关键变量要核实清楚,尤其要获取详细准确的含麻疹、风疹成分疫苗免疫史信息,15岁以下儿童病例须以接种证、接种卡、儿童预防接种信息系统为准,准确记录接种剂次和接种时间。调查感染来源尤为重要,需详细询问和记录病例出疹前7～21 d的活动情况。若为输入病例还需补充调查病例国籍、外出史、入境时间、入境后活动范围及接触人群及接触者发病情况等流行病学信息。

三、开展主动监测

在麻疹监测中,主动监测一般是指医疗单位每旬开展相关科室主动监测,并做好记录。承担主动监测任务的疾病预防控制中心或乡镇级防保组织应按照《预防接种工作规范》要求,每旬到辖区内监测医院开展主动监测,定期对医疗单位主动监测工作进行检查指导、督导评估。主动监测是来自脊髓灰质炎监测的成功经验,其意义在于能够及时发现漏报病例和了解监测系统是否正常开展工作。在发生麻疹疫情时,也应回顾搜索调查疫情所在地及周边地区所有的麻疹疑似病例,即除医疗机构外还应根据实际情况采取适宜的搜索方式对学校(托幼机构)、村(社区)及机关、企业、厂矿等单位进行搜索。在麻疹消除阶段,开展麻疹监测工作时要建立主动监测制度,并切实开展工作,及时发现麻疹病毒传播。如何在基层的医院和社区开展主动监测,确保无麻疹病例漏报的方法值得探讨。

四、监测指标

对疾病进行监测,在保证足够敏感性的同时,监测系统的及时性及监测资料的完整性、准确性,对于及时制定和实施适当的控制策略与措施具有重要意义。我国针对麻疹监测病例的监测工作提出了相应的评价指标,主要包括以下 3 条。

1. 监测系统敏感性指标

以省为单位,排除麻疹风疹病例报告发病率为 2/10 万人年以上。

2. 监测系统及时性指标

监测病例报告后 48 h 内完整调查率达到 80％,血标本采集后 3 d 内送达网络实验室的比例达到 80％,实验室收到标本后麻疹风疹 IgM 检测结果 4 d 内报告率达到 80％。

3. 监测系统特异性指标

监测病例血标本采集率≥80％;麻疹暴发疫情实验室确诊率≥90％;麻疹暴发疫情病原学标本采集率≥80％。

五、信息系统与资料分析

目前的麻疹监测系统是在 NNDRS 基础上建立的以个案为基础、流行病学和实验室监测相结合、实时动态报告数据的监测系统。由于监测系统是个庞大的系统工程,因此要对其实施严格的管理,所有的监测资料必须标准化。一个建立与运作很好的麻疹监测的信息系统是控制或消除麻疹的重要方面,由监测系统提供的资料可以成为制定相关决策的依据;也可以编辑成工作报告,指导各级医疗卫生工作人员开展和改进工作。

(一) 信息收集

1. 病例个案信息

所建立的信息系统要保证从县级到国家级能够对所有报告的麻疹疑似病例进行追踪,直到完成病例分类为止。这种信息系统具有统一的病例编号,使用统一的调查表,每个病例都有基本的人口学特征,要有从采集标本到检测结果的记录。

2. 监测单位的信息

通过收集监测单位的资料,了解监测单位开展监测工作的情况,这对维护监测系统,保持和提高监测工作质量至关重要。

(1) 常规报告是否能够正常进行,包括零病例报告。

(2) 能否及时进行报告。

(二) 信息分析和利用

各级开展监测工作的单位都要定期分析和总结监测工作,尽可能使用标准的格式报告监测结果,至少要包括下列内容:根据疫情特征定期报告病例数和有关的比率;实验室结果;麻疹疑似和确诊病例的"三间"分布;确诊病例的免疫状况。

各级开展监测工作的单位应适时对监测资料进行汇总,综合分析麻疹和风疹流行病学特征,评价当地人群免疫状况,发现免疫接种薄弱地区和人群,提出相关工作建议,也应及时将信息反馈至下级单位,报告卫生行政部门和疾控机构。

六、实验室网络

在麻疹监测系统中,实验室监测(包括血清学监测和病毒学监测)是必不可少的一部分,实验室监测是实验室网络的重要组成部分,建立麻疹实验室网络对消除麻疹目标的实现有以下 5 个主要作用:①建立实验室诊断标准;②为省级疾病预防控制中心麻疹实验室提供麻疹及其他出疹性疾病的诊断标准;③提供必要的设备和人员培训;④对各级实验室进行质量控制;⑤收集麻疹病毒建立毒株库,进行分子流行病学的研究。

麻疹病例的实验室诊断包括血清学诊断和病原学诊断。血清学诊断方法主要有 Nt、CF、HI、ELISA 试验等,而应用 ELISA 方法检测 IgM 抗体来确诊麻疹病例是当前国内外普遍使用的麻疹实验室诊断方法,具有操作简便、快速、特异、敏感等优点,但采血要有一定的时限性,出疹后 3 d 内采集的血标本检测麻疹、风疹 IgM 抗体均为阴性,且无病原学标本核酸检测结果的,应在出疹后 4～28 d 采集第 2 份血标本进行检测。病原学诊断主要通过采集咽拭子、含漱液、尿液样本及血标本开展麻疹核酸检测和病毒分离。麻疹病毒的基因序列分析有助于进一步确定麻疹病毒的来源和传播路线。

消除麻疹不同阶段实施的监测措施和策略不同,麻疹实验室网络在监测中的职责和作用也在不断调整,目前麻疹实验室主要的工作有:①通过测定健康人群抗体水平来评估麻疹疫苗的免疫效果或预测可能的流行;②通过检测血清中麻疹特异性 IgM 证实或排除麻疹病毒的感染;③通过鉴定病毒的分子特征对流行病学方法进行补充,确认并鉴别病毒的来源,确定病毒的传播途径,提供评估控制策略效果的方法,辅助分析不寻常或严重的病例,例如亚急性硬化性全脑炎。

我国于 2001 年正式成立国家麻疹实验室,在省级疾病预防控制中心建立了麻疹实验室,并逐步在市(地区、州、盟,下同)级疾病预防控制中心建立了麻疹实验室,现已初步形成了一个包括国家麻疹实验室和省级、市级疾病预防控制中心麻疹实验室在内的麻疹实验室快速反应诊断系统。根据麻疹发病率的不同,将消除麻疹计划分为麻疹控制阶段和麻疹消除阶段。各级实验室在不同阶段的工作职责不同。

(一) 国家麻疹实验室

第一阶段:①从每个省疾控中心麻疹实验室接收麻疹 IgM 阳性和阴性血清标本各 20 份并证实;②及时报告证实结果,并反馈给省级疾控中心麻疹实验室;③制备麻疹 IgM 组合血清,并分发到省级和部分市级疾控中心麻疹实验室;④培训省级和部分市级疾控中心人员进行标本的安全采集、储存和运送;⑤接收所有的麻疹病毒分离株,进一步证实和进行序列分析,并反馈结果。

第二阶段:①免费提供 Vero/Slam 细胞(限于网络工作目的);②向省级疾控中心麻疹实验室分发风疹 IgM 组合血清,接收并分析结果;③接收所有的麻疹病毒分离株,进一步证实和进行序列分析,并反馈结果;④发展先进的实验室技术,快速诊断麻疹和风疹感染。

（二）省级疾控中心麻疹实验室

第一阶段：①从市级疾控中心麻疹实验室接收 20 份麻疹血清（10 份麻疹 IgM 阳性的血清，10 份麻疹 IgM 阴性的血清），用实验室网络认可的试剂证实麻疹和风疹 IgM 抗体的存在；②接收国家麻疹实验室麻疹组合血清，或省级疾控中心麻疹实验室自行制备组合血清，分发到市级疾控中心麻疹实验室，10 个工作日内接收和分析从市级疾控中心麻疹实验室反馈的结果，连续 2 年合格后，每 2 年考核 1 次；③根据市级疾控中心麻疹实验室试剂使用和需要量保证供给并分发麻疹 IgM 酶联免疫吸附试验（ELISA）试剂盒；④接收国家麻疹实验室组合血清作麻疹 IgM 的检测，在接到标本的 10 个工作日内向国家麻疹实验室报告结果；⑤运送 20 份麻疹 IgM 阳性、20 份麻疹 IgM 阴性血清标本（每份血清至少 0.5 ml）到国家麻疹实验室进行证实；⑥培训市级疾控中心麻疹实验室人员进行标本的安全采集、储存和运送，并掌握相关实验技术和实验数据管理；⑦如有条件可以进行病毒的分离；⑧运送所有的麻疹毒株到国家麻疹实验室进行证实。

第二阶段：①从市级疾控中心麻疹实验室接收所有的麻疹 IgM 阴性血清标本，并用统一标准检验风疹 IgM；②制备麻疹 IgM 组合血清，用作市级疾控中心麻疹实验室的常规考核；③接收市级疾控中心麻疹实验室麻疹 IgG 阳性血清和麻疹 IgG 阴性血清标本各 10 份进行证实；④接收国家麻疹实验室风疹 IgM 组合血清，在接到标本的 10 个工作日内向国家麻疹实验室报告结果。

（三）市级疾控中心麻疹实验室

第一阶段：①从县（区、市、旗，下同）级疾控中心接收疑似麻疹病例的标本，并用统一标准的 ELISA 方法检测 IgM 抗体；②及时使用认可的表格向县、市级疾控中心流行病学医师和省级疾控中心麻疹实验室报告结果，表格中血清要有国标码；③每年接受省级疾控中心麻疹实验室职能考核，在接到标本的 10 个工作日内向省级疾控中心麻疹实验室报告结果；④根据试剂使用和需要量，上报省级疾控中心麻疹实验室进行统一购买并分发;⑤运送至少 10 份麻疹 IgM 阳性和 10 份 IgM 阴性的血清到省级疾控中心麻疹实验室进行证实,质量控制(检查)和风疹 IgM 的检测;⑥培训县级疾控中心人员进行标本的安全采集和运送。

第二阶段:在省级疾控中心麻疹实验室指导下,接收正常人群血清标本检测麻疹 IgG 抗体,进行血清学监测。

七、监督与反馈

要对开展监测工作的地方进行监督,确保每个报告单位都能及时进行病例报告或零病例报告,了解监测工作能否正常开展。各级要层层落实监督责任,保证不存在监测盲区。

要建立信息反馈系统,通过消除麻疹工作简报或其他形式及时将麻疹监测情况进行反馈,反馈的内容应包括:报告的病例数及分布;计算有关的监测指标;评价监测工作质量;提出建议和要求等。

八、麻疹监测与脊髓灰质炎监测的关系

我国急性弛缓性麻痹(AFP)监测系统经过近几年的不断完善和发展,AFP 监测工作不断加强,各项监测指标逐步提高,消灭脊髓灰质炎工作取得了巨大进展。我国麻疹监测系统正是借鉴和利用了已有的 AFP 监测系统和技术力量建成的。

麻疹监测必须考虑到病人的就诊特点。我国 AFP 监测系统报告单位主要为县级及以上医疗单位,这是因为 AFP 病例病情较重,家长较为重视,麻痹一旦发生,大多会尽快到医疗单位就诊并逐级转诊。而麻疹一般症状较轻,在某些地区仍被认为是一种正常发生的儿童疾病,除非有严重合并症,大部分病人可能只在就近的诊所或个体诊所就诊,甚至不就诊。就诊模式的不同提示,麻疹监测工作的重点是在基层地区,因此,需要建立更为广泛的基层监测网络、培训卫生人员,在各级各类医疗机构开展监测工作。

我国麻疹监测工作要求,县级疾病预防控制机构负责基层的各项监测工作,以利于各地根据监测结果及时采取相应措施。与AFP监测相同,县级独立承担相应的工作。与AFP监测相比,县级承担了更多的对基层网络的管理工作,任务更加繁重。

九、风疹监测纳入麻疹监测

WHO建议把风疹监测纳入以个案为基础的麻疹监测。风疹监测应包括两部分内容,分别是风疹病例的监测和先天性风疹综合征(CRS)病例监测。风疹病例的监测应以个案报告为基础,收集标本进行实验室确认,并进行疫情确认和调查。在常规免疫规划中引入含风疹成分疫苗之前或之后,需要尽快建立CRS监测(哨点监测、暴发调查),以记录免疫规划项目在减少CRS发病率方面的影响。

十、开展暴发调查和控制工作

及时开展暴发疫情的调查处置非常重要。WHO在1999年《麻疹暴发疫情处置指南》中指出绝大多数麻疹暴发,或因发现太晚,或因病毒传播速度太快,而造成应急接种没有明显效果。从而强调麻疹疫情的早发现以及对传播风险、疫情严重程度、应对能力的深入评估,是决定采取何种免疫策略来控制暴发的基本原则。通过病例调查、暴发调查,发现免疫薄弱环节和原因,提高整体的免疫水平是控制暴发最有效的方法。

(一)暴发调查

中国疾控中心制定了《麻疹疫情调查与处置技术指南(2013年版)》,详细介绍了消除麻疹阶段现场开展麻疹疫情调查处置的相关措施。

1. 核实疫情

(1)了解病例的发病与就诊经过,包括主要临床症状和并发症、医疗救治情况,尽快进行病例诊断和分类,结合病例临床表现和流行病学调查结果,判断是否为麻疹暴发疫情。

(2)在暴发疫情早期采集 5 例(病例数小于 5 例全部采集)疑似病例病原学标本(注:应在病例出疹后 5 d 内采集)。

2.病例搜索

开展暴发疫情现场调查时,应回顾搜索调查疫情所在地及周边地区近期所有的麻疹疑似病例。

(1)制定搜索病例定义:搜索的病例定义包括搜索时间段、地域范围和人群范围及病例症状体征等要素。为操作方便,搜索的时间范围应从首发病例发病日向前推 2～3 个最长潜伏期。当发现新的首发病例时,应相应地扩大搜索的时间范围,直至首发病例前 1 个最长潜伏期内无疑似病例。

(2)根据实际情况,使用主动搜索表对医疗机构、学校(托幼机构)、村(社区)及其他单位进行主动搜索。

3.个案调查

使用个案调查表对每例麻疹疑似病例进行详细的流行病学调查,重点调查病例发病前 7～21 d 及其在传染期的活动情况和接触人群,了解可疑的暴露因素以及与续发病例间的流行病学关联等流行病学信息。

4.流行病学特征描述

完成病例搜索和个案调查后,应迅速按照时间、地区、人群分布等流行病学特征对暴发进行描述,确定暴发的范围和严重程度、寻找可能的危险因素和暴发原因线索等。

5.传播风险评估

根据暴发疫情流行病学特点、人群易感性评估结果、经济社会人口等因素,综合判断该起疫情发展趋势,为及时采取相应处置措施提供依据。疫情发展趋势评估主要考虑以下因素。

(1)已采取的病例管理措施。

(2)当地人群特点,如人口数量、密度、流动性和疫情发生特点(如是在整个社区传播还是只局限在某个特定集体单位人群有限地传播、是否贫穷地区)等。

（3）发生月份(考虑季节性高发的可能)和近期有无重大节日、大型集会或其他社会事件致使传播机会增加的可能。

（4）麻疹监测系统敏感性及本次麻疹疫情报告的及时性。

（5）其他如医院院内感染管理、营养状况(如维生素 A 的摄入状态)等。

（二）暴发控制

经验表明,由于麻疹的传染性很强,许多易感者在麻疹暴发确定和采取控制措施之前已经感染了麻疹病毒。麻疹疫情控制措施不应等待所有危险因素完全调查清楚之后再采取,而应在疫情初期尽早落实,并根据新的疫情调查结果不断调整。

1. 病例隔离

麻疹病例应自前驱期出现卡他症状时开始隔离至出疹后 4 d,并发肺部感染的应隔离至出疹后 14 d。

2. 接触者管理

接触者在接触传染期麻疹病例后应进行医学观察,观察期限到最后一次接触后 21 d,在此期间避免与其他易感者接触。告知接触者若出现发热、流鼻涕、咳嗽或结膜炎等症状应及时就医。

3. 感染控制

对麻疹病例所在的一般场所和居家室内环境可开窗通风,但随时消毒并无必要。集体单位发生麻疹疫情后避免集体活动减少病毒的传播。与病例近距离接触须戴口罩,接触后要及时洗手。负责现场流行病学调查、采样和医疗救治的工作人员要加强个人防护,易感者须及时接种麻疹疫苗。

4. 加强监测

落实疫情报告、主动监测等制度,暴发地疾控机构与医疗机构加强沟通,使所有责任报告单位、责任报告人都知晓有麻疹暴发疫情发生,及时发现并报告疑似麻疹病例,提高监测系统的敏感性、及时性与特异性。做好暴发地区疑似麻疹病例的主动搜索,如对学校、托幼机构和集体用工单位开展晨检，必要时实行病例零报告制度。

5. 应急接种

麻疹疫情发生后，结合疫情调查及疫情扩散风险评估结果，对重点人群开展麻疹疫苗应急接种。对密切接触者的接种尽量在暴露后 72 h 内完成。对社区内开展应急接种，应在尽可能短的时间（如一个最短潜伏期内）内完成（争取 3 d 内接种率≥95%）。结合麻疹疫情扩散风险评估结果、目标人群既往接种率、免疫史记录质量、目标人群对重复接种的接受程度综合分析，确定选择查漏补种（需核实目标人群既往免疫史及患病史来确定接种对象）或应急接种（无论既往麻疹疫苗免疫史均接种）。

6. 风险沟通

麻疹暴发疫情可能会引起公众和媒体广泛关注，暴发期间应做好舆情监测，在负面消息或虚假信息广泛传播之前，及时、主动与媒体沟通，向公众传递正确信息，避免恐慌和误解，积极采取正确的个人防护措施，配合疫情防控工作。

7. 疫情评估与总结

在现场调查过程中，应及时向上下级进行信息反馈，针对发现的危险因素、免疫规划薄弱地区、薄弱环节提出改进建议，协调相关部门和人力、物力资源，及时落实相关控制措施，短时间控制疫情规模。在暴发调查过程中应及时向周边地区通报疫情情况，以便及时应对。在暴发疫情得到控制后，应及时总结经验，发现有特点的暴发和危险因素时，应扩大调查结果的交流范围，对其他地区和相关部门决策提供借鉴，防止类似疫情再次发生。

十一、人群免疫水平监测

（一）麻疹人群免疫保护水平

麻疹免疫来自麻疹感染、麻疹疫苗接种和母婴传递。在实施预防接种之前，几乎每个人都在儿童期患过麻疹，获得了免疫保护,这种免疫保护作用可能持续终生。调查结果表明,我国在未实施预防接种之前,几乎所有儿童在 15 岁以前患过麻疹。母亲可以通过患麻疹或预防接种获得麻疹免疫,其抗体可以通过胎盘传给胎儿,并对胎儿生后提供免疫保护作用。这种保护作用持续时间与胎儿接受抗体的量有关,而抗体量又与母体抗体滴度正相关。研究显示,自然感染免疫史母亲的麻疹抗体阳性率高于有麻疹疫苗免疫史的母亲,母亲自然免疫组婴儿的麻疹抗体较母亲通过接种疫苗免疫的婴儿高,且持续时间更长。

我国在 1978 年实施计划免疫以后,人群对麻疹的免疫主要来自预防接种。必须注意接种了麻疹疫苗不等于麻疹免疫。9 月龄的儿童接种第 1 剂麻疹疫苗后可能有 10%～15% 免疫失败。第 1 剂免疫失败的儿童在接种第 2 剂后,95% 可以免疫成功。若接种率为 90%,90% 的受种者出现免疫应答,那么实际人群仅有 81% 获得免疫。根据麻疹的 R0 值为 12～18,人群麻疹免疫力需要达到 95% 以上才能阻断麻疹病毒传播。因此,需要将 2 剂麻疹疫苗纳入免疫程序,并保持高水平的接种率。

(二)易感人群及易感人群累积在麻疹流行中的作用

在麻疹疫苗接种规划中,既要注意个体的免疫应答,又要考虑群体的免疫效果。易感人群是由未接种麻疹疫苗,或接种麻疹疫苗后未出现免疫应答以及免疫消退的个体组成的。在接种率相对较高的人群中,一部分人可以由免疫人群的包围而对麻疹不易接触到麻疹病毒。短时间内这种作用可能是有利的,可形成免疫屏障,使更大人群受到免疫保护。然而,长远考虑无免疫人群可以逐渐累积,造成麻疹暴发。2018—2019 年原本已经实现消除麻疹的美国、欧洲出现了麻疹暴发,正是因为疫苗犹豫,麻疹疫苗接种率下降,累积了大量的易感人群。认识易感人群累积在控制麻疹流行中的作用和积极采取消除易感人群措施是控制麻疹规划的主要策略。

(三)开展人群免疫保护水平监测

在开展麻疹人群免疫保护水平监测时,要结合本地情况收集以下几个方面资料,并认真加以分析。

（1）麻疹的发病率,我国近年麻疹发病均处于较低水平,近三年麻疹报告发病率均在 0.5/10 万人年以下;

（2）麻疹发病的年龄分布,最好应用年龄别发病率分析发病强度。根据当地的麻疹发病情况制定监测计划。我国不同地区麻疹发病的年龄构成不同,部分省份学龄前和学龄儿童(<15 岁)约占 90%,部分省份显示为以成人病例为主;

（3）母传抗体的持续时间。近年的一些地方的调查结果表明,母传抗体消失得较早;

（4）常规免疫接种率;

（5）分析麻疹病例中 MV 接种者的比例;

（6）计算本地麻疹疫苗的效力(vaccine efficacy),便于分析本地情况;

（7）计算麻疹疫苗的保护率;

（8）开展麻疹免疫成功率和人群免疫水平监测,动态收集这方面的资料。

我国以小年龄病例为主的省市区由于学龄前或学龄儿童免疫保护率低,致使麻疹病毒可以在这些年龄组继续循环。保护这部分儿童最有效的方法是提高这些儿童和其他年龄段儿童的免疫保护率,阻断麻疹病毒传播。以成人病例为主的省份有可能是因为这些病例幼年未接种麻疹疫苗或是接种疫苗后抗体已经衰减到保护阈值之下,当地麻疹流行强度较低,虽无免疫力也未受感染。成人活动范围大,接触的人群多,对这些人群仍应通过补充免疫等手段,创造条件为其提供接种麻疹疫苗的机会,减少其发病。

在分析人群免疫保护水平时,要注意分析麻疹易感人群的地理分布密度,即通过估计人口密度与人群免疫保护率来确定。在人群免疫保护率相同的情况下,人口密度高的地方比人口密度低的地方更容易发生流行或暴发。

第三节　其他国家或组织的麻疹监测要求

虽然麻疹监测工作旨在尽可能发现所有病例,但因为麻疹流行程度、疫苗接种水平、麻疹防控目标的不同,以及经济卫生条件不同等客观原因,各个国家和地区不可能采用完全相同的监测方案。了解和认识其他国家和地区的麻疹监测方案,才能准确评估当地麻疹流行的实际情况,指导我国麻疹防控。本节介绍 WHO 和美国麻疹监测的病例定义、分类为例,以此窥见麻疹监测工作的差异。

一、WHO 的麻疹监测要求

开展麻疹监测是实现消除麻疹的关键。WHO 认为,麻疹监测的主要目标是发现麻疹病毒传播和免疫薄弱的重点地区,以指导实施有效的公共卫生应对措施。同时,由于风疹与麻疹的临床症状相似,传播途径和预防手段相同,建议将风疹纳入麻疹监测。

（一）国家和地方开展麻疹监测的目标

1. 发现和确诊病例,以确保实施适当的病例管理和公共卫生措施以控制进一步传播;

2. 调查病例以确定传染源,包括病例的传染来源,以及本次传染是输入、输入相关还是本地传播;

3. 识别接种率低和暴发风险高,需要进一步接种疫苗的人群和区域,并确定每例麻疹病例的传染来源;

4. 证实无麻疹病例以证明本土病毒传播被阻断。

（二）监测病例定义

1. 疑似病例定义为出现发热、斑丘疹（非水疱疹）症状的病例,或医护人员怀疑是麻疹病例者。

2. 实验室确诊病例,麻疹疑似病例经有资质的实验室检测阳性,且排除疫苗相关病例。

3. 流行病学关联病例,麻疹疑似病例未经实验室确诊,但在地理上或在出疹前 7~23 d 与实验室确诊病例或另一名流行病学关联病例相关。

4. 临床诊断病例,麻疹疑似病例为出现发热、斑丘疹(非水疱疹),并具有咳嗽、鼻炎或结膜炎其中之一,未采集到足量的临床标本,且未发现与其他实验室确诊病例或其他传染病病例的流行病学关联。

5. 麻疹排除病例,麻疹疑似病例经调查,排除麻疹(和风疹)病例。

(三) 监测指标

定期审查监测指标可以评估监测系统的运行情况,发现可能存在的问题并进行改进。WHO 设置了以下麻疹(和风疹)监测指标。

1. 监测单位向国家级及时报告率≥80%;

2. 国家向 WHO 区域办公室及时报告率为 100%;

3. 所有麻疹和风疹疑似病例 48 h 完整调查率≥80%;

4. 每年国家级排除麻疹风疹病例报告率≥2/10 万人年;

5. 归类为本土病例、输入病例或输入相关病例的确诊病例比例≥80%;

6. 年排除麻疹风疹病例报告率≥2/10 万人年的省级单位比例≥80%;

7. 疑似病例中经实验室确诊麻疹或风疹的比例≥80%;

8. 实验室确诊的暴发疫情比例≥80%;

9. 样本采集后 5 d 内送达实验室的比例≥80%;

10. 实验室 4 d 内报告 IgM 检测结果的比例≥80%。

二、美国的麻疹监测要求

美国在 2000 年证实达到本地消除麻疹,目前已经处于维持消除麻疹的阶段,并将风疹纳入麻疹监测。在此阶段,临床医生见到的符合麻疹临床症状定义的大多数发热、出疹病例将不是麻疹病例。因此,美国疾控中心建议如果在出疹后的 3 d 内报告此病例,应进行适当的随访以确认皮疹持续时间至少为 3 d,并努力获得病例的临床标本用于实验室确诊和病毒检测。但对于无含麻疹成分疫苗免疫史者、近期有出国旅行史或有国际旅客接触史者应高度怀疑为麻疹病例,并进行快速识别,并快速调查报告所有病例的疫苗接种情况和出入境情况。同时应在风疹、细小病毒、登革热、川崎病和猩红热的鉴别诊断中考虑麻疹。在消除麻疹阶段,也需要通过监测指标确认麻疹监测系统是否具有足够的监测能力。

(一) 病例定义

美国根据州和地区流行病学委员会(CSTE)制定和发布的麻疹病例分类标准进行病例报告和分类。

1. 临床症状

急性起病,并伴有以下症状:全身斑丘疹持续≥3 d;体温≥38.3℃;咳嗽、鼻炎或结膜炎。

2. 可能病例

在没有更可能的诊断的情况下,符合临床症状的疾病,并且与实验室确诊的麻疹病例没有流行病学关联,未进行实验室检测。

3. 确诊病例

急性发热出疹并伴有以下条件之一:从临床标本中分离到麻疹病毒;PCR 检测麻疹病毒核酸阳性;麻疹血清 IgG 阳转或明显上升;麻疹血清 IgM 阳性;与麻疹确诊病例有直接的流行病学联系。

(二) 输入病例定义与分类

病例在美国以外的地方暴露于麻疹病毒被归类为国际输入病例,如在出疹前 7～21 d 在美国以外的地方暴露于麻疹病毒,在进入美国后 21 d 内出疹,并且在此期间在美国境内没有已知的暴露。其他病例认为是美国本土病例。美国本土病例又可进一步分为输入相关病例、输入病毒病例、本土病例和未知来源病例。

（三）监测指标

1. 确诊病例完整信息报告率（包括病例定义、住院、实验室检查、疫苗接种史、报告日期、传播情况、暴发相关、流行病学联系、出生日期和发病日期）；

2. 发病日期与报告日期间隔；

3. 确诊病例中实验室确诊比例；

4. 输入病例比例；

5. 至少向疾控中心递交 1 份病原学标本的病例比例；

6. 麻疹样病例排除量（2006 年后未再使用）。

（李　智）

附 **麻疹监测病例流行病学个案调查表**

第一部分　流行病学个案调查（现场调查用）

1. 传染病报告卡信息

1.1　传染病报告卡卡片编号：＿＿＿＿＿＿＿＿

1.2　病人姓名*：＿＿＿＿（患儿家长姓名：＿＿＿＿）

1.3　身份证号：＿＿＿＿＿＿＿

1.4　性别*：　男　　女

1.5　出生日期*：＿＿＿年＿＿＿月＿＿＿日（公历）

　　a. 年龄*：＿＿＿＿（单位：　岁　月　日，如出生日期不详，可填写实足年龄）

1.6　病人工作单位：＿＿＿＿＿＿＿＿＿＿＿＿＿＿

　　联系电话：＿＿＿＿＿＿＿＿

1.7　病人现住址属于*：本县区　　本市其他县区　　本省其他地市
外省　　港澳台　　外籍

1.8　病人现住址*：＿＿＿省＿＿＿地（市）＿＿＿县（区）＿＿＿
乡（镇、街道）＿＿＿村（居委）

1.9　病人职业*：幼托儿童　散居儿童　学生（大中小学）　教师　保育员
及保姆　餐饮食品　商业服务　医务人员　工人　民工　农民　牧民

　　　　　渔(船)民　　干部职员　　离退人员　　家务及待业　　其他　　不详

1.10　病例分类*:疑似病例　　　　实验室诊断病例　　　　临床诊断病例

1.11　发病日期*:20_____年_____月_____日

1.12　诊断日期*:20_____年_____月_____日_____时

1.13　死亡日期:20_____年_____月_____日

1.14　疾病名称:法定传染病_____

1.15　填卡医生:_____

1.16　报告单位:_____

1.17　接触者有无相同症状:无　　　　　有

1.18　备注:_____

2. 个案流行病学调查信息

2.1　报告日期*:20_____年_____月_____日

2.2　调查日期*:20_____年_____月_____日

2.3　病例户籍*:中国内地(大陆)　　中国香港　　中国澳门　　中国台湾
　　其他地区_____
　　户籍地址(大陆户籍填写)*:_____省_____地(市)_____县
　　(区)_____乡(镇、街道)
　　户籍地相对现住址类型:本县区　　本市其他县区　　本省其他地市　　外
　　省　　港澳台　　外国
　　如非本县区,发病时在现住址居住时间*:<7日　　7~21日　　22日~3
　　个月(不含)　　≥3个月
　　(注:如为外籍或港澳台病例,则选择在中国大陆居住时间)

2.4　是否在集体单位(学校、幼儿园、工厂等)*:是　　　否　　　不详
　　如是,所在集体单位具体名称:_____

2.5　是否发热*:是　　否　　　不详　　　如是,则发热日期为*:20_____年
　　_____月_____日

2.6　是否出疹*:是　　否　　　不详　　　如是,则出疹日期为*:20_____年
　　_____月_____日

2.7　其他临床症状*:
　　咳嗽　　　　是　否　不详　　卡他性鼻炎　　　　是　否　不详
　　结膜炎　　　是　否　不详　　口腔黏膜斑　　　　是　否　不详
　　淋巴结肿大　是　否　不详　　关节炎/关节疼痛　是　否　不详

2.8　是否有其他并发症*:是　　　否　　　不详
　　具体为　肺炎　腹泻　肠炎　脑炎　脑膜炎　耳炎
　　其他_____

2.9　含麻疹/风疹成分疫苗接种史(须详细填写)

a. 含麻疹成分疫苗剂次数*：0 剂　　1 剂　　2 剂　　≥3 剂　　不详

> 疫苗种类：
> 1＝麻疹/风疹单苗
> 2＝麻-风联合
> 3＝麻-腮-风联合
> 4＝麻-腮联合
> 5＝麻腮风水痘联合
> 6＝不详

　　i　如接种过,第 1 剂接种日期：_____年_____月_____日　疫苗种类：1

　　　　第 2 剂接种日期：_____年_____月_____日　疫苗种类：1

　　　　最后一剂接种日期：_____年_____月_____日　疫苗种类：1

　　ii　免疫史信息来源：预防接种证　接种卡　接种信息系统　家长回忆

　　iii　如为＜15 岁儿童且未按照免疫程序完成应接种剂次数(注：8～17 月龄应已接种 1 剂,≥18 月龄应已接种 2 剂),其主要原因是_____

b. 含风疹成分疫苗剂次数*：0 剂　　1 剂　　2 剂　　≥3 剂　　不详

　　i　如接种过,第 1 剂接种日期：_____年_____月_____日　疫苗种类：1

　　　　第 2 剂接种日期：_____年_____月_____日　疫苗种类：1

　　ii　免疫史信息来源：预防接种证　接种卡　接种信息系统　家长回忆

2.10　出疹前 7～21 d 是否去过医院*：是　　否　　不详

医院名称			
日期			

2.11　是否与实验室确诊麻疹病例有流行病学关联*：是　否　不详

　　　是否与实验室确诊风疹病例有流行病学关联*：是　否　不详

2.12　是否为已怀孕妇女：是　　否　　不详

　　　若是,发病时怀孕周数：_____

2.13　是否为一起麻疹或风疹暴发疫情的病例*：　　　是　　否

　　　如是,是否为一起新的暴发*：　　　是　　否

　　　暴发编码：____ － ____ － ____

2.14　可能的感染地*：中国内地(大陆)　中国香港　中国澳门　中国台湾　其他地区_____　不详

如为中国内地(大陆),具体为:_____省_____地(市)_____县(区)

详细感染地来源(尽可能具体到地区及单位)_____

详述判断依据(尤其阐明出疹前 7～21 日详细活动情况):_____

_____

2.15 个案调查备注:_____

3. 标本采集情况

3.1 是否采集第一份血标本*: 是 否 采集日期:20 ____年____月____日

3.2 是否采集第二份血标本*: 是 否 采集日期:20 ____年____月____日

3.3 是否采集病原学检测标本*: 是 否

如是,标本类型:a. 咽拭子: 是 否 采集日期:20 ____年____月____日

b. 尿标本: 是 否 采集日期:20 ____年____月____日

3.4 采集其他标本:_____ 采集日期:20 ____年____月____日

个案流行病学调查单位:_____调查人员:_____

第二部分 实验室检测结果与监测病例分类

4. 血清学检测结果

4.1 第一份血标本收到日期*:20 ____年____月____日

麻疹 IgM*: 阳性 阴性 未检测 风疹 IgM*: 阳性 阴性 未检测

检测单位:_____ 检测结果报告日期*:20 ____年____月____日

4.2 第二份血标本收到日期*:20 ____年____月____日

麻疹 IgM*: 阳性 阴性 未检测 风疹 IgM*: 阳性 阴性 未检测

检测单位:_____ 检测结果报告日期*:20 ____年____月____日

4.3 是否采集急性期和恢复期血进行麻疹 IgG 抗体检测: 是 否

如是,第二份血麻疹 IgG 抗体是否≥4 倍升高或阳转: 是 否

未检测

第二份血风疹 IgG 抗体是否≥4 倍升高或阳转：　是　　否

未检测

检测单位：＿＿＿＿检测结果报告日期＊：20 ＿＿＿＿年 ＿＿＿＿月

＿＿＿＿日

5. 核酸检测结果

5.1　是否开展核酸检测＊：　是　　否

5.2　病原学标本收到日期＊：20 ＿＿＿＿年＿＿＿＿月＿＿＿＿日

5.3　标本类型(可多选)＊：　　咽拭子　　尿　　其他：＿＿＿＿

5.4　检测方法(可多选)＊：　　荧光定量 RT - PCR　　RT - PCR

RT - RFLP　　其他＿＿＿＿

5.5　麻疹核酸检测结果为＊：　　阳性　　阴性　　未检测

人 RNaseP 基因检测结果为：阳性　　阴性　　未检测

5.6　风疹核酸检测结果为＊：　　阳性　　阴性　　未检测

人 RNaseP 基因检测结果为：阳性　　阴性　　未检测

检测单位：＿＿＿＿检测结果报告日期＊：20 ＿＿＿＿年 ＿＿＿＿月

＿＿＿＿日

6. 病毒分离结果

6.1　病原学标本收到日期＊：20 ＿＿＿＿年＿＿＿＿月＿＿＿＿日

6.2　标本类型(可多选)＊：　咽拭子　　尿　　其他：＿＿＿＿

6.3　病毒分离所用细胞＊：　　Vero-Slam 细胞　　其他：＿＿＿＿

6.4　分离鉴定结果＊：　麻疹病毒阳性　　　风疹病毒阳性　　　阴性

其他＿＿＿＿

检测单位＊：＿＿＿＿＿检测结果报告日期＊：20 ＿＿＿＿年 ＿＿＿＿月

＿＿＿＿日

7. 基因型鉴定

7.1　基因型鉴定标本收到日期＊：20 ＿＿＿＿年＿＿＿＿月＿＿＿＿日

7.2　标本类型＊(可多选)：　病毒分离物　　　PCR 阳性产物　　　其

他＿＿＿＿

7.3　麻疹病毒基因型鉴定结果＊　　阳性　　阴性　　未检测

如为阳性,基因型：＿＿＿＿＿＿＿＿　　毒株命名：＿＿＿＿＿＿

7.4　风疹病毒基因型鉴定结果＊　　阳性　　阴性　　未检测

如为阳性,基因型：＿＿＿＿＿＿＿＿　　毒株命名：＿＿＿＿＿＿

检测单位＊：＿＿＿＿＿＿＿检测结果报告日期＊：20 ＿＿＿＿年＿＿＿＿

月＿＿＿＿日

8. 监测病例分类

8.1　监测病例分类*：

实验室确诊麻疹病例　　　　　　　　实验室确诊风疹病例

流行病学联系麻疹病例　　　　　　　流行病学联系风疹病例

临床符合麻疹病例　　　　　　　　　临床符合风疹病例

排除麻疹风疹病例　　　　　　　　　待分类

8.2　是否为与接种疫苗相关的发热出疹　　　是　　否

8.3　麻疹病例感染来源*：　本土病例　输入病例　　输入相关病例

感染来源不详病例

判定依据*：＿＿＿＿＿＿＿＿＿＿＿＿＿＿＿＿＿＿＿＿

麻疹监测病例流行病学个案调查表填表说明

第一部分　个案流行病学调查

1. 传染病报告卡信息

该部分是传染病报告卡的内容，按照报告卡要求进行填写。如果病例已经在传染病监测信息报告管理系统上上报，将病例纳入专病管理后该部分内容会直接推送到麻疹专病监测信息报告系统，无需重复录入。但在个案流行病学调查时须同时调查该部分信息，以对传染病报告卡中不准确的内容进行订正，订正后的内容会自动推送回传染病监测信息报告系统。标注*的为规定必须录入内容。其中：

1.1　传染病报告卡卡片编号：由系统自动生成，可作为识别病例的唯一代码。

1.2　家长姓名：<15岁的患儿要求填写病人家长姓名。

1.5　出生日期：出生日期与年龄栏只要选择一栏填写即可，尽量填写出生日期。本表中的日期均为公历日期，以下同。

1.7　病人现住址属于：用于标识病人现住地址与就诊医院所在地区的关系。

1.8　病人现住址：按照《传染病信息报告管理规范》(卫办疾控发〔2006〕92号)和《传染病监测信息网络直报工作与技术指南(2005年试行版)》，病例现住址指该病例发病时实际居住的地址，可以是家庭地址，也可以是寄宿地址或宾馆、旅店，应详细填写到村民组(门牌号)。病例如有一处以上住址时，应填写患病期间最容易随访到的住址。发病时间以变量1.11为准。病例在旅途中发病的，现住址以该次旅行出发前的居住地为准。病例的现住地址与感染地(2.14项)不一定相同。

1.10 病例分类:初次录入报告卡时按照最初诊断进行填写。县级疾病预防控制中心必须在该病例的流行病学调查和标本实验室检测完成后,根据相应结果订正病例分类。

1.11 发病日期:应为最早出现麻疹相关症状的日期。

1.14 疾病名称:初次录入报告卡时按照最初诊断进行填写。在该病例的流行病学调查和实验室检测完成后,县级疾病预防控制中心必须根据相应结果核实、订正此处疾病名称。疾病名称为其他传染病中的"其他"和其他疾病时需具体明确。

1.18 备注:用户可填写一些文字信息,如传染途径、最后确诊非传染病病名等。

2. 个案流行病学调查信息

2.1 报告日期:为县级疾病预防控制中心以任何形式收到病例报告的日期。

2.2 调查日期:为县级疾病预防控制中心组织调查人员对病例进行现场个案调查日期。

2.3 病例户籍:为该病例户口登记所在地的属性。

户籍地址(中国大陆籍病例填写):如果病例户籍为中国大陆,应具体询问到乡镇。

户籍地相对于现住址类型:该变量在现场调查时无需填写,录入麻疹监测信息报告管理系统时,系统将自动根据户籍地和现住址所在地进行判断。

如非本县区,发病时在现住址居住时间:指病例发病时在现住址所在县区(1.8项)居住时间长短。

2.4 是否在集体单位:应询问病例是否来自学校、幼儿园、工厂等集体单位。如果是,则详细填写所在集体单位名称,以便详细调查其所在单位发病情况。

2.5 是否发热:是指腋温≥37.5℃,如未测量体温,以家长或成人病例自我判断为主。发热日期填写最早出现发热的时间。

2.6 是否出疹:指出现红色斑丘疹。出疹日期是指皮肤开始出疹的日期。

2.7 其他临床症状:如果有咳嗽、卡他症状(咳嗽、流涕、喷嚏等上呼吸道症状)、结膜炎(畏光、流泪、结膜炎症状)、口腔黏膜斑、淋巴结肿大(耳后、颈后和枕后)、关节炎/关节疼痛等症状,则在相应项目选择"是";无相应症状,则选择"否";否则填写"不详"。

2.9　含麻疹/风疹成分疫苗接种史

该项为麻疹风疹个案调查核心内容,调查时应查看到接种证,确实不能出示接种证的,应查询接种卡/信息系统核实,完整填写相应信息。

如为<15岁儿童,调查人员应现场判断适龄儿童是否完成了相应年龄段应接种含麻疹成分疫苗剂次数,如否,应询问未种/未全程接种原因。

2.10　出疹前7～21 d是否去过医院:应详细询问病人在出疹前的医疗机构暴露史。

2.11　是否与实验室确诊病例有流行病学关联:该选项由调查人员经核实有关信息后判断并填写。"流行病学关联"是指在出疹前7～21 d,直接接触过其他实验室确诊病例,或存在以下情况:①与其他实验室确诊病例在同一个村、社区、学校或其他集体单位;②参加过同一个集体活动,如集市或其他集会等;③到访过有实验室确诊病例就诊的医疗机构。

2.13　是否为一起麻疹或风疹暴发疫情的病例:是指该病例是否为某一起暴发疫情中的病例,对于暴发被确定之前已报告的同一起暴发疫情中的病例,需要修订相应病例的该条信息并补填暴发编码。

如是,是否为一起新的暴发:如果是一起新确认的暴发疫情,系统将按照县区国标码(6位)+年份(4位)+编号(3位)进行编码,按暴发顺序依次编号;如果该病例是已有暴发的病例,则从下拉菜单选所属暴发疫情的编码。

2.14　可能的感染地:调查人员应详细了解病例的流行病学史,判断该病人最可能感染麻疹病毒的地方。

详细感染地来源:如判断在中国大陆本土感染,应尽量具体了解到相应县区及可能的集体单位。

详述判断依据:此处可详细阐述调查人员判断感染地来源的所有必要依据,推断要有客观依据。

2.15　个案流行病学调查备注:调查人员可将现场个案调查时获知的其他信息做详细备注。

3. 标本采集情况

3.1—3.2　采集血标本:指监测病例出疹后采集的血标本。

3.3　是否采集病原学标本:指监测病例出疹后采集的用于病原学检测的标本。

第二部分　实验室检测结果与监测病例分类

4、5、6、7部分,根据实验室反馈的检测结果录入。

8. 监测病例分类

8.1　监测病例分类:在麻疹监测信息报告管理系统中,"监测病例分类"

变量将根据 1.10 项、1.14 项和 2.11 项进行自动判断。

8.2　是否为与接种疫苗相关的发热出疹：接种含麻疹成分疫苗后的反应可排除麻疹野病毒感染，勾选此选项。其判定可参考以下条件：鉴定出麻疹疫苗株病毒，或同时符合以下 5 种情形：①有出疹，伴或不伴发热，无咳嗽等呼吸道症状；②接种含麻疹成分减毒活疫苗 7～14 d 后出疹；③血标本采集日期为接种含麻疹成分减毒活疫苗后 8～56 d，且检测麻疹 IgM 抗体阳性；④充分的流行病学调查未发现该病例引起续发病例；⑤流行病学和实验室调查未发现其他可明确解释的原因。

8.3　麻疹病例感染来源：对麻疹病例可分为以下四类。①本土病例：实验室或流行病学依据证实病例来源于中国大陆本土的麻疹病毒持续传播，或无证据表明为国（境）外输入病例或国（境）外输入病例的传播所致。输入病例造成的传播在境内持续超过 12 个月，此后发生的病例应视为本土病例。②输入病例：有流行病学和/或病毒学依据证实，麻疹病例是在其他国家（地区）感染麻疹病毒。病例在出疹前 7～21 d 有在其他国家（地区）的暴露史（如果期间部分时间在国内，应排除在国内感染的可能），且在进入境内后 21 d 内出疹。③输入相关病例：有流行病学和/或病毒学依据证实，在境内感染自国（境）外输入病例或其传播链的病例。如果病例检出非本土基因型病毒但暴露史不详，也视为输入相关病例。④感染来源不详病例：在已证实消除麻疹的地区，调查无法确认输入病例或本土病例存在流行病学或病毒学联系的病例。

◆ 参考文献 ◆

[1] Pan American Health Organization, World Health Organization. Measles [EB/OL]. (2021 - 05 - 26)[2023 - 02 - 24]. https://www. paho. org/en/topics/measles.

[2] WPRO. Measles Elimination Field Guide [M]. WHO Western Pacific Region，2013.

[3] 马超,郝利新,安志杰,等. 中国麻疹监测系统的建立和运转情况分析 [J]. 中国疫苗和免疫,2010,16(4):297 - 303,306.

[4] WPRO. Guidelines on Verification of Measles Elimination in the Western Pacific Region [M]. Geneva WHO Western Pacific Region，2013.

[5] 中国疾病预防控制中心. 全国麻疹监测方案[J]. 中国疫苗和免疫,2014, 20(4):364 - 375.

［6］ 马超,苏琪茹,郝利新,等.中国 2017—2018 年麻疹流行病学特征[J].中国疫苗和免疫,2020,26(1):5 - 8,41.

［7］ 马超,郝利新,温宁,等.中国 2019 年麻疹流行病学特征[J].中国疫苗和免疫,2020,26(5):493 - 497.

［8］ 方海旭,赵继军.近 20 年中国麻疹的流行与防控[J].复杂系统与复杂性科学,2018,15(1):86 - 93.

［9］ 韩同武,董蒲梅,贾永普,等.风疹病例对麻疹监测工作的影响[J].现代预防医学,2003(5):737 - 738.

［10］ 林菁,朱炜春,胡丹,等.麻疹和川崎病患儿的临床特点及误诊分析[J].海南医学,2015,26(14):2144 - 2146.

［11］ 宋艳玲,张翼.误诊为呼吸道感染的八例儿童传染病临床分析[J].临床误诊误治,2020,33(3):15 - 18.

［12］ 陈之华.麻疹 35 例误诊分析[J].中国实用医药,2013,8(27):122 - 123.

［13］ WHO. Guide for clinical case management and infection prevention and control during a measles outbreak ［M］. Geneva：World Health Organization，2020.

［14］ Patel MK, Sebastien A, Yoann N, et al. The changing global epidemiology of measles, 2013 - 2018 ［J］. J Infect Dis, 2020,222(7)：1117 - 1128.

［15］ Mick N. Mulders, Paul A. Rota, Joseph P. Icenogle, et al. 2010—2015 年全球实验室网络支持的消除麻疹和风疹工作的进展[J].上海预防医学,2018,30(2):156 - 159.

［16］ 许文波,朱贞,蒋小泓,等.中国麻疹实验室网络的建立及运转[J].中国计划免疫,2006,12(1):1 - 6.

［17］ 中华人民共和国卫生部.麻疹诊断标准(WS 296—2008)[S].2008 - 12 - 11.

［18］ 严菊英,李敏红,卢亦愚,等.浙江省麻疹病毒分离株的基因特性与免疫原性研究[J].中国病毒学,2005,21(1):1 - 5.

［19］ Kobune F, Sakata H, Sugiura A. Marmoset lymphoblastoid cells as a sensitive host for isolation of measles virus ［J］. J Virol, 1990,64(2)：700 - 705.

［20］ WHO. Introducing rubella vaccine into national immunization programmes：a step by step guide ［M］. Geneva：World Health Organization，2015.

［21］ 苏琪茹,徐爱强,Peter Strebel,等.中国消除麻疹的关键技术问题:专家解读共识[J].中国疫苗和免疫,2014,20(3):264 - 270,283.

［22］ 曾臻,刘振武,陈福顺,等.合肥市孕产妇与新生儿麻疹抗体水平及其影

响因素研究[J].中国疫苗和免疫,2018,24(5):521-525.

[23] 李淑华,汤喜红,王晶晶,等.上海市某城区 2014—2015 年母婴麻疹抗体水平研究[J].中国预防医学杂志,2018,19(8):593-596.

[24] 王琼,邵荣昌,邹翠容,等.自然和人工免疫状况下母婴麻疹抗体水平研究[J].中国疫苗和免疫,2018,24(6):628-631,641.

[25] 丁亚兴,刘杨,郝宝云,等.天津市<8 月龄婴儿麻疹、风疹、流行性腮腺炎抗体母婴配对研究[J].中国疫苗和免疫,2018,24(3):256-259.

[26] WHO. Measles vaccines:WHO position paper — April 2017[J]. Releve epidemiologique hebdomadaire 2017,92(17):23.

[27] WHO. The immunological basis for immunization series:module 7: measles. Update 2020[M]. Geneva:World Health Organization,2020.

[28] WHO. A Guide to Introducing a Second Dose of Measles Vaccine into Routine Immunization Schedules [M]. Geneva:World Health Organization,2013.

[29] 王仲昀.美国麻疹"复燃","反疫苗"恶果出现[J].新民周刊,2019,40: 18-19.

[30] 王小渐.反疫苗的欧洲人,正在杀死自己的孩子[J].中国家庭医生, 2018,22:10-11.

[31] WHO. Surveillance standards for vaccine-preventable diseases [M]. second edition. Geneva:World Health Organization,2018.

[32] Paul AG, Susan BR, Nakia SC, et al. Chapter 7:Measles [EB/OL]. (2019-05-13)[2023-02-24]. In:Sandra WR, Linda MB, Mary AKH. Manual for the surveillance of vaccine-preventable diseases. https://www. cdc. gov/vaccines/pubs/sur-manual/chpt07-measles. html.

[33] Sandra W, Roush, MT, et al. Chapter 18:Surveillance Indicators [EB/ OL]. (2017-11-17)[2023-02-24]. In:Sandra WR, Linda MB, Mary AKH. Manual for the surveillance of vaccine-preventable diseases. https://www. cdc. gov/vaccines/pubs/sur-manual/chpt18-surv-indicators. html.

第七章
麻疹的控制与消除

实践证明,只要根据疾病的自然史和流行病学特征,并采取科学的策略和措施,消除或消灭某种疾病是可能的。全球已经消灭天花,即将消灭脊髓灰质炎。1997年,美国预防控制中心(CDC)、泛美卫生组织(PAHO)和世界卫生组织(WHO)联合召开控制和消除麻疹进展第3次会议,再次提出使用现行疫苗控制与消除策略,消除麻疹在技术上是可行的。世界银行的分析表明,接种麻疹疫苗是迄今为止所有公共卫生活动中最符合成本效益原则的预防干预措施之一。由于麻疹的传染性和临床特征,可以明显地提示地区的疫苗接种情况和医疗卫生状况,因此,常被称为"煤矿中的金丝雀"。消除麻疹所带来的益处除了疾病本身,还能进一步推进加强医疗卫生能力和其他疫苗的接种服务。因此,消除麻疹不但技术上可行,也可以广泛和长久获益。

第一节 历史与进展

一、控制与消除麻疹的必要性和可行性

(一)控制与消除麻疹的必要性

麻疹曾是一种严重危害人类健康的疾病。在1963年开始

使用和广泛接种疫苗之前,每2～3年会发生一次大流行。严重的麻疹并发症可致失明、脑炎、重度腹泻、肺炎等,重者死亡。据估计,病苗使用前每年麻疹可造成全球260万人死亡。麻疹疫苗广泛应用后,麻疹的发病率和死亡率均大幅度下降,但仍是疫苗可预防疾病中危害最大的疾病。从2000年到2018年,全球麻疹估计死亡人数下降了73%,麻疹病例下降了76%。但COVID-19大流行开始,麻疹疫苗接种率显著下降。世界卫生组织和美国疾病预防控制中心联合发布的报告显示,2021年近4 000万儿童错过含麻疹成分疫苗(MCV)接种,接种率的下降是全球消除麻疹进展中的重大挫折,使数百万儿童处于免疫空白状态,并且2021年有超过12.8万人死于麻疹。

（二）消除麻疹在技术上的可行性

疾病可以消除的三个重要生物学标准:人类是唯一宿主;可以准确诊断;以合理的成本可以提供切实有效的干预措施。麻疹符合这三条标准。

目前已知人类是麻疹的唯一宿主,尚未发现其他动物或者环境宿主。虽然发现有些非人类灵长类动物可能感染麻疹病毒,并可出现类似麻疹的症状,但传播有限。

麻疹也是个可以明确诊断的疾病。典型麻疹的高热、皮疹,以及发病早期可能出现的科氏斑,都利于病例及时就诊和有助于临床医生发现可疑病例。但近年来,随着麻疹病例的临床特征发生变化,较轻的症状可能与其他出疹性疾病混淆。因此,对临床医生的全面报告和开展实验室检测提出了更高要求。IgM是初次感染麻疹病毒后产生的特异性抗体,通常在再次感染或再次接种疫苗后不会出现,因此可以作为麻疹初次感染的标志。使用酶联免疫试验(ELISA)即可进行IgM抗体检测。麻疹病例传染期,其咽拭子、口腔、鼻腔分泌物和尿液中均有麻疹病毒,可使用逆转录聚合酶链反应(RT-PCR)检测麻疹病毒RNA。

MCV自20世纪60年代即开始使用,已证实是安全、有效和廉价的预防措施。WHO 建议对所有易感儿童和成人接种 MCV，并将 2 剂 MCV 纳入国家免疫规划程序。截至 2019 年底，已有 178 个国家将第 2 剂麻疹疫苗纳入常规免疫，71％的儿童根据国家免疫规划接种 2 剂麻疹疫苗。

（三）天花与麻疹的比较

1. 类似之处

人类主要通过免疫手段消灭了天花和即将消灭脊髓灰质炎，一些学者认为麻疹将可能是被人类消灭的第 3 种疾病。这是因为麻疹与天花有许多类似之处，主要表现在以下四点。

（1）两种病毒都只有 1 个血清型，抗原性稳定；

（2）两种病毒引起的感染都有典型皮疹和传染性病变，病后可获得较持久免疫；

（3）两种疾病的唯一传染源均是病人，无动物宿主，且人类无慢性带毒状态；

（4）已有有效疫苗，疫苗应用简便，效果可靠。

2. 差异之处

仔细比较麻疹与天花的流行病学、临床和两种病毒的生物学特征，发现两者也有许多不同之处，消除麻疹要比消灭天花困难更大。主要表现有以下差异。

（1）麻疹的传染期较天花短，但传染性大于天花。在一般情况下，麻疹或天花传染源进入家庭后，可有 3/4 的同家易感接触者感染麻疹，而只有 1/3 的接触者感染天花。这就表明，要消除麻疹，必须使麻疹的群体免疫水平比天花更高。

（2）天花的平均发病年龄一般为 4～5 岁或更大年龄，而麻疹却为 1～1.5 岁。同时麻疹疫苗对有母传抗体的婴儿接种效果欠佳，解决婴幼儿的发病问题更困难。

（3）天花临床诊断较为容易，而麻疹在临床上与其他出疹性疾病容易混淆，鉴别诊断较为困难。

（4）根据痘瘢和麻脸容易识别天花免疫，而麻疹常需要通过血清学检测的方法才能了解人群的免疫状况。

尽管麻疹与天花有一些不同之处,但是消除麻疹仍具备许多有利条件。一是麻疹减毒活疫苗的流行病学效果和血清学效果已在实践中得到公认;二是人类已具有了消灭天花和脊髓灰质炎的经验,并且通过多年的探索,人类已掌握了麻疹的流行病学规律,以及消除麻疹的策略;三是麻疹的危害性也已被人类充分了解,国际组织和各国政府加大对消除麻疹的支持。因此,只要认真实施消除麻疹的策略,麻疹最终也将会在世界上消失。

二、控制、消除和消灭麻疹的目标

控制、消除和消灭是 3 个不同的概念。"控制"是指麻疹的发病降到较低水平,连续 2～3 年不出现暴发疫情。对"消除"与"消灭"这两个概念曾有过争议,目前的看法已趋于一致。"消除(elimination)"指的是在相当大的范围内阻断了麻疹传播,但仍存在病毒再传(输)入的可能,仍需要进行免疫接种;"消灭(eradication)"指的是全球已阻断麻疹的传播,以致不再需要进行免疫接种。全球消灭麻疹是基于各国均消除麻疹总和之上。

2021—2030 年麻疹和风疹战略框架已经制定,WHO 所有 6 个区域均已实现或承诺将致力于实现消除麻疹和风疹的目标。2013 年,WHO 制定了证实消除麻疹和风疹的标准。在区域级证实消除麻疹需要满足以下 3 个标准:①证实自最后 1 例本土病例起,本土麻疹或风疹病毒被阻断至少 36 个月;②具有高质量的监测系统,可以足够灵敏和特异性地发现输入和输入相关病例;③基因学证据证明本土传播被阻断。由于某些小国家在阻断本土病毒传播前未获得基因学信息,因此,第 3 条标准在国家级证实时并非必要。证实消除麻疹和风疹的相关定义可见下页表 7-1-1。

表 7-1-1　证实消除麻疹和风疹的相关定义

阶段	定义
消灭麻疹或风疹	在运行良好的监测系统下证实世界范围内阻断麻疹或风疹病毒传播
消除麻疹	在运行良好的监测系统下特定地理区域内(如:区域或国家)没有本土麻疹病毒传播≥12 个月。注:本土阻断麻疹病毒传播 36 个月后可证实消除麻疹
消除风疹	在运行良好的监测系统下特定地理区域内(如:区域或国家)没有本土风疹病毒传播≥12 个月,且没有本土传播相关的先天性风疹综合征病例。注:风疹病毒阻断后一段时间(多达 9 个月)仍有可能有 CRS 病例发生。本土阻断麻疹病毒传播 36 个月后可证实消除麻疹
本土麻疹或风疹病毒传播	特定地理区域内持续存在本地或输入的麻疹或风疹病毒传播≥12 个月
本土麻疹或风疹病例	本土传播的麻疹或风疹病毒所致的实验室诊断或流行病学相关的麻疹或风疹确诊病例
本土传播的再建立	有流行病学和实验室证据表明在麻疹或风疹已经消除的特定地理区域(区域或国家)发生病毒毒株持续传播≥12 个月

三、WHO 控制与消除麻疹的进展

1989 年世界卫生大会(World Health Assembly,WHA)制定了控制和消除麻疹目标,明确要求到 1995 年,与疫苗前时代相比,麻疹发病率降低 90%,死亡率降低 95%。1990 年联合国世界儿童问题首脑会议提出控制麻疹的目标与 WHA 相同,主要通过《关于儿童生存、保护和发展的世界宣言》和《执行九十年代儿童生存、保护和发展世界宣言的行动计划》来实施。在消除麻疹的长期工作中,要确保高水平的接种率,到 2000 年时,<1 岁的婴儿中麻疹减毒活疫苗的接种率≥90%。世界卫生组织美洲区、西太平洋区、欧洲区通过提高人群接种率水平,有效控制麻疹发病并降低了麻疹死亡率。

2001 年,联合国儿童基金会(UNICEF)和 WHO 联合制定《2001—2005 年全球麻疹策略计划》,具体目标为:到 2005 年时,麻疹死亡数要比 1999 年减少一半;在已经实现消除麻疹目标的地区,应继续维持阻断本土病例的传播。其中第一个目标在 2002 年的联合国大会儿童特别会议上被采纳;2003 年 5 月,WHA 通过决议再次强调了实现这一目标的重要意义。2007 年,WHO 和 UNICEF 报告全球麻疹死亡率已在 2005 年降低一半,比 1999 年同期下降了 60%。全球免疫远景与战略(GIVS)在 2005 年制定了麻疹的死亡率目标,即到 2010 年的死亡率估计水平要比 2000 年降低 90%;2008 年 WHA 上再次对此目标进行重申。除 WHO 东南亚区(SEARO)外,其余五个区都已经实现这一目标,东南亚地区中除印度外,其他的国家也都已实现这一目标。

2009 年 4 月,免疫战略咨询专家组提出在所有地区消除麻疹的地方,使用"消灭"一词来描述阻断麻疹病毒的传播。2010 年,WHA 制定了 2015 年全球麻疹控制效果的三个里程碑:①对 1 岁儿童提高接种第一剂麻疹疫苗率,国家级水平≥90%,每个地区水平≥80%。②降低全球麻疹年发病率<5/100 万。③2015 年全球麻疹死亡率比 2000 年时降低 95%。

2013 年 9 月,WHO 的 6 个区域的所有国家都已确立消除麻疹的目标。2000—2010 年,估计全球第 1 剂 MCV 接种率从 72% 增加到 84%,之后维持在 84%~85%,且区域差异很大。估计全球第 2 剂 MCV 接种率从 2000 年的 18% 上升至 2019 年的 71%。全球麻疹病例报告发病率从 2000 年的 145/100 万人年至 2016 年的 18/100 万人年,下降 88%,之后疫情出现反弹,到 2019 年年发病率为 120/100 万人年,较 2016 年上升 567%,达到 2001 年以来的最高值。2019 年,刚果民主共和国、乌克兰和巴西分别报告了 333 017 例、57 282 例和 18 203 例麻疹确诊病例,而乍得报告了 26 600 多例麻疹疑似病例。2019 年,全球有 7 个国家的第一剂 MCV 疫苗接种率低于 50%,23 个国家 MCV 接种率低于 70%,这提示这些国家有 30％～50％的儿童没有通过常规免疫服务接种 MCV。

四、我国麻疹消除工作

我国自 1965 年起开始大规模接种麻疹减毒活疫苗,麻疹大流行得到了有效控制,麻疹发病率和病死率显著降低。2005 年 WHO 西太平洋地区(含中国)的所有国家承诺到 2012 年实现消除麻疹目标。2006 年以来我国卫生部先后发布《2006—2012 年全国消除麻疹行动计划》(《行动计划》)和《2010—2012 年全国消除麻疹行动方案》(《行动方案》)。2006—2012 年,我国(未包括香港、澳门和台湾地区)通过严格贯彻执行《行动计划》和《行动方案》,一是确保了 MCV 的常规免疫接种率不断提高。一方面切实加强 MCV 常规免疫,从 2011 年起,8 月龄儿童全部使用麻风疫苗,18～24 月龄儿童全部使用麻腮风疫苗,另一方面,在 2010 年,全国范围统一开展一次以 8 月龄至 4 周岁儿童为主要接种对象的强化免疫,部分省(区、市)强化免疫年龄范围扩大至 6 周岁或 14 周岁;二是麻疹监测系统不断完善,监测敏感性逐步提高。到 2013 年,国务院《卫生事业发展"十二五"规划》提出实现消除麻疹的目标。近年来,我国通过实施扩大免疫规划和积极采取消除麻疹行动计划,全国麻疹发病率水平明显降低,但不同省份病例的人群分布特征不同。

第二节　主要障碍

国内外控制与消除麻疹的实践表明,控制与消除麻疹并不像原来设想的那样简单。总的表现是,在控制与消除麻疹活动的早期阶段,麻疹的发病率可降到很低水平,在稳定一段时间后,发病率又重新回升。国内一些地区也有类似情况。归纳起来,控制与消除麻疹的障碍主要有以下几个方面。

一、麻疹流行病学特征的改变

随着消除麻疹活动的深入开展,麻疹的流行病学特征也发生了一些变化。

(一)婴幼儿和成人发病增多,出现了"双相移位"的现象

由于麻疹疫苗的应用,麻疹的发病年龄出现了一些变化,出现了婴幼儿和成人发病增高的"双相移位"现象。美国 2019 年的麻疹疫情中,13%的病例<12 月龄,未到麻疹-腮腺炎-风疹联合疫苗(MMR)接种月龄,29%的病例为 18 岁及以上的成年人。近年我国麻疹病例也逐渐呈现出了类似的特征,2019 年时 0～4 岁年龄组的报告发病率为 1.66/10 万人年,为各年龄组最高,病例中<8 月龄病例占比为 6.96%,≥25 岁病例占比为 26.70%。

病例年龄特点的改变也使疾病特征和防控手段发生改变。由于过早接种 MCV 可能影响机体的免疫应答,并可能影响其他剂次的免疫效果,因此为保护 8 月龄以下未到 MCV 接种年龄的婴儿,需要关注育龄期妇女及小月龄儿童的家庭成员,为他们接种 MCV 来间接保护<8 月龄儿童。成年麻疹病例的增加则提示应该加强更多二三级综合性医疗机构作为监测点医院,扭转临床医生的"麻疹就是一种儿童传染病"的传统认识,提高监测敏感性,早发现,早治疗。

(二)局部地区暴发疫情影响发病的全貌

在消除麻疹时期,麻疹发病水平已降至很低,局部地区的暴发疫情往往影响一个地区的发病特征。2019 年 1 月 1 日至 10 月 1 日,美国疾病预防控制中心报告了 1 249 例麻疹病例,达到自 1992 年以来的最高值。其中 1 163 例(93%)与暴发疫情相关。

麻疹暴发有两种类型:一是在未接种的尚无免疫力人群中暴发。美国 2019 年的麻疹疫情中,89%的病例无 MCV 免疫史或免疫史不详;二是在有高度免疫人群中暴发。其主要原因是未接种疫苗者和初免失败者的积累,一旦麻疹病毒进入至虽具有高免疫接种率、但人群大量集中的环境(如学校、军营等),相对少的易感

人群就足以维持麻疹病毒的传播而导致暴发。

(三)输入病例的威胁始终存在

在麻疹发病率很低或无麻疹地区,输入病例常是引起发病或暴发的主要因素之一。2018年年底在纽约市和纽约州发生两次国外访客引起的麻疹输入病例,进而造成社区内无疫苗免疫史者的感染,造成当地大量病例发生。2018年底至2019年10月美国的麻疹病例中有75%与纽约市和纽约州的暴发疫情相关。因此,即使达到了消除麻疹的状态,仍然要维持高水平的麻疹疫苗接种率,构筑牢固的免疫屏障。

二、免疫学因素

(一)未接种疫苗

麻疹是一种极易传播的疾病,人群中具有麻疹免疫力的比例要达到95%以上才能阻断病毒传播。未接种MCV是罹患麻疹的主要原因。我国儿童未接种MCV的主要原因有因生病未接种、预防接种服务接受方原因(如预防接种安全性认知与预防接种重要性认知等)及预防接种服务提供方原因(如预防接种管理规范性和预防接种服务可及性等)。1998年Andrew Wakefield在柳叶刀杂志上发表的一篇论文称,麻腮风疫苗可引起自闭症,该论文结论被媒体疯狂转载,引发了全球性的危机,英国、美国、荷兰、德国等国家的麻腮风疫苗接种率都受到不同程度的影响。

针对影响疫苗接种的因素,2011年WHO/欧洲疫苗工作组提出3C模型。该模型将疫苗接种的影响因素归为三类:信心、自满懈怠、便利程度。2015年WHO疫苗战略咨询专家组在上述模型基础将模型概括为三个方面。

(1)背景因素:包括历史、社会文化、环境、卫生系统/机制、经济或政治因素;

(2)个人和组织影响:个人对疫苗的理解,社会/同伴的影响,包括以往接种经历、相关知识、信念等;

（3）疫苗与接种：科学证实的风险与收益、接种设计、疫苗供给的可靠性等。我国综合疫苗接种的各影响因素和概念模型，以3C模型为基础，结合中国相关研究，建立影响因素框架，将影响疫苗接种行为的因素归纳为疫苗信心与疫苗可及性。

（二）原发性免疫失败

为接种 MCV 后集体未产生保护性抗体。可能由于冷链系统和疫苗质量、接种技术和剂量、母传抗体干扰及在病毒性疾病潜伏期接种疫苗受干扰等原因。首剂 MCV 的接种年龄不同，原发性免疫失败的发生率为 $10\%\sim15\%$。当高免疫覆盖率的人群发生麻疹病毒输入时，原发性免疫失败的个体将参与麻疹传播，但因为免疫失败比例有限，传播通常不会持久。

（三）继发性免疫失败

接种疫苗后血清抗体阳转的人群当中仍有病例报告，但病例临床症状轻微，多为不典型麻疹。在高接种率人群中继发性免疫失败的发生率为 $4\%\sim8\%$，接种疫苗后接种者的麻疹发病率随时间推移小幅增加，提示可能是由于抗体衰减逐渐丧失了临床保护作用。当前研究显示，继发性免疫失败可以使抗体衰减的个体迅速提高抗体水平，并可能在高接种率的人群中发生累积，在高强度或持续暴露时造成暴发疫情，但其传染性有限，可能仅作为传播链的末端存在。

第三节　策略与进展

根据控制达到的程度差异，控制一种疾病可分为以下几种状态。

（1）控制：经采取一定的措施，疾病发病率、患病率、死亡率均大幅下降至可接受水平，需要继续采取措施以维持这种状态。

（2）消除：特定的地域范围内疾病发病率降为零，仍需要继续采取措施以维持这种状态。

（3）消灭：全球范围内该疾病发病率降为零，不需采取任何干预措施即可永久维持这种状态。

（4）根除：消灭某种疾病后，其病原体在自然界和实验室均不复存在。

人类已经成功地消灭天花超过四十年，正致力于消灭脊髓灰质炎、消除麻疹。目前，世界卫生组织将消除麻疹定义为：在麻疹监测系统运行良好的前提下，某特定地理区域（如地区或国家）超过 12 个月未出现本土麻疹病毒传播。

1979 年 10 月 26 日，WHO 在肯尼亚首都内罗毕宣布，全世界已经消灭了天花，天花成为人类第一个通过疫苗接种等公共卫生措施消灭的传染病。1988 年，WHO 的 166 个会员国代表出席的第四十一届世界卫生大会（WHA），通过了全世界要努力消灭脊髓灰质炎的决议。截至 2020 年，全球仅剩巴基斯坦和阿富汗 2 个国家，其余各国均实现了无脊髓灰质炎的目标。鉴于全球消灭天花的基本经验，国际消灭疾病特别委员会认为，麻疹很可能是继天花和脊髓灰质炎（脊灰）之后第三个可能被消除的传染病。

一、正确使用含麻疹成分疫苗

（一）免疫策略

消除麻疹的最终目标是消除麻疹病毒在一个地区的循环，其中期目标是在麻疹暴发时降低传播。理论和实践证明，人是唯一已知的麻疹病毒感染宿主，麻疹疫苗能够有效地阻断麻疹病毒的传播。在一个地区、国家乃至全球消灭麻疹是可能的。但是消除麻疹仅靠 1 剂疫苗接种是不够的。因此，WHO 推荐采取三步策略，即首先开展初始强化免疫活动，迅速提高人群免疫水平；然后加强常规免疫接种工作，使人群保持高度免疫水平；然后再定期开展后续强化免疫活动，消除人群中的易感者。麻疹疫苗的接种方针和服务提供策略在各国差异很大。MCV 接种策略及时间安排在各个国家地区间有所不同。一般来说,在免疫规划历史悠久的国家,一般倾向于在婴幼儿年龄更大一些的时候接种两剂次疫苗,同时主要依靠常规免疫服务来提供疫苗。卫生基础薄弱或卫生资源缺乏的国家使用定期强化免疫来进行含麻疹成分疫苗第 2 剂次的接种。这是因为定期强化免疫的特定服务对象主要针对常规免疫未覆盖的儿童。

我国于 1965 年开始使用麻疹疫苗,当时主要采用对 7 岁以下儿童实施集中式的突击接种。1974 年开始,采用 8 月龄以上儿童初种,7 岁再接种 1 次的免疫程序,但仍采用群体性接种方式。1978 年我国正式实施计划免疫,采用 8 月龄儿童初种、7 岁复种的程序,麻疹疫苗接种剂量为每人每次 0.2 ml。2005 年我国将麻疹疫苗常规免疫程序中的复种时间由 7 周岁提前到 18 月龄至 2 周岁,接种剂量由 0.2 ml 改为 0.5 ml。

2007 年前,国家免疫规划麻疹疫苗仅指麻疹单价疫苗。2007 年我国实施扩大国家免疫规划,疫苗由原来的麻疹单价疫苗改为使用 MCV,即 8 月龄接种 1 剂次麻疹-风疹联合疫苗(MR),麻风疫苗不足部分继续使用麻疹疫苗;18~24 月龄接种 1 剂次 MMR,MMR 不足部分使用 MR,MR 不足部分使用麻疹腮腺炎联合疫苗(MM)替代,MM 不足部分继续使用麻疹疫苗。2011 年,全国绝大部分适龄儿童已实现了 8 月龄接种 MR、18 月龄接种 MMR 的免疫程序。2019 年 6 月 1 日起,我国将含麻疹成分疫苗免疫程序调整为 8 月龄和 18 月龄分别接种 1 剂 MMR。

在国家免疫程序的基础上,部分省增加了含麻疹成分疫苗常规接种剂次。北京市自 2005 年起对 6 岁儿童增加一剂 MMR;天津市自 2007 年起对 5 岁儿童增加一剂 MMR;上海市自 2005 年起对 4 岁儿童增加一剂 MMR;浙江省自 2008 年起对初三学生增加一剂 MR 疫苗;山东省自 2014 年对 6 岁儿童增加一剂 MMR。

(二)提高和维持高免疫接种率

不同国家或地区由于经济水平、卫生资源状况和免疫规划工作基础的差异,落实麻疹疫苗免疫策略的具体措施和做法不同,但提高接种工作目标和基本措施类似,即通过常规免疫或补充免疫,及时为适龄儿童接种 2 剂 MCV,消除免疫空白,提高群体免疫力。很多国家为了解决初次免疫原发性免疫失败者以及既往未接受过疫苗免疫者的麻疹免疫,通过针对整个相关年龄人群开展大规模的麻疹疫苗加强免疫或强化免疫来迅速提高人群免疫水平,阻断麻疹病毒的传播。定期强化免疫(supplementary immunization activities,SIAs)是提高人群免疫力、阻断病毒传播的有效措施。定期强化免疫为儿童提供再次接种麻疹疫苗的机会,以便使常规免疫中未接种的儿童可以得到接种。然而,SIAs 影响的时间有限,除非能有长时期维持高质量的免疫来防止后续易感儿童的积累。

近十多年来,我国麻疹疫苗免疫覆盖率达 95% 以上,部分省市的免疫覆盖率为 97%～99%。然而,在这种麻疹疫苗高免疫覆盖率的状况下,全国麻疹局部暴发和流行时有发生,且病人主要集中在＜8 月龄的婴儿与＞15 岁的成人组。为了解决 15 岁以上成人抗体水平普遍偏低,以及部分人群免疫空白的问题,全国各地均开展了大规模的麻疹疫苗强化免疫或对初中学生的加强免疫,这对减少免疫空白人群,提升人群的免疫水平,减少麻疹发病率,起到了很好的效果。

(三)保证接种质量

严格执行接种技术操作规程,加强疫苗的冷藏贮运,正确实施接种,保证初免成功,这是控制和消除麻疹的根本策略。

二、加强监测工作

在麻疹控制和消除过程中,除了进行有效的免疫接种措施外,另一个重要措施就是要建立快速有效的监测系统,及时发现病例。不论在经济发达国家和发展中国家,都应加强麻疹监测工作,建立健全监测系统,尤其对于已经控制了麻疹暴发或执行消除麻疹规划的国家,更应加强麻疹监测工作,包括流行病学监测和病毒学监测。

监测是消除麻疹的关键措施,它可以指明传播模式、重点地区、病毒是否仍在循环、危险因素,以及将来为证实无麻疹病毒本地传播提供证据。疾病监测工作中,首先应发现所有病例,要加强疫情报告,开展主动监测,以便发现所有病例;其次应判断流行地区;判断流行地区比发现流行地区的所有病例更为重要。美洲区消除麻疹监测系统(regional measles elimination surveillance system,MESS)除对发热出疹性疾病(rash and fever illness,RFIs)进行监测外,还把实验室网络作为其重要组成部分,制定了统一标准和方案。

中国从 1959 年开始通过中国疾病监测信息报告系统(national notifiable disease reporting system,NNDRS)报告各省麻疹监测汇总数据。1998 年制定了全国统一的麻疹监测方案,开始逐步建立麻疹监测系统(measles surveillance system,MSS)。2004 年各省开始通过"中国免疫规划监测信息管理系统"报告麻疹病例个案信息。2009 年修订了麻疹监测方案,并将麻疹个案监测信息报告功能与 NNDRS 合并,建立了麻疹专病监测信息报告系统。2014 年中国进一步修订完善了《全国麻疹监测方案》,将风疹监测整合进 MSS,并进一步提高了监测指标要求。

三、实验室监测

实验室监测是麻疹监测工作中的一个重要方面。中国国家麻疹实验室网络成立于 2001 年,由中国疾病预防控制中心病毒病预防控制所国家麻疹病实验室(national measles laboratory,NML),31 个省级疾病预防控制中心麻疹实验室和 337 个地市级疾病预防控制中心麻疹实验室组成。从 2003 年起,国家麻疹实验室通过了 WHO 认证,成为 WHO 全球麻疹实验室网络西太区参比实验室。按 WHO 标准,中国省级疾病预防控制中心麻疹实验室按照国家级实验室进行认证。

国家麻疹实验室负责麻疹病毒分离株的基因定型和分子流行

病学分析、对省级麻疹实验室的质量控制和考核认证、对省级麻疹实验室提供技术支持和培训。省级麻疹实验室负责麻疹病毒分离、采用分子检测技术（RT-PCR，PCR-RFLP 和 Real-time RT-PCR）进行病毒鉴别、对地市级麻疹实验室的质量控制和考核认证、对地市级麻疹实验室提供技术支持和培训、人群麻疹抗体水平调查。地市级麻疹实验室负责血清学和病原学标本的采集、血清学检测。

中国麻疹实验室网络成立后，全国疑似麻疹病例的血清学确诊病例数逐年增加，到 2012 年有 98% 的麻疹病例通过血清学检测确诊。在血清学诊断网络的基础上，全国大部分省建立了省级麻疹病毒实验室，开展麻疹、风疹、腮腺炎病毒的血清学鉴别诊断和血清流行病学和分子流行病学研究，监测麻疹、风疹病毒在全国各省的流行情况及其变异特点。

作为 WHO 麻疹实验室网络成员，国家麻疹实验室和 31 个省级麻疹实验室每年都参加由 WHO 组织的职能考核。职能考核血清盘由 20 份包含不同麻疹和风疹 IgM 抗体水平的血清组成，实验室在收到职能考核标本后同时进行麻疹和风疹 IgM 抗体检测，并在 14 d 内向 WHO 报告检测结果。2009—2012 年，32 个中国麻疹网络实验室（1 个国家麻疹实验室和 31 个省级麻疹实验室）均以 100% 的成绩通过了 WHO 职能考核。

目前，用于麻疹病毒抗体检测的标本主要包括血清标本、口腔（龈沟）液（Oral fluid，OF）标本，以及干血滴（Dried Blood spots，DBS）标本。用于病原学检测的标本主要包括病人尿液、鼻咽吸出物、抗凝血以及咽拭子标本。由于出疹 3 d 内采集的病原学标本中麻疹病毒分离率最高，因此，应对疑似病人同时采集血清学和病原学标本。

四、消除麻疹工作进展

尽管消除麻疹工作取得了巨大进展，WHO 的 6 大区域均设定了具体消除麻疹的时间,但 2020 年消除麻疹的区域目标没有实现。经过了多年努力,全球麻疹发病水平明显下降,2002 年 WHO 确认美洲区实现了阻断本土麻疹传播,2009 年美洲区实现消除风疹及先天性风疹综合征,然而 2018、2019 年美国发生大规模麻疹暴发疫情,达到近 25 年最高发病人数。美洲区从消除麻疹到死灰复燃有多种原因,如麻疹病例的流入、幼儿疫苗延迟接种,但疫苗犹豫是其麻疹疫情再次暴发流行的关键因素。

我国所在的 WHO 西太平洋区域自 2005 年设立 2012 年消除麻疹的目标以来,已取得了实质性进展。在全区域的共同努力下,2012 年 37 个国家和地区中有 33 个阻断了本地麻疹病毒传播,发病率为 5.9/100 万人年,降至历史最低水平。我国是西太平洋地区对麻疹消除目标贡献最大的国家,2014 年发病超过 5 万例,2014 年之后发病逐年下降,至 2019 年发病率降至 0.21/10 万人年。同时,周边一些国家麻疹也时有高发,加上高人口密度、经济学水平差异,消除麻疹工作难度依然很大。

WHO 欧洲区在 1998 年确定了到 2010 年实现消除麻疹和风疹,以及预防先天性风疹综合征的目标,但 2010 年该区的成员国中多数未实现消除麻疹目标,该区目标更改为 2015 年消除麻疹,但仍未实现。欧洲区一些国家依然存在疫苗抵制组织,儿童接种率一直不理想,加上欧洲区的人民信仰和高度民主化等因素,难以实施一些强化免疫策略来阻断麻疹传播,消除麻疹目标只能继续推迟。

WHO 东南亚区、东地中海地区和非洲区等由于政治不稳定,战争或动乱一直没有中止,整个免疫规划工作依然处于落后水平,消除麻疹更是困难重重。消除麻疹是推动免疫规划服务发展的重要措施,有助于提高整个国家健康服务水平,对于东地中海区这些落后、战乱不断的国家,消除麻疹目前只能是促进公共卫生服务的一项举措,短期内难有实质性进展。这些国家消除麻疹工作还取决于政局稳定、外部支持以及公共卫生基础体系的建设。因此,消除麻疹还将会是一个长期而艰巨的目标和任务。

第四节　经济学评价

在预防传染病的干预活动中,使用疫苗是成本效果较高的干预措施之一。为不断完善卫生资源利用、经费保障机制,世界卫生组织(WHO)建议定期开疫苗使用的卫生经济学评价,进一步促进免疫规划工作发展。对控制麻疹策略的经济学评价,有助于为卫生决策提供疾病预防成本和效果方面的信息,为制定控制麻疹策略提供依据。随着麻疹疫苗的研制上市,针对疫苗的经济学评价也随之展开,且评价所使用的方法亦不断更新。

一、经济学评价的基本方法

目前疫苗使用的经济学评价方法主要有 3 种:即成本-效果分析(cost-effectiveness analysis,CEA);成本-效益分析(cost-benefit analysis,CBA);成本-效用分析(cost-utility analysis,CUA)。通过比较卫生服务方案实施后的不同结果与支出之间的关系,判断在相同卫生资源投入条件下,哪种方案可获得最佳的收益,或为达到一定的服务目标,哪种方案消耗的资源最少。常用的疫苗经济学评价方法比较见表 7-4-1。

表 7-4-1　常用的疫苗经济学评价方法比较

方法	评价内容	应用范围
CEA	项目成本与换回的疾病发病或死亡损失值(发病数、死亡数)进行比较	需比较疫苗的保护结局相同,如同一类疫苗不同厂家或使用程序比较
CUA	项目成本与标准化的健康指标(QALY 或 DALY 等)进行比较	除了不同疫苗间比较,还可以用于与其他卫生保健项目进行比较

方法	评价内容	应用范围
CBA	项目成本与换回的疾病发病或死亡损失的费用（疾病负担成本）进行比较	无量纲单位，可以广泛用于与各项措施的比较评价

注：质量调整生命年（quality adjusted life year，QALY）或伤残调整生命年（disability adjusted life year，DALY）。

二、控制麻疹的经济学评价分析

麻疹疫苗接种投入少、产出多、效益高，是一项公认用于预防控制麻疹最为经济有效的手段。国外较早开展麻疹疫苗的卫生经济学研究。Ekblom 等曾于 1978 年在芬兰开展了麻疹疫苗的成本-效益研究，为已知的世界上第一个针对麻疹疫苗开展的卫生经济学研究，结果显示随着模拟年份的增加，所获得的效益也不断增加，接种疫苗的效益-成本比（Benefit-Cost Ratio，BCR）为 5.10。随后 Beutels 等在比利时、Zhou 等在美国、Acharya 在拉丁美洲、Babigumira 等在乌干达、Pelletier 等在加拿大、Dayan 等在赞比亚、Takahashi 等在日本开展过类似的研究，结果均显示麻疹疫苗具有较好的成本-效益或效果。

Castillo-Solórzano 等的评价结果显示每花费 71.75 美元便可以预防一名麻疹病例发病，花费 15 000 美元便可以减少一例麻疹发病相关死亡。美国《公共卫生学杂志》引证的材料表明，美国因利用免疫手段预防麻疹，减轻了此病的负担，节省 6.69 亿美元，估计项目的耗费 5 598 万美元，成本效益比为 1:11.9。

从国内资料看，赵璇使用马尔科夫模型，对我国流动儿童的麻疹疫苗接种成本效益进行了理论模拟，结果显示，从长期来看MCV 具有明显的经济效益和社会效益。流动人口接种疫苗可以显著降低发病率和死亡率，对于节省医疗成本和提高群体生命效用具有积极的影响。吴红宇等以河南省的人口、经济和麻疹流行病学资料为基础,对 1997—2020 年河南省分别采用强化免疫与 2 剂免疫两种免疫策略,用成本效果分析法,评价 DALYs 和成本效果比(cost-effectiveness ratio,CER)2 项指标的差异(表 7－4－2)。结果表明,随着年份的增长,CER 呈下降,从 2013 年起强化免疫策略有正效益,显示强化免疫策略不仅在降低麻疹发病、阻断麻疹传播方面有很好的效果,在经济上也是合算的。

表 7－4－2　麻疹疫苗两种免疫策略的成本-效果分析

	2 剂免疫策略	强化免疫策略	强化与 2 剂策略比较
麻疹累计易感者(人)	3 404 663	952 906	−72.0%
发病人数(例)	146 779	9 077	−93.8%
死亡人数(例)	226	14	
非死亡病人损失 DALY(人年)	252	19	
死亡病人损失 DALY(人年)	5 659	434	
累积医疗花费(万元)	1 390	106	
误工损失(万元)	1 120	86	
接种成本(万元)	11 267	9 763	

何寒青等通过开展现场调查浙江省麻疹疾病负担和免疫规划服务成本,在此基础上建立决策树-马尔科夫模型,以 2014 年浙江省出生人口为队列,模拟预测 40 年期间不同麻疹疫苗接种策略(接种或不接种)情形下麻疹发病、转归情况。不考虑麻疹后遗症及死亡的情形下,从支付者视角来看,若按照麻疹病例直接经济负担计算,每投入 1 元可获得 32.39 元收益;若按照麻疹病例直接加间接经济负担计算,每投入 1 元可获得 54.99 元收益。从社会视角来看,若按照麻疹病例直接经济负担计算,每投入 1 元可获得 6.16 元收益;若按照麻疹病例直接加间接经济负担计算,每投入 1 元可获得 6.72 元收益。每投入 85.90 元即可避免一例麻疹发病,每投入 4707.31 元即可避免一例麻疹死亡。每投入 8153.72 元即

可挽回一个质量调整寿命年(QALY)损失,每投入 586.10 元即可挽回一个 DALY,分别是浙江省人均 GDP(2014 年为 72 967 元)的 1/9 和 1/124(世界卫生组织认为:CUR<人均 GDP 则成本-效用非常好)。结果表明浙江省麻疹疫苗接种具有较高的成本-效益、成本-效果和成本-效用比,这主要得益于浙江省麻疹疫苗高覆盖率及较合理的接种成本。

三、控制麻疹的经济学思考

控制麻疹的经济学评价信息,对于卫生行政部门制定卫生干预措施的决策有很大价值。

(一) 全面评价控制麻疹的成本和效益

通过经济学评价证实,麻疹免疫是一项投资少、产出多、效益高的卫生服务,是既经济又有效的预防手段。为消灭麻疹目标提供政策依据,还必须准确测量其经济价值和意义,全面测算控制麻疹的成本和效益,认识投入和产出的关系。所谓效益,指的是社会效益,其中包括直接的、间接的和无形的效益。直接效益表现为减少医疗成本,减少因病的交通、营养和陪护费等;间接效益表现为减少休工、休学造成的损失,提高劳动生产率,生命延长所产生的效益等;无形效益表现为麻疹后遗症给社会带来的负担,健康危险不存在时的安全感等。预防策略节约的成本,不仅包括私人支付的,还应包括公共支付的。只有全面和准确地评价,才能下定论。

(二) 正确认识控制和消灭麻疹平均(边际)成本的上升

麻疹疫苗广泛使用后,麻疹的发病数和死亡数大幅度下降。但是开展疫苗接种有一个最佳的服务容量,超过这一容量后,增加 1 个服务量,每个儿童的平均免疫费用就会增加;未达到最佳容量时,增加 1 个服务量,每个儿童的平均免疫费用就会下降。随着免疫接种率和接种质量的提高,预防的病例数越来越少,难度越来越高,每减少 1 个病例数或死亡数的平均成本和边际成本可能会不断上升。这实际上是边际效果递减规律的体现,即随着常规和强化免疫的深入,每增加 1 元成本而产生的额外效果有递减的趋势。因此,只根据控制麻疹的平均成本和边际成本的上升,就质疑其经济价值是不准确的,要避免局部、短暂、孤立的评价。

(三)要切实提高麻疹疫苗的接种效果

经济学评价可以使用中间效果进行 CEA,但选择的效果指标必须具有较高的敏感性和特异性,必须反映有用的效果。在评价疫苗干预措施的效果时,要考虑疫苗的效力(efficacy)、诊断的准确性、医患双方的依从性(compliance)、服务的可支付性(affordability)以及覆盖率(coverage)等因素。即使是随机临床试验得出的效果数据,要从单个研究推至大人群时,其外部效度也有限。因此,在评价疫苗的保护率时要考虑许多相关因素,通过提高影响效果的相关因素的效率,可以改善干预项目的的经济性。

(四)考虑免疫策略和方案的经济性

不管是强化免疫还是常规免疫,不管是何种形式的 2 剂次接种方案,由于所处的地理环境不同、儿童人群分布密度不同、医疗卫生机构服务方式不同、接种程序不同,其劳务费、疫苗及材料费、业务费、公务费和固定资产折旧和修理费用的多少和构成都不同,应予准确核算,根据当地的实际情况进行选择和组合。

总之,控制麻疹的经济学评价是为了卫生决策提供疾病预防成本和效果方面的信息,为今后制定消灭麻疹策略提供参考。

(李 智 严 睿)

◆ **参考文献** ◆

[1] Durrheim DN, Crowcroft NS, Strebel PM. Measles — The epidemiology of elimination [J]. Vaccine, 2014, 32(51): 6880-6883.

[2] WHO. Measles [EB/OL]. (2019-12-05)[2023-02-24]. https://www.who.int/news-room/fact-sheets/detail/measles.

[3] Diseases DWOOI, Dowdle WR, Hopkins DR. The eradication of infectious diseases: report of the dahlem workshop on the eradication of

infectious diseases，Berlin，March 16 – 22，1997［M］. John Wiley & Sons，1998.

［4］ Moss W J. Biological Feasibility of Measles Eradication［J］. Journal of Infectious Diseases，2011（suppl_1）：S47.

［5］ WHO. The immunological basis for immunization series：module 7： measles. Update 2020［M］. Geneva：World Health Organization，2020 （Immunological basis for immunization series：module 7）.

［6］ WHO. Measles vaccines：WHO position paper — April 2017［J］. Wkly Epidemiol Rec. 2017，92（17）：23.

［7］ WHO. Measles［EB/OL］.（2021 – 06 – 15）［2023 – 02 – 04］. https：// www. who. int/health-topics/measles♯tab＝tab_3.

［8］ WHO. Measles-containing-vaccine second-dose（MCV2）immunization coverage by the nationally recommended age（％）［EB/OL］.（2021 – 06 – 15）［2023 – 02 – 04］. https：//www. who. int/data/gho/data/ indicators/indicator-details/GHO/measles-containing-vaccine-second-dose- (mcv2)-immunization-coverage-by-the-nationally-recommended-age-(一).

［9］ WHO. Measles and rubella strategic framework，2021 – 2030［M］. Geneva：World Health Organization，2020.

［10］WHO. Framework for verifying elimination of measles and rubella［J］. Wkly Epidemiol Rec，2013，88（9）：89 – 100.

［11］余文周.1990—1996 年全球控制和消除麻疹的进展［J］.安徽预防医学 杂志，1998，4（1）：116 – 118.

［12］何剑. 消除麻疹国内外研究进展［J］.中国热带医学，2019，19（8）： 794 – 797.

［13］Patel MK，Goodson JL，Alexander JP，et al. Progress Toward Regional Measles Elimination-Worldwide，2000 – 2019［J］. MMWR Morbidity and mortality weekly report，2020，69（45）：1700 – 1705.

［14］Patel M，Lee AD，Clemmons NS，et al. National update on measles cases and outbreaks — United States，January 1 – October 1，2019［J］. MMWR Morb Mortal Wkly Rep，2019，68（40）：893 – 896.

［15］马超，郝利新，温宁，等.中国 2019 年麻疹流行病学特征［J］.中国疫苗和 免疫，2020，26（5）：493 – 497.

［16］苏琪茹，徐爱强，Peter Strebel，等.中国消除麻疹的关键技术问题：专家 解读共识［J］.中国疫苗和免疫，2014，20（3）：264 – 270，283.

［17］苏琪茹，李志朋，马超，等.中国 2015—2016 年适龄儿童麻疹病例含麻疹 成分疫苗未接种原因分析［J］.中国疫苗和免疫，2018（5）：499 – 503.

[18] 史金晶,唐智敏,余文周.疫苗犹豫现状及其应对措施[J].中国疫苗和免疫,2019,25(4):131-136.

[19] 于孟轲,吴疆,吕敏,等.影响疫苗接种的社会因素综述[J].中国疫苗和免疫,2019,25(3):104-108.

[20] 丁亚兴,曲江文,陈伟,等.继发性免疫失败对麻疹消除进程的影响[J].中国疫苗和免疫,2018,24(1):112-115.

[21] Eradication D, Program E, Goodman RA, et al. Recommendations of the international task force for disease eradication [J]. MMWR Recomm Rep, 1993,42(RR-16):1.

[22] Dowdle WR. The principles of disease elimination and eradication [J]. Bull World Health Organization, 1998,76(suppl 2):22-25.

[23] Henderson DA. The eradication of smallpox — an overview of the past, present, and future [J]. Vaccine, 2011,29 Suppl 4(Suppl 4):D7-9.

[24] WHO. Monitoring progress towards measles elimination [J]. Wkly Epidemiol Rec, 2010,85(49):490-494.

[25] WHO. Proceedings of the global technical consulation to assess the feasibility of measles eradication, 28-30 July 2010 [J]. J Infect Dis. 2011(suppl_1):S4-13.

[26] Carlos CC, Cuauhtémoc Ruiz Matus, Flannery B, et al. The Americas: Paving the Road Toward Global Measles Eradication [J]. J Infect Dis, 2011,204 (suppl 1):S270-S278.

[27] Schluter WW, Wang X, Aldana JM, et al. Progress Toward Measles Elimination — Western Pacific Region, 2009-2012[J]. MMWR Morb Mortal Wkly Rep, 2013,62(22):443-447.

[28] Hagan JE, Kriss JL, Takashima Y, et al. Progress toward measles elimination — Western Pacific Region, 2013-2017[J]. MMWR Morb Mortal Wkly Rep, 2018,67(17):491-495.

[29] Walker DG, Hutubessy R, Beutels P. WHO guide for standardisation of economic evaluations of immunization programmes [J]. Vaccine, 2010, 28(11):2356-2359.

[30] 马福宝.经济学方法在疫苗预防传染病中的应用与评价[J].中国执业药师,2012,9(9):25-28,59.

[31] WHO. Guide for standardization of economic evaluations of immunization programmes [M]. Geneva: World Health Organization, 2008.

[32] Ekblom M, Elo O, Laurinkari J, et al. Costs and benefits of measles vaccination in Finland [J]. Scand J Soc Med, 1978,6(3):111-115.

［33］ Beutels P，Van Damme P，Van Casteren V，et al． The difficult quest for data on "vanishing" vaccine-preventable infections in Europe：the case of measles in Flanders (Belgium)［J］． Vaccine，2002,20(29 - 30)：3551 - 3559.

［34］ Zhou F，Susan R，Mehran M，et al． An economic analysis of the current universal 2 - dose measles-mumps-rubella vaccination program in the United States［J］． J Infect Dis，2004(Supplement_1)：S131 - S145.

［35］ Acharya A，Diaz-Ortega JL，Tambini G，et al． Cost-effectiveness of measles elimination in Latin America and the Caribbean：a prospective analysis［J］． Vaccine，2002,20(27 - 28)：3332 - 3341.

［36］ Babigumira JB，Levin A，Burgess C，et al． Assessing the Cost-Effectiveness of Measles Elimination in Uganda：Local Impact of a Global Eradication Program［J］． J Infect Dis，2011,204(Supplement 1)：S116 - S123.

［37］ Pelletier L，Chung P，Duclos P，et al． A benefit-cost analysis of two-dose measles immunization in Canada［J］． Vaccine，1998,16(9)：989 - 996.

［38］ Dayan GH，Cairns L，Sangrujee N，et al． Cost-effectiveness of three different vaccination strategies against measles in Zambian children［J］． Vaccine，2004,22(3 - 4)：475 - 484.

［39］ Takahashi K，Ohkusa Y，Kim JY． The economic disease burden of measles in Japan and a benefit cost analysis of vaccination，a retrospective study［J］． BMC Health Services Research，2011,11(1)：254.

［40］ 赵璇.中国流动人口接种麻疹疫苗的成本效益分析［D］.山东大学,2013.

［41］ 吴红宇,王克安,张兴录,等.河南省两种麻疹免疫策略的成本-效果分析［J］.中华流行病学杂志,2000,21(2)：121 - 123.

［42］ 何寒青,张兵,严睿,等.不同免疫程序接种 2 剂麻疹-流行性腮腺炎-风疹联合减毒活疫苗的卫生经济学评价［J］.中华流行病学杂志,2016,37(8)：1121 - 1126.

［43］ 陈俊泽.基于决策树—马尔科夫模型的麻疹疫苗卫生经济学评估［D］.厦门大学,2017.